中医骨伤科古代文献概论

王明亮 ◆ 主编

华夏出版社
HUAXIA PUBLISHING HOUSE

五十二病方
黄帝内经方
肘后救卒
伤寒杂病论
仙授理伤续断秘方
神农本草经
刘涓子鬼遗方
诸病源候论
备急千金要方
外台秘要
儒门事亲
洗冤集录
世医得效方
医学发明
普济方
永类钤方
太平圣惠方
跌损妙方
圣济总录
正体类要
杂病源流犀烛
证治准绳
疡医
医学从众录
伤科补要
救伤秘旨
外科
伤科方书
伤科汇纂
医林改错
跌打损伤回生集

前　言

　　笔者攻读博士学位期间的研究方向为明清时期骨伤科相关文献研究，研究过程中发现，明清时期骨伤科文献的形成与秦汉时期、魏晋隋唐时期、宋金元时期医学典籍有着极深的渊源和传承关系。因此，要做好明清时期骨伤科文献的研究，就需要对其产生的时代背景、学术土壤、时代沿革等方面进行全面整理，涉及大量明朝之前的相关文献。读博期间虽然对明朝之前的骨伤科文献有所涉猎，但研究深度、广度不够，因此在博士学业结束后，有了要对中医骨伤科古代相关文献进行梳理的想法，于是便申请科研课题进行进一步研究。适逢我院大力提倡"中医五个全科化"，作为中医骨伤科"经典全科化"整理工作的主要研究人员，以此为契机，对中医骨伤科古代文献进行了进一步梳理，希望能对从事文献研究者，骨伤科的临床工作者、科研工作者及医学生提供一些帮助和启发。

　　本书对中医骨伤科古代相关文献，按照成书年代分为四个章节，分别为秦汉时期、魏晋隋唐时期、宋金元时期、明清时期，对各时期的文献从作者、成书背景、主要内容、后世影响、原文选读及现存版本五个方面进行了梳理。在原文选读中，笔者就文献中对现代临床工作仍有重要指导意义的部分进行了标注，以供读者参考。"现存版本"部分，有些出版物因出版年代久远，已经不在市面流通，故选录出版年份较近者，以供参考。

　　本书的顺利成书得到了山东省中医药高层次人才培育项目、日照市中医骨伤科骨干医师培养项目、山东省中医药科技发展计划——明清时期中医骨伤治疗技术（2019-0802）、山东省中医药科技项目——中医骨伤科古代文献研究（2020Z49）等，以及日照市中医医院给予的大力支持。感谢医院各级领导的大力支持，感谢同事在日常工作中的帮助；感谢山东中医药大学田思胜教授、刘持年教授、张效霞教授，山东中医药大学附属医院郝延科教授，济南护理职业学院王晓英副教授的专业指导；感谢高琼、徐思琪、张呈呈、郭存良、田增辉、郭金星、姚康、张震岳、蔺吉新、高文鑫、律登万在文献收集、整理和校注过程中给予的帮助和付出的时间、心血。

　　在本书的编写过程中，得到了许多师友的帮助，但由于个人水平有限，书中难免有不足之处，望广大读者提出宝贵意见，以便进一步修订和完善。

编　者

出版说明

《中医骨伤科古代文献概论》一书旨在为中医骨伤科临床、科研工作者追溯源流，取传统精华，开临证思路。作者在本书中梳理了31部古籍中有关骨伤科的内容，摘录了其中部分原文，并附有对其临床意义的解读注释。在出版过程中，责任编辑参考了所引文献的古籍善本，如中国国家图书馆·中国国家数字图书馆（中华古籍资源库）收录的古籍影印版、已出版的校注版等。因所涉典籍众多，时间跨度长，体量庞大，各版本抄录、整理、校注方法不尽相同，在审稿过程中若发现互异之处，则在不改原意基础上，择善而从，有异之处敬请读者参照原籍善本。具体修改原则如下：

1. 采用简体横排，梳理章节体例。繁体字、异体字、古今字等改为通行规范字，两字均为通行字而不影响原意者不做修改。

2. 遵照《标点符号用法》，原文选读部分加用标点符号。

3. 中医专用名词使用目前通用名称，如"藏府"改为"脏腑"，"白芨"改为"白及"，"颠顶"改为"巅顶"，"黄耆"改为"黄芪"，"旋复花"改为"旋覆花"，"真珠"改为"珍珠"，等等。

4. 对不影响原意，因排版方式、抄录方式不同等存在的差异，不做修改，如"右八味""上件药"等。

5. 凡入药成分涉及国家禁猎和保护动物，如虎骨、穿山甲、猴骨等，为保持古籍原貌，不做修改，临床运用应使用代用品。

在编辑加工过程中，虽核查多个版本，但囿于原籍散佚、字迹漫漶、版本不一、源流众多等，各部分原文仍有未能尽善尽美之处，审稿人员妄自修改恐成疏漏，故尽量不改古籍原貌并使语意通顺易懂，望有识同仁惠予教正。

特此说明。

华夏出版社有限公司

2023 年 11 月 7 日

目录

第一章 秦汉时期

第一节 《五十二病方》

【作者介绍及成书背景】

《五十二病方》是1973年湖南长沙马王堆三号汉墓出土的帛书之一，是我国现存最古老的医书。该书出土时本来没有书名，但因目录列有52种病名，而且病名后有"凡五十二"字样，所以整理者据此将该书命名为《五十二病方》。本书的作者已不可考。至于成书背景，则可以通过现代学者对马王堆三号汉墓的研究，确定《五十二病方》的入土年代即墓主人的下葬年代为公元前168年；而从字体上来看，本帛书的抄写不会晚于秦汉时期，应为公元前3世纪末的写本；就内容考察，该医方成书早于《黄帝内经》。对具体成书年代的断定，学术界目前有两种观点：一是成书于西周时期，二是成书于春秋战国时期。而学术界比较认可的观点为后者，主要是因没有确切的证据。而可靠的证据只有墓葬于公元前168年及其内容比《黄帝内经》古朴，而《黄帝内经》暂且认为是春秋战国时期的作品，由此只能大致推断其成书于春秋战国时期《黄帝内经》成书之前，而不能确定其上限。

【现存版本】

五十二病方，马王堆汉墓帛书整理小组，文物出版社，1979年。

【主要内容】

《五十二病方》出土自马王堆汉墓，属春秋战国时期文献，记载了内、外、妇、儿科等52种疾病的诊疗方法，其中《诸伤》《伤痉》属于骨科范畴，书中载录方药283首，药物254种。书中记载了外伤、动物咬伤、伤痉（破伤风）、骨疽、骨瘤等骨伤科病症，注重对伤口清创、消毒、止血，其治疗方法不见于后世医籍，所载内容在一定程度上弥补了我国医学史上的空缺。如在《诸伤》方中，"止血出者，燔发，以安（按）其痏"，"稍（消）石直（置）温汤中，以洒痏"。

《诸伤》主要讨论跌打损伤的诊疗，记载了骨伤科相关的方剂17首，所用药物以植物药为主，分内服和外用两种用药方式，组方多以解痉止痛、活血化瘀、续筋接骨等药物为主。书中还记载了敷法、药浴法、熏蒸法等十余种外治法及导引疗法。该书对骨科疾病，无论是在疾病的认识还是治疗方面，均有着比较全面的记载：

    1. 记载了用水银膏治疗外科感染的方法。

    2. 记载了用血余炭、蒲黄炭止血的方法。

    3. 记载了用筒搓滚舒筋的功能锻炼方法。

    4. 记载了用河豚做麻醉止痛药。

    5. 记载了用酒、黄芩、芒硝水进行清创、杀菌、预防感染的方法。

    6. 最早记载了破伤风，书中详细描述了"伤痉"的具体表现。

【后世影响】

迄今为止我国最早的医学著作，治疗伤科疾病所使用的药物、制剂和治病方法开创了伤科治病用药的先河，一些药物、方剂现仍在广泛运用，对后世医学产生了重大影响。

【原文选读】

诸　伤

一，止血出者，燔发，以安（按）其痏。血余炭止血[1]。

一，令伤者毋痛，毋血出，取故蒲席厌□□□燔□□□□[2]痏。蒲黄炭止血止痛。

一，伤者血出，祝曰"男子竭，女子戴"，五画地□之。

一，令伤毋瘢（瘢），取蠸膏、□衍并冶，傅之。动物油脂和乌头熬膏外用以止痛、预防瘢痕形成。

一，以男子泪傅之，皆不瘢（瘢）。

一，金伤者，以方（肪）膏、乌豪（喙）□□，皆相□煎，釶（施）之。动物油脂和乌头熬膏外用以止痛、预防瘢痕形成。

一，稍（消）石直（置）温汤中，以洒痏。

一，令金伤毋痛方，取鼢鼠，干而冶；取蠸鱼，燔而冶；□□、薪（辛）夷、甘草各与【鼢】鼠等，皆合挠，取三指最（撮）一，入温酒一音（杯）中而饮之。不可，财益药，至不痏而止。●令。[3]鼢鼠晒干、蠸鱼烧炭止痛。

伤　痉

一，伤而颈（痉）者，以水财煮李实，疾沸而抒，浚取其汁，寒和，以饮病者，饮以□□故。节（即）其病甚弗能饮者，强启其口，为灌之。节（即）毋李实时，□□□□□□煮炊，饮其汁，如其实数。毋禁。尝【试】。●令。破伤风病因及临床表现。

---

① "原文选读"中楷体字部分为本书作者的注解，下同。

② 《五十二病方》原文中，"□"代表缺字，"【 】"为补字。"（ ）"为异体字、假借字。下同。——作者注。

③ 善，良好。古方中在方末写"令"，表示对该方有良好的评价。——编者注。

一，诸伤，风入伤，伤痈痛，治以枲絮为独□□□伤，渍□□□□□虋膏煎汁□□□沃，数□□注，下膏勿绝，以欧（驱）寒气，□□□□举□□□□□，以傅伤空（孔），幣（蔽）□休得为□□□□□□□□□□□□□痈□□□□□。傅药先食后食次（恣）。毋禁，【毋】时。□礜不□□□尽□。

一，伤而颈（痉）者，小剸一犬，渳与薛（糵）半斗，毋去其足，以□并盛，渍井灥□□□出之，阴干百日。即有颈（痉）者，冶，以三指一撮，和以温酒一音（杯），饮之。破伤风治疗。

一，伤胫（痉）者，择薤一把，以敦（淳）酒半斗者（煮）溃（沸），【饮】之，即温衣陕（夹）坐四旁，汗出到足，乃□。

一，冶黄黔（芩）、甘草相半，即以虋膏财足以煎之。煎之沸沸，即以布足（捉）之，予（抒）其汁，□傅□。

婴儿索痉

索痉者，如产时居湿地久，其（胄）直而口扣，筋（挛）难以信（伸）。取封殖土冶之，□□二，盐一，合挠而烝（蒸），以扁（遍）熨直（胄）挛筋所。道头始，稍□手足而已。熨寒□□复烝（蒸），熨干更为。令。新生儿破伤风。

婴儿病间（痫）方

取雷尾〈戻（矢）〉三果（颗），冶，以猪煎膏和之。小婴儿以水【半】斗，大者以一斗，三分和，取一分置水中，挠，以浴之。浴之道头上始，下尽身，四支（肢）毋濡。三日一浴，三日已。已浴，辄弃其水圜中。间（痫）者，身热而数惊，颈脊强而复（腹）大。□间（痫）多众，以此药皆已。

婴儿瘛

婴儿瘛者，目繲然，胁痛，息嘤（嘤）嘤（嘤）然，戻（矢）不化而青。取屋荣蔡，薪燔之而□匕焉。为湮汲三浑，盛以栖（杯）。因唾匕，祝之曰："喷者廎（剧）喷，上如彗（彗）星，下如腤（胚）血，取若门左，斩若门右，为若不已，碊薄（膊）若市。"因以匕周揾婴儿瘛所，而洒之栖（杯）水中，候之，有血如蝇羽者，而弃之于垣。更取水，复唾匕（浆）以揾，如前。毋徵，数复之，徵尽而止。令。

狂犬齧（啮）人

取恒石两，以相靡（磨）殹（也），取其靡（磨）如麋（糜）者，以傅犬所齧（啮）者，已矣。

一，狂【犬】齧（啮）人者，孰澡（操）湮汲，注音（杯）中，小（少）多如再食浮（浆），取灶末灰三指最（撮）湮汲水中，以饮病者。已饮，令孰奋两手如□□间手□道□□□□□□□□狂犬齧（啮）者□□□莫傅。

一，狂犬伤人，冶礜与橐莫，【醯】半音（杯），饮之。女子同药。如☒①

犬筮（噬）人伤者

取丘（蚯）引（蚓）矢二升，以井上罋鳖处土与等，并熬之，而以美【醯】合挠而调之，稍垸（丸），以熨其伤。犬毛尽，傅伤而已。

一，煮茎，以汁洒之。冬日煮其本。

一，犬所齧（啮），令毋痛及易瘳方，令【齧（啮）】者卧，而令人以酒财沃其伤。已沃而强越之。尝试。毋禁。狗咬伤所致。

加（痂）

以少（小）婴儿弱（溺）渍殺羊矢，卒其时，以傅之。

一，冶雄黄，以鼍膏脩（修），少渻以醯，令其□温适，以傅之。傅之毋濯。【先】孰洒加（痂）以汤，乃傅。

一，冶仆累，以攻（釭）脂膳而傅。傅，炙之。三、四傅。

一，刑赤蝎，以血塗（涂）之。

一，冶亭（葶）磿（苈）、蓝夷（薁），熬叔（菽）□□皆等，以牡□膏、血膳。【先】以酒洒，燔朴炙之，乃敷。

一，冶牛膝、燔聱灰等，并□□，孰洒加（痂）而傅之。炙牛肉，以久脂塗（涂）其上。虽已，复傅三四二勿择（释）。

一，以□脂若豹膏□而炙之，□□□而不痛，娄（屡）复【之】。先饮美【酒】令身温，乃☒

一，善洒，靡（磨）之血，以水银傅，【有（又）】以金冶末皆等，以鼍膏【膳而】傅【之】。

一，寿（捣）庆（蜣）良（螂），膳以醯，封而炙之，虫环出。水银消毒。

第二节 《黄帝内经》

【作者介绍及成书背景】

纵观历代书籍，大都没有明确记载《黄帝内经》（简称《内经》）的作者。《黄帝内经》中出现的医家多无从考查，但研究其中的学术主张就能发现存在着多种学术流派。由此推断此书必定是处于不同时期、来自不同地方、分属多种不同学术流派的医学家所作。所以，《黄帝内经》不是一人一时所作。

《黄帝内经》被冠以"黄帝"之名，主要是为了提升其在群众中影响力，树立其在医学方面的权威性。"黄帝"是我国古代传说中的上古帝王之一，《史记·五帝本纪》中有

① "☒"代表原籍残破，已不能确定后文缺失几个字。下同。——作者注。

"黄帝者，少典之子，姓公孙，名轩辕""黄帝居于轩辕之丘"。传说黄帝本姓公孙，号轩辕氏，又号有熊氏。但是现在一般认为，黄帝并非一人，而是我国原始社会末期的一个氏族，居住在我国西北方。到春秋时期，该氏族又被称为"华族"。正因为黄帝氏族是中华民族的始祖，又在我国的古代传说中带有神话色彩，正如西汉刘安《淮南子》所云"世俗之人，多尊古而贱今"，故当时将《内经》冠以"黄帝"之名。

历代的医家、学者们对《黄帝内经》的成书年代虽然意见不一，有"成书于黄帝时期""成书于战国时期""成书于秦汉时期"等各种说法，但大多认为其正式成书时间在东汉之前。目前，关于《黄帝内经》的成书年代，被大多数人接受的观点是通过史籍的描述推测其成书时间的上限和下限，当在《史记》之后、《七略》之前的西汉中后期。而对其成书的过程，现代学者说法不一，比较公允、客观的说法是：《黄帝内经》取材于先秦，成编于西汉，补充于东汉，增补于魏晋或南北朝，补遗于唐宋。

【内容介绍】

《黄帝内经》中与骨伤科有关的条文约有 28 条，散见于《素问》和《灵枢》各论中，不但在解剖、生理、病因、病机方面做了介绍，还在色脉诊法、治则方药、针刺推拿等方面做了记载。书中与骨科相关的条文主要载录在《素问》的《上古天真论》《生气通天论》《阴阳应象大论》《脉要精微论》《经脉别论》《逆调论》《痹论》《痿论》《缪刺论》《至真要大论》，以及《灵枢》的《邪气脏腑病形》《寿夭刚柔》《骨度》《病传》《刺节真邪》《痈疽》《经水》等章节中。《内经》在解剖方面描述了身体骨骼、关节及一些骨性标志的名称；生理方面记载了肝主筋及肾主骨学说，指出骨的生长、发育、衰老、修复均与肾相关；病因病机方面提出了有关创伤的气伤痛、形伤肿，恶血留内学说，劳伤损害气血、筋骨及内脏的学说，以及关于瘀、骨肿瘤、痹证、痿证的学说；望诊方面，重视形体观察，指出腰部"转摇不能，肾将惫矣"，膝部"屈伸不能，行则偻附，筋将惫矣"；切诊方面，指出"肝脉搏坚而长……当病坠若搏……"，通过切脉可诊察跌仆堕坠；治疗方面，主要采用外治、内治、针灸、导引、按摩、药熨等方法。

【现存版本】

1. 黄帝内经 / 段青峰译，崇文书局，2020 年。
2. 黄帝内经素问 / 张登本，孙理军点评，中国医药科技出版社，2020 年。
3. 黄帝内经，全 2 册 / 姚春鹏，冶金工业出版社，2020 年。
4. 黄帝内经 / 柳长华解读，科学出版社，2019 年。
5. 黄帝内经太素新校 / 李云，学苑出版社，2019 年。
6. 黄帝内经 / 郭刚导读，注译，岳麓书社，2019 年。
7. 黄帝内经 / 李爱勇编著，民主与建设出版社，2018 年。

【学术思想及对后世影响】

《黄帝内经》注重整体观念，重视疾病的预防，阐述了人体解剖、生理、病理、诊断、治疗等理论，是汉以前中医学理论的总结，为后世中医学包括中医骨伤科学的发展奠定了基础。

1. 记载了人体躯干、四肢骨骼的长短、粗细，及头围尺寸。《灵枢·骨度》："黄帝曰：愿闻众人之度……伯高曰：头之大骨围二尺六寸，胸围四尺五寸……"这些尺寸和现代医学基本相符。

2. 对头部、躯干、上肢、下肢、关节等部位进行了命名，并指出了骨中有髓，这显然是解剖实践的结果。

3. 生理方面记载了"肝主筋，肾主骨"，将解剖结构与生理功能密切联系起来。

4. 病因方面记载了"气伤痛，形伤肿"，慢性劳损的病因"久视伤血，久卧伤气，久坐伤肉，久立伤骨，久行伤筋"，还记载了痹证形成的病因"风寒湿三气杂至，合而为痹也"。

5. 治疗方面采用内治、外治、导引、按摩、针灸、药熨等综合疗法。书中记载的骨伤科病症有痿证、痹证、骨痛、肩背痛等二十多种。

6. 《黄帝内经》还阐述了少阳主骨的理论，对针灸治疗骨伤科疾病具有重要的临床指导意义。《黄帝内经》系统、全面地阐述了骨的生理功能、病因、病机及骨与脏腑、气血津液和经络的关系。

【原文选读】

素问·上古天真论

昔在黄帝，生而神灵，弱而能言，幼而徇齐，长而敦敏，成而登天。乃问于天师曰：余闻上古之人，春秋皆度百岁，而动作不衰；今时之人，年半百而动作皆衰者，时世异耶，人将失之耶？岐伯对曰：上古之人，其知道者，法于阴阳，和于术数，食饮有节，起居有常，不妄作劳，故能形与神俱，而尽终其天年，度百岁乃去。今时之人不然也，以酒为浆，以妄为常，醉以入房，以欲竭其精，以耗散其真，不知持满，不时御神，务快其心，逆于生乐，起居无节，故半百而衰也。

夫上古圣人之教下也，皆谓之虚邪贼风，避之有时；恬惔虚无，真气从之，精神内守，病安从来。是以志闲而少欲，心安而不惧，形劳而不倦，气从以顺，各从其欲，皆得所愿。故美其食，任其服，乐其俗，高下不相慕，其民故曰朴。是以嗜欲不能劳其目，淫邪不能惑其心，愚智贤不肖，不惧于物，故合于道。所以能年皆度百岁而动作不衰者，以其德全不危也。

帝曰：人年老而无子者，材力尽邪？将天数然也？岐伯曰：女子七岁，肾气盛，齿更发长。二七而天癸至，任脉通，太冲脉盛，月事以时下，故有子。三七，肾气平均，故真牙生而长极；四七，筋骨坚，发长极，身体盛壮。五七，阳明脉衰，面始焦，发始堕。六七，三阳脉衰于上，面皆焦，发始白。七七，任脉虚，太冲脉衰少，天癸竭，地道不通，故形坏而无子也。丈夫八岁，肾气实，发长齿更。二八，肾气盛，天癸至，精气溢泻，阴阳和，故能有子。三八，肾气平均，筋骨劲强，故真牙生而长极。四八，筋骨隆盛，肌肉满壮。五八，肾气衰，发堕齿槁。六八，阳气衰竭于上，面焦，发鬓颁白。七八，肝气衰，筋不能动，天癸竭，精少，肾脏衰，形体皆极。八八，则齿发去。肾者主水，受五脏六腑之精而藏之，故五脏盛，乃能泻。今五脏皆衰，筋骨懈惰，天癸尽矣。故发鬓白，身体重，行步不正，而无子耳。帝曰：有其年已老而有子者何也？岐伯曰：此其天寿过度，气脉常通，而肾气有余也。此虽有子，男不过尽八八，女不过尽七七，而天地之精气皆竭矣。帝曰：夫道者年皆百数，能有子乎。岐伯曰：夫道者，能却老而全形，身年虽寿，能生子也。肾主骨学说，指出骨的生长、发育、衰老、修复均和肾相关。

素问·五脏生成篇

诸脉者皆属于目，诸髓者皆属于脑，诸筋者皆属于节，诸血者皆属于心，诸气者皆属于肺，此四肢八溪之朝夕也。故人卧血归于肝，肝受血而能视，足受血而能步，掌受血而能握，指受血而能摄。卧出而风吹之，血凝于肤者为痹，凝于脉者为泣，凝于足者为厥，此三者，血行而不得反其空，故为痹厥也。人有大谷十二分，小溪三百五十四名，少十二俞，此皆卫气之所留止，邪气之所客也，针石缘而去之。

素问·五脏别论篇

黄帝问曰：余闻方士。或以脑髓为脏，或以肠胃为脏，或以为腑，敢问更相反，皆自谓是，不知其道，愿闻其说。岐伯对曰：脑、髓、骨、脉、胆、女子胞，此六者，地气之所生也，皆藏于阴而象于地，故藏而不泻，名曰奇恒之腑。夫胃、大肠、小肠、三焦、膀胱，此五者，天气之所生也，其气象天，故泻而不藏，此受五脏浊气，名曰传化之腑，此不能久留，输泻者也。魄门亦为五脏使，水谷不得久藏。所谓五脏者，藏精气而不泻也，故满而不能实。六腑者，传化物而不藏，故实而不能满也。所以然者，水谷入口，则胃实肠虚；食下，则肠实而胃虚。故曰实而不满，满而不实也。

帝曰：气口何以独为五脏主。岐伯曰：胃者，水谷之海，六腑之大源也。

五味入口，藏于胃，以养五脏气，气口亦太阴也。是以五脏六腑之气味，皆出于胃，变见于气口。故五气入鼻，藏于心肺，心肺有病，而鼻为之不利也。凡治病必察其下，适其脉，观其志意，与其病也。拘于鬼神者，不可与言至德。恶于针石者，不可与言至巧。病不许治者，病必不治，治之无功矣。

素问·脉要精微论篇

夫五脏者，身之强也，头者精明之府，头倾视深，精神将夺矣。背者胸中之府，背曲肩随，府将坏矣。腰者肾之府，转摇不能，肾将惫矣。膝者筋之府，屈伸不能，行则偻附，筋将惫矣。骨者髓之府，不能久立，行则振掉，骨将惫矣。得强则生，失强则死。

素问·宣明五气篇

五劳所伤：久视伤血，久卧伤气，久坐伤肉，久立伤骨，久行伤筋，是谓五劳所伤。

素问·血气形志篇

形乐志苦，病生于脉，治之以灸刺。形乐志乐，病生于肉，治之以针石。形苦志乐，病生于筋，治之以熨引。形苦志苦，病生于咽嗌，治之以百药。形数惊恐，经络不通，病生于不仁，治之以按摩醪药。是谓五形志也。

素问·痹论

黄帝问曰：痹之安生？岐伯对曰：风寒湿三气杂至，合而为痹也。其风气胜者为行痹，寒气胜者为痛痹，湿气胜者为著痹也。帝曰：其有五者何也？岐伯曰：以冬遇此者为骨痹，以春遇此者为筋痹，以夏遇此者为脉痹，以至阴遇此者为肌痹，以秋遇此者为皮痹。

帝曰：内舍五脏六腑，何气使然？岐伯曰：五脏皆有合病，久而不去者，内舍于其合也。故骨痹不已，复感于邪，内舍于肾。筋痹不已，复感于邪，内舍于肝。脉痹不已，复感于邪，内舍于心。肌痹不已，复感于邪，内舍丁脾。皮痹不已，复感于邪，内舍于肺。所谓痹者，各以其时重感于风寒湿之气也。

凡痹之客五脏者，肺痹者，烦满喘而呕。心痹者，脉不通，烦则心下鼓，暴上气而喘，嗌干，善噫，厥气上则恐。肝痹者，夜卧则惊，多饮数小便，上为引如怀。肾痹者，善胀，尻以代踵，脊以代头。脾痹者，四肢懈惰，发咳呕汁，上为大塞。肠痹者，数饮而出，不得中气，喘争，时发飧泄。胞痹者，少腹膀胱按之内痛，若沃以汤，涩于小便，上为清涕。

阴气者，静则神藏，躁则消亡。饮食自倍，肠胃乃伤。

淫气喘息，痹聚在肺；淫气忧思，痹聚在心；淫气遗溺，痹聚在肾；淫气乏竭，痹聚在肝；淫气肌绝，痹聚在脾。诸痹不已，亦益内也。其风气胜者，其人易已也。

帝曰：痹，其时有死者，或疼久者，或易已者，其故何也？岐伯曰：其入脏者死，其留连筋骨间者疼久，其留皮肤间者易已。

帝曰：其客于六腑者何也？岐伯曰：此亦其食饮居处，为其病本也。六腑亦各有俞，风寒湿气中其俞，而食饮应之，循俞而入，各舍其腑也。帝曰：以针治之奈何？岐伯曰：五脏有俞，六腑有合，循脉之分，各有所发，各随其过，则病瘳也。

帝曰：荣卫之气亦令人痹乎？岐伯曰：荣者，水谷之精气也，和调于五脏，洒陈于六腑，乃能入于脉也，故循脉上下，贯五脏，络六腑也。卫者，水谷之悍气也，其气慓疾滑利，不能入于脉也，故循皮肤之中，分肉之间，熏于肓膜，散于胸腹。逆其气则病，从其气愈。不与风寒湿气合，故不为痹。

帝曰：善。痹或痛，或不痛，或不仁，或寒，或热，或燥，或湿，其故何也？岐伯曰：痛者，寒气多也，有寒故痛也。其不痛不仁者，病久入深，荣卫之行涩，经络时疏，故不通，皮肤不营，故为不仁。其寒者，阳气少，阴气多，与病相益，故寒也。其热者，阳气多，阴气少，病气胜，阳遭阴，故为痹热。其多汗而濡者，此其逢湿甚也，阳气少，阴气盛，两气相感，故汗出而濡也。

帝曰：夫痹之为病，不痛何也？岐伯曰：痹在于骨则重，在于脉则血凝而不流，在于筋则屈不伸，在于肉则不仁，在于皮则寒，故具此五者，则不痛也。凡痹之类，逢寒则虫逢热则纵。帝曰：善。论痹。

素问·痿论

黄帝问曰：五脏使人痿何也？岐伯对曰：肺主身之皮毛，心主身之血脉，肝主身之筋膜，脾主身之肌肉，肾主身之骨髓。故肺热叶焦，则皮毛虚弱急薄，著则生痿躄也。心气热，则下脉厥而上，上则下脉虚，虚则生脉痿，枢折挈，胫纵而不任地也。肝气热，则胆泄口苦筋膜干，筋膜干则筋急而挛，发为筋痿。脾气热，则胃干而渴，肌肉不仁，发为肉痿。肾气热，则腰脊不举，骨枯而髓减，发为骨痿。

帝曰：何以得之？岐伯曰：肺者，脏之长也，为心之盖也，有所失亡，所求不得，则发肺鸣，鸣则肺热叶焦，故曰：五脏因肺热叶焦，发为痿躄，此之谓也。悲哀太甚，则胞络绝，胞络绝则阳气内动，发则心下崩、数溲血也。故《本病》曰：大经空虚，发为肌痹，传为脉痿。思想无穷，所愿不得，意淫于外，入房太甚，宗筋弛纵，发为筋痿，及为白淫。故《下经》曰：筋痿者，生于肝，使内也。有渐于湿，以水为事，若有所留，居处相湿，肌肉濡渍，痹而不仁，发为肉痿。故《下经》曰：肉痿者，得之湿地也。有所远行劳倦，逢大热而渴，渴则阳气内伐，内伐则热舍于肾，肾者水脏也，今水不胜火，则骨枯而髓虚，故足不任身，发为骨痿。故《下经》曰：骨痿者，生于大热也。

帝曰：何以别之。岐伯曰：肺热者色白而毛败，心热者色赤而络脉溢，肝热者色苍而爪枯，脾热者色黄而肉蠕动，肾热者色黑而齿槁。

帝曰：如夫子言可矣，论言治痿者独取阳明何也？岐伯曰：阳明者，五脏六腑之海，主润宗筋，宗筋主束骨而利机关也。冲脉者，经脉之海也，主渗灌溪谷，与阳明合于宗筋，阴阳总宗筋之会，会于气街，而阳明为之长，皆属于带脉，而络于督脉。故阳明虚则宗筋纵，带脉不引，故足痿不用也。

帝曰：治之奈何？岐伯曰：各补其荥而通其俞，调其虚实，和其逆顺，筋脉骨肉，各以其时受月，则病已矣。帝曰：善。治痿独取阳明。

素问·水热穴论篇

黄帝问曰：少阴何以主肾？肾何以主水？岐伯对曰：肾者至阴也，至阴者盛水也；肺者太阴也，少阴者冬脉也。故其本在肾，其末在肺，皆积水也。

帝曰：肾何以能聚水而生病？岐伯曰：肾者胃之关也，关门不利，故聚水而从其类也。上下溢于皮肤，故为胕肿，胕肿者，聚水而生病也。

帝曰：诸水皆生于肾乎？岐伯曰：肾者牝脏也，地气上者属于肾，而生水液也，故曰至阴。勇而劳甚则肾汗出，肾汗出逢于风，内不得入于脏腑，外不得越于皮肤，客于玄府，行于皮里，传为胕肿，本之于肾，名曰风水。所谓玄府者，汗空也。

素问·至真要大论篇

帝曰：善。夫百病之生也，皆生于风寒暑湿燥火，以之化之变也。经言盛者泻之，虚者补之，余锡以方士，而方士用之尚未能十全，余欲令要道必行，桴鼓相应，犹拔刺雪污，工巧神圣，可得闻乎？岐伯曰：审察病机，无失气宜，此之谓也。

帝曰：愿闻病机何如？岐伯曰：诸风掉眩，皆属于肝；诸寒收引，皆属于肾；诸气膹郁，皆属于肺；诸湿肿满，皆属于脾；诸热瞀瘈，皆属于火；诸痛痒疮，皆属于心；诸厥固泄，皆属于下；诸痿喘呕，皆属于上；诸禁鼓栗，如丧神守，皆属于火；诸痉项强，皆属于湿；诸逆冲上，皆属于火；诸胀腹大，皆属于热；诸躁狂越，皆属于火；诸暴强直，皆属于风；诸病有声，鼓之如鼓，皆属于热；诸病胕肿，疼酸惊骇，皆属于火；诸转反戾，水液混浊，皆属于热；诸病水液，澄澈清冷，皆属于寒；诸呕吐酸，暴注下迫，皆属于热。故《大要》曰：谨守病机，各司其属，有者求之，无者求之，盛者责之，虚者责之。必先五胜，疏其血气，令其调达，而致和平，此之谓也。

灵枢·骨度

黄帝问于伯高曰：脉度言经脉之长短，何以立之？伯高曰：先度其骨节之大小广狭长短，而脉度定矣。黄帝曰：愿闻众人之度。人长七尺五寸者，其骨节之大小长短各几何？伯高曰：头之大骨围二尺六寸，胸围四尺五寸，腰围四尺二寸。发所覆者，颅至项尺二寸，发以下至颐长一尺，君子终折。结喉以下至缺盆中长四寸，缺盆以下至𩩱骭长九寸，过则肺大，不满则肺小。𩩱骭以下至天枢长八寸，过则胃大，不及则胃小。天枢以下至横骨长六寸半，过则回肠广长，不满则狭短。横骨长六寸半，横骨上廉以下至内辅之上廉长一尺八寸，内辅之上廉以下至下廉长三寸半，内辅下廉下至内踝长一尺三寸，内踝以下至地长三寸，膝腘以下至跗属长一尺六寸，跗属以下至地长三寸，故骨围大则太过，小则不及。角以下至柱骨长一尺，行腋中不见者，长四寸，腋以下至季胁长一尺二寸，季胁以下至髀枢长六寸，髀枢以下至膝中长一尺九寸，膝以下至外踝长一尺六寸，外踝以下至京骨长三寸，京骨以下至地长一寸。耳后当完骨者广九寸。耳前当耳门者广一尺三寸，两颧之间相去七寸，两乳之间广九寸半，两髀之间广六寸半。足长一尺二寸，广四寸半。肩至肘长一尺七寸，肘至腕长一尺二寸半，腕至中指本节长四寸，本节至其末长四寸半。项发以下至背骨长二寸半，膂骨以下至尾骶二十一节长三尺，上节长一寸四分分之一，奇分在下，故上七节至于膂骨九寸八分分之七，此众人骨之度也，所以立经脉之长短也。是故视其经脉之在于身也，其见浮而坚，其见明而大者，多血；细而沉者，多气也。解剖。

灵枢·本脏

黄帝问于岐伯曰：人之血气精神者，所以奉生而周于性命者也。经脉者，所以行血气而营阴阳，濡筋骨，利关节者也。卫气者，所以温分肉，充皮肤，肥腠理，司关合者也。志意者，所以御精神，收魂魄，适寒温，和喜怒者也。是故血和则经脉流行，营复阴阳，筋骨劲强，关节清利矣。卫气和则分肉解利，皮肤调柔，腠理致密矣。

灵枢·刺节真邪

虚邪之中人也，洒淅动形，起毫毛而发腠理。其入深，内抟于骨，则为骨痹。抟于筋，则为筋挛。抟于脉中，则为血闭不通，则为痈。抟于肉，与卫气相抟，阳胜者则为热，阴胜者则为寒，寒则真气去，去则虚，虚则寒。抟于皮肤之间，其气外发，腠理开，毫毛摇，气往来行，则为痒。留而不去，则痹。卫气不行，则为不仁。

虚邪偏容于身半，其入深，内居荣卫，荣卫稍衰，则真气去，邪气独留。发为偏枯。其邪气浅者，脉偏痛。

虚邪之入于身也深，寒与热相抟，久留而内著，寒胜其热，则骨疼肉枯；热胜其寒，则烂肉腐肌为脓，内伤骨，内伤骨为骨蚀。有所疾前筋，筋屈不得伸，邪气居其间而不反，发为筋溜。有所结，气归之，卫气留之，不得反，津液久留，合而为肠溜，久者数岁乃成，以手按之柔。已有所结，气归之，津液留之，邪气中之，凝结日以易甚，连以聚居，为昔瘤，以手按之坚。有所结，深中骨，气因于骨，骨与气并，日以益大，则为骨疽。有所结，中于肉，宗气归之，邪留而不去，有热则化而为脓，无热则为肉疽。凡此数气者，其发无常处，而有常名也。

灵枢·痈疽

黄帝曰：余闻肠胃受谷，上焦出气，以温分肉，而养骨节，通腠理，中焦出气如露，上注溪谷，而渗孙脉，津液和调，变化而赤为血，血和则孙脉先满溢，乃注于络脉，皆盈，乃注于经脉。阴阳已张，因息乃行，行有经纪，周有道理，与天合同，不得休止。切而调之，从虚去实，泻则不足，疾则气减，留则先后。从实去虚，补则有余，血气已调，形气乃持。余已知血气之平与不平，未知痈疽之所从生，成败之时，死生之期，有远近，何以度之，可得闻乎？

岐伯曰：经脉流行不止，与天同度，与地合纪。故天宿失度，日月薄蚀；地经失纪，水道流溢，草萱不成，五谷不殖；径路不通，民不往来，巷聚邑居，则别离异处。血气犹然，请言其故。夫血脉营卫，周流不休，上应星宿，下应经数。寒邪客于经络之中，则血泣，血泣则不通，不通则卫气归之，不得复反，故痈肿。寒气化为热，热胜则腐肉，肉腐则为脓，脓不泻则烂筋，筋烂则伤骨，骨伤则髓消，不当骨空，不得泄泻，血枯空虚，则筋骨肌肉不相荣，经脉败漏，熏于五脏，脏伤故死矣。

黄帝曰：愿尽闻痈疽之形，与忌日名。岐伯曰：痈发于嗌中，名曰猛疽。猛疽不治，化为脓，脓不泻，塞咽，半日死；其化为脓者，泻则合豕膏，无冷食，三日而已。

发于颈，名曰夭疽。其痈大以赤黑，不急治，则热气下入渊腋，前伤任脉，内熏肝肺，熏肝肺，十余日而死矣。

阳气大发，消脑留项，名曰脑烁。其色不乐，项痛而如刺以针，烦心者，死不可治。

发于肩及臑，名曰疵痈，其状赤黑，急治之，此令人汗出至足，不害五脏。痈发四五日，逞焫之。

发于腋下赤坚者，名曰米疽。治之以砭石，欲细而长，疏砭之，涂以豕膏，六日已，勿裹之。其痈坚而不溃者，为马刀挟瘿，急治之。

发于胸，名曰井疽。其状如大豆，三四日起，不早治，下入腹，不治，七日死矣。

发于膺，名曰甘疽。色青，其状如谷实瓜蒌，常苦寒热，急治之，去其寒热，不治，十岁死，死后出脓。

发于胁，名曰败疵，败疵者，女子之病也，久之，其病大痈脓，治之，其中乃有生肉，大如赤小豆。剉蔆翘草根各一升，以水　斗六升煮之，竭为取三升，则强饮厚衣，坐于釜上，令汗出至足已。

发于股胫，名曰股胫疽。其状不甚变，而痈脓搏骨，不急治，三十日死矣。

发于尻，名曰锐疽，其状赤坚大，急治之，不治，三十日死矣。

发于股阴，名曰赤施。不急治，六十日死，在两股之内，不治，十日而当死。

发于膝，名曰疵痈，其状大痈，色不变，寒热而坚石，勿石，石之者死，须其柔，乃石之者，生。

诸痈疽之发于节而相应者，不可治也。发于阳者，百日死；发于阴者，三十日死。

发于胫，名曰兔啮，其状赤至骨，急治之，不治害人也。

发于内踝，名曰走缓，其状痈也，色不变，数石其输，而止其寒热，不死。

发于足上下，名曰四淫。其状大痈，不急治之，百日死。

发于足傍，名曰厉痈。其状不大，初如小指发，急治之，去其黑者；不消辄益，不治，百日死。

发于足指，名脱痈，其状赤黑，死不治；不赤黑，不死。不衰，急斩之，不则死矣。

黄帝曰：夫子言痈疽，何以别之？岐伯曰：营卫稽留于经脉之中，则血泣而不行，不行则卫气从之而不通，壅遏而不得行，故热。大热不止，热胜则肉腐，肉腐则为脓，然不能陷，骨髓不为燋枯，五脏不为伤，故命曰痈。

黄帝曰：何谓疽？岐伯曰：热气淳盛，下陷肌肤，筋髓枯，内连五脏，血气竭，当其痈下，筋骨良肉皆无余，故命曰疽。疽者，上之皮夭以坚，上如牛领之皮。痈者，其皮上薄以泽。此其候也。

第三节 《伤寒杂病论》

【作者介绍及成书背景】

《伤寒杂病论》的作者是张机，字仲景，东汉南阳郡涅阳县（今河南邓州市）人，约出生于汉桓帝元嘉二年（公元152年），卒于建安二十四年（公元219年）。张仲景自幼聪敏好学，曾经官至长沙太守。因其久慕名医之术，而后从学于同郡名医张伯祖，尽得真传，并青出于蓝而胜于蓝，在公元205年前后完成了确立中医学辨证论治理论体系的重要著作——《伤寒杂病论》（16卷）。而《金匮要略》则是《伤寒杂病论》除上卷《伤寒论》外的其他部分，包括杂病、妇科病以及方剂部分。

张仲景在《＜伤寒杂病论＞序》中称："余宗族素多，向余二百。建安纪年以来，犹未十稔，其死亡者，三分有二，伤寒十居其七。感往昔之沦丧，伤横夭之莫救，乃勤求古训，博采众方，撰用《素问》《九卷》《八十一难》《阴阳大论》《胎胪药录》，并平脉辨证，为《伤寒杂病论》合十六卷。"东汉末年，战乱频繁，疫病流行，死亡枕藉，张仲景的族人亦多数亡于伤寒之疾，这应当是张仲景研究医学进而作《伤寒杂病论》的初衷。《伤寒杂病论》完成后，又因战乱而散失。后经西晋王叔和广泛搜集，将原书伤寒部分编成《伤寒论》（10卷）。到北宋仁宗时期，一位叫王洙的翰林学士在馆阁残旧书籍里发现了一部《伤寒杂病论》的节略本，名《金匮玉函要略方》，共3卷。上卷讲伤寒病，中卷讲杂病，下卷记载方剂及妇科病的治疗。又经国家召林亿等人对其进行校订。由于《伤寒论》已经有比较完整的王叔和编次的单行本，于是删去上卷，只保留中下卷。为了阅读方便，把下卷的方剂分别列在各种证候之下，重新编为上、中、下3卷。除此之外，还采集了各家方书中转载仲景治疗杂病的医方和后世一些医家的良方，分类附在每篇之末，名为《金匮要略方论》，即为《金匮要略》的由来。

【现存版本】

1. 伤寒论.（汉）张仲景著.中医古籍出版社，2018年。

2. 伤寒论.南京中医学院（南京中医药大学）编著，周春祥审校.上海科学技术出版社，2018年。

3. 伤寒论.（汉）张仲景著.中国医药科技出版社，2016年。

4. 伤寒论.（汉）张仲景著；艾军，黄毅凌，陈彩容点校.广西科学技术出版社，2015年。

5. 伤寒论.杨建峰主编.江西科学技术出版社，2010年。

【主要内容】

《伤寒论》共10卷，22篇，载方113首，其中虽然没有骨伤方面专论，但是有许多骨伤科内容及经验。《金匮要略》今存3卷，25篇，载方262首，首论脏腑和经络，包括病因病机、疾病分类、诊断、治法等，相当于治疗总论；其他各论则包含了内、外、妇、儿、骨科及急救等病证的治疗方法，是我国最早系统论述杂病的专著。

《伤寒杂病论》虽然没有骨伤科专论，但是有许多骨伤科的内容及经验：

1. 伤科疾病诊断方面：张仲景依据《黄帝内经》的气血学说，结合自己的实践，在《金匮要略》中创造性地提出了"亡血"的概念，并详细地描述了亡血的临床表现。

2. 建立了辨证求因，审因论治的治疗原则，对历节病、腰痛病不同的证型采用不同的方剂，开骨伤科骨病辨证论治之先河。

3. 发展了逐瘀活血的治疗法则。比如用王不留行散治疗金疮；选用具有行气导滞散结作用的王不留行、川椒、厚朴，以及具有清热化瘀、止血止痛作用的桑白皮、黄芩、接骨木、芍药，配合大黄、桃仁，用来治疗一切跌打损伤。

【后世影响】

《伤寒杂病论》确立了辨证论治的基本原则，丰富和发展了中医学理论与治疗方法，奠定了中医学术发展的方向，为历代医家所推崇。《伤寒杂病论》中所载方剂如大黄䗪虫丸、白虎汤、下瘀血汤、当归四逆汤、大柴胡汤、大承气汤、桂枝汤、葛根汤、防己黄芪汤（治疗风湿性关节痛）、黄芪桂枝五物汤、排脓汤、王不留行散等，在现代骨伤科临床中应用得越来越广泛，并且取得了良好的效果。

【原文选读】

脏腑经络先后病脉证第一

问曰：病人有气色见于面部，愿闻其说。师曰：鼻头色青，腹中痛，苦冷者死（一云腹中冷苦痛者死）。鼻头色微黑色，有水气；色黄者，胸上有寒；色白者，亡血也。设微赤非时者死。其目正圆者痉，不治。又色青为痛，色黑为劳，色赤为风，色黄者便难，色鲜明者有留饮。亡血。

痉湿暍病脉证第二

太阳病，无汗而小便反少，气上冲胸，口噤不得语，欲作刚痉，葛根汤主之。葛根汤现用于骨科多用于治疗颈部筋伤，僵硬不适等。

中风历节病脉证并治第五

寸口脉沉而弱，沉即主骨，弱即主筋，沉即为肾，弱即为肝。汗出入水中，如水伤心，历节黄汗出，故曰历节。趺阳脉浮而滑，滑则谷气实，浮则汗自出。

少阴脉浮而弱，弱则血不足，浮则为风，风血相搏，即疼痛如掣。

盛人脉涩小，短气，自汗出，历节疼，不可屈伸，此皆饮酒汗出当风所致。

诸肢节疼痛，身体尪羸，脚肿如脱，头眩短气，温温欲吐，桂枝芍药知母汤主之。

桂枝芍药知母汤方

桂枝四两　芍药三两　甘草二两　麻黄二两　生姜五两　白术五两　知母四两　防风四两　附子二枚（炮）

上九味，以水七升，煮取二升，温服七合，日三服。

味酸则伤筋，筋伤则缓，名曰泄。咸则伤骨，骨伤则痿，名曰枯。枯泄相搏，名曰断泄。荣气不通，卫不独行，荣卫慎微，三焦无所御，四属断绝，身体羸瘦，独足肿大，黄汗出，胫冷，假令发热，便为历节也。

病历节不可屈伸，疼痛，乌头汤主之。

乌头汤方　治脚气疼痛，不可屈伸。

麻黄　芍药　黄芪各三两　甘草二两，炙　川乌五枚，㕮咀，以蜜二升，煎取一升，即出乌头

上五味，㕮咀四味，以水三升，煮取一升，去滓，纳蜜煎中，更煎之，服七合。不知，尽服之。同病异治，历节病根据证的不同而"桂枝芍药知母汤"或"乌头汤"治之。

血痹虚劳病脉证并治第六

男子面色薄者，主渴及亡血，卒喘悸，脉浮者里虚也。男子脉虚沉弦，无寒热，短气，里急，小便不利，面色白，时目瞑，兼衄，少腹满，此为劳使之然。劳之为病，其脉浮大，手足烦，春夏剧，秋冬瘥，阴寒精自出，酸削不能行。

男子脉浮弱而涩，为无子，精气清冷（一作冷）。夫失精家，少腹弦急，阴头寒，目眩（一作目眶痛），发落，脉极虚芤迟，为清谷、亡血、失精；脉得诸芤动微紧，男子失精，女子梦交，桂枝加龙骨牡蛎汤主之。亡血。

问曰：血痹病从何得之？师曰：夫尊荣人骨弱肌肤盛，重因疲劳汗出，卧不时动摇，加被微风，遂得之。但以脉自微涩，在寸口、关上小紧，宜针引阳气，令脉和紧去则愈。

血痹，阴阳俱微，寸口、关上微，尺中小紧，外证身体不仁，如风痹状，黄芪桂枝五物汤主之。

黄芪桂枝五物汤方

黄芪三两　芍药三两　桂枝三两　生姜六两　大枣十二枚

上五味，以水六升，煮取二升，温服七合，日三服。一方有人参

人年五六十，其病脉大者，痹侠背行，若肠鸣，马刀、侠瘿者，皆为劳得之。

虚劳腰痛，少腹拘急，小便不利者，八味肾气丸主之。方见脚气中。血虚感受风寒引起的痹痛和虚劳腰痛，分别采用具有补气活血、辛温宣透作用的黄芪桂枝五物汤及具有补肾助阳作用的八味肾气丸。

疮痈肠痈浸淫病脉证并治第十八

问曰：寸口脉浮微而涩，然当亡血，若汗出，设不汗者云何？答曰：若身有疮，被刀斧所伤，亡血故也。亡血。

病金疮，王不留行散主之。

王不留行散方

王不留行十分（八月八日采）　蒴藋细叶十分（七月七日采）　桑东南根白皮十分（三月三日采）　甘草十八分　川椒三分（除目及闭口者，汗）　黄芩二分　干姜二分　芍药二分　厚朴二分

上九味，桑根皮以上三味烧灰存性，勿令灰过，各别杵筛，合治之为散，服方寸匕，小疮即粉之，大疮但服之，产后亦可服。如风寒，桑东根勿取之，前三物皆阴干百日。体现了对证用药（止痛止血）和审因论治（活血化瘀）联合应用的组方原则。

排脓汤方

甘草二两　桔梗三两　生姜一两　大枣十枚

上四味，以水三升，煮取一升，温服五合，日再服。

浸淫疮，从口流向四肢者，可治；从四肢流来入口者，不可治。

浸淫疮，黄连粉主之。方未见。

杂疗方第二十三

救自缢死，旦至暮，虽已冷，必可治；暮至旦，小难也。恐此当言阴气盛故也。然夏时夜短于昼，又热，犹应可治。又云：心下若微温者，一日以上，犹可治之。方。

徐徐抱解，不得截绳，上下安被卧之，一人以脚踏其两肩，手少挽其发，常弦弦勿纵之；一人以手按据胸上，数动之；一人摩捋臂胫屈伸之。若已僵，但渐渐强屈之，并按其腹。如此一炊顷，气从口出，呼吸眼开，而犹引按莫置，亦勿苦劳之，须臾，可少桂汤及粥清含与之，令濡喉，渐渐能咽，及稍止。若向令两人以管吹其两耳，罙好。此法最善，无不活也。人工呼吸。

辨太阳病脉证并治上第五

太阳中风，阳浮而阴弱，阳浮者热自发，阴弱者汗自出，啬啬恶寒，淅淅恶风，翕翕发热，鼻鸣干呕者，桂枝汤主之。

桂枝三两，去皮　芍药三两　甘草二两，炙　生姜三两，切　大枣十二枚，擘

上五味，㕮咀三味，以水七升，微火煮取三升，去滓。适寒温，服一升。服已须臾，啜热稀粥一升余，以助药力。温覆令一时许，遍身漐漐微似有汗者益佳，不可令如水流漓，病必不除。若一服汗出病瘥，停后服，不必尽剂；若不汗，更服依前法；又不汗，后服小促其间，半日许令三服尽；若病重者，一日一夜服，周时观之。服一剂尽，病证犹在者，更作服；若汗不出，乃服至二三剂。禁生冷、粘滑、肉面、五辛、酒酪、臭恶等物。

太阳病，头痛，发热，汗出，恶风，桂枝汤主之。

太阳病，下之后，其气上冲者，可与桂枝汤。方用前法。若不上冲者，不得与之。

若酒客病，不可与桂枝汤，得之则呕，以酒客不喜甘故也。

喘家，作桂枝汤，加厚朴、杏子佳。

凡服桂枝汤吐者，其后必吐脓血也。

太阳病，初服桂枝汤，反烦不解者，先刺风池、风府，却与桂枝汤则愈。

服桂枝汤，大汗出，脉洪大者，与桂枝汤如前法。若形似疟，一日再发者，汗出必解，宜桂枝二麻黄一汤。

服桂枝汤，大汗出后，大烦渴不解，脉洪大者，白虎加人参汤主之。现在骨科多用桂枝汤来治疗神经根型颈椎病。

伤寒，脉浮，自汗出，小便数，心烦，微恶寒，脚挛急，反与桂枝欲攻其表，此误也。得之便厥，咽中干，烦燥、吐逆者，作甘草干姜汤与之，以复其阳。若厥愈足温者，更作芍药甘草汤与之，其脚即伸。若胃气不和，谵语者，少与调胃承气汤。若重发汗，复加烧针者，四逆汤主之。

芍药甘草汤方

白芍药　甘草各四两，炙

上二味，以水三升，煮取一升五合，去滓，分温服之

问曰：证象阳旦，按法治之而增剧，厥逆，咽中干，两胫拘急而谵语。师曰，言夜半手足当温，两脚当伸，后如师言，何以知此？答曰：寸口脉浮而大，浮为风，大为虚，风则生微热，虚则两胫挛，病形像桂枝，因加附子参其间，增桂令汗出，附子温经，亡阳故也。厥逆，咽中干，烦燥，阳明内结，谵语烦乱，更饮甘草干姜汤，夜半阳气还，两足当热，胫尚微拘急，重与芍药甘草汤，尔乃胫伸，以承气汤微溏，则止其谵语，故知病可愈。现在骨科多用芍药甘草汤来治疗外伤性头痛头晕、急性腰扭伤、肌筋挛缩、椎动脉型颈椎病等疾病。

辨太阳病脉证并治中第六

太阳病，项背强几几，无汗，恶风者，葛根汤主之。

发汗已，脉浮数，烦渴者，五苓散主之。

猪苓十八铢，去皮　泽泻一两六铢　白术十八铢　茯苓十八铢　桂枝半两，去皮

上五味，捣为散，以白饮和服方寸匕，日三服，多饮暖水，汗出愈，如法将息。

伤寒，汗出而渴者，五苓散主之，不渴者，茯苓甘草汤主之。现在骨科多用五苓散来治疗外伤后四肢肿胀。

辨阳明病脉证并治第八

阳明病，脉迟，虽汗出不恶寒者，其身必重，短气腹满而喘，有潮热者，此外欲解，可攻里也。手足濈然汗出者，此大便已鞕也，大承气汤主之……现在骨科多用大承气汤来治疗腰椎压缩骨折或骨盆骨折初期腹胀、便秘。

趺阳脉浮而涩，浮则胃气强，涩则小便数，浮涩相搏，大便则鞕，其脾为约，麻子仁丸主之。现在骨科多用麻子仁丸来治疗老年人常年卧床，脾胃失于运化，津血亏虚，肠内津少而导致的大便秘结。

辨厥阴病脉证并治第十二

手足厥寒，脉细欲绝者，当归四逆汤主之。

当归三两　桂枝三两，去皮　芍药三两　细辛三两　甘草二两，炙　通草二两　大枣二十五枚，擘。一法十二枚

上七味，以水八升，煮取三升，去滓。温服一升，日三服。

辨不可下病脉证并治第二十

下利脉大者，虚也，以强下之故也。设脉浮革，因而肠鸣者，属当归四逆汤。现在骨科多用当归四逆汤来治疗肩周炎、坐骨神经痛、冻疮、肥大性脊柱炎等。

第四节 《神农本草经》

【作者介绍及成书背景】

经过现代学者研究，《神农本草经》同《黄帝内经》一样，是托名神农以取信于世人。而其具体作者及成书年代，众说纷纭，大多无确切证据。根据书中内容，推测可能为汉代本草官共同而作；但细究其在史籍及其他现存医书之中的名称，对比发现，正式以"神农本草经"五字为书名者，最早见于明李时珍之《本草纲目》，且汉魏以前并无以这五字相连为书名的本草专书。而早期本草著作大多已经佚失或仅存部分，目前所见《神农本草经》之辑本，主要是录用梁陶弘景之《本草经集注》朱书部分并加引其他文献而成。

【现存版本】

1. 神农本草经 /（魏）吴普等述；曹瑛校注，中国医药科技出版社，2020 年。

2. 神农本草经 / 陈润东整理，中国中医药出版社，2020 年。

3. 神农本草经 / 高海波，谭兴贵主编，江苏凤凰科学技术出版社，2019 年。

4. 中医临床经典丛书 神农本草经 /（清）孙星衍，孙冯翼辑，山西科学技术出版社，2018 年。

5. 中医文化经典必读丛书 神农本草经 /（清）孙星衍，孙冯翼辑著，山西科学技术出版社，2017 年。

【主要内容】

《神农本草经》是现存最早的本草专著，又称《本草经》或《本经》，托名"神农"所

作，约成书于汉代，是中医四大经典著作之一。其论述了中药的基本理论，简要介绍了中药的产地、采集、加工、贮存、真伪鉴别。全书载药 365 种，其中植物药 252 种，动物药 67 种，矿物药 46 种，按药物功效的不同分为上、中、下三品，三品能"明善恶之殊贯也"，将《素问·至真要大论》中提出的药物三品分类理论付诸实践。不仅如此，《本经》多承《内经》之旨，二者在多方面有所联系，如《本经》中记载了药物的四气五味理论，并且分别阐述了五味的内涵，是对《内经》中药食五味理论在多个层面的系统论述。

该书首次系统地总结了秦汉时期医家的药学成就，并作为中药学理论发展的源头，至今仍在临床工作中发挥巨大的作用，开创了以功效分类的先河。陶氏编撰的《本草经集注》按药物自然属性分玉石、草木、虫兽、果、菜、米食，益以"有名无用"共为 7 类，奠定了《证类本草》《本草纲目》等书进一步详细分类的基础；同时又在上述分类中注明各药的上、中、下三品所属，如草部上品有人参、术等，中品有藁本、狗脊等，下品有附子、大黄等。这一将药品分为三品的方法被后人称为"三品分类法"，是中药专籍独有的分类法。

《神农本草经》中记载，治疗痹证"不仁"之"死肌"多以具有祛风、散寒、除湿、疏风散热、生津、活血、滋阴功效的药物为主，如白术、络石藤、乌梅、厚朴、白及等；治疗疮疡"不荣"之"死肌"则多以可燥湿清热、生肌长肉的药物为主。《本经》记载可疗疮疡"死肌"的药物有 9 味，但多具有一定的毒性。在用药安全的前提下，雄黄和石灰两味可继续用于疮疡"死肌"的治疗，但用法、用量需十分谨慎。

治未病思想。《本经》在序录中指出："欲治病，先察其源，候其病机。五脏未虚，六腑未竭，血脉未乱，精神未散，服药必活。若病已成，可得半愈。病势已过，命将难全。"《本经》十分强调在疾病早期果断恰当用药，以尽早控制病势发展或防止疾病传变。

在骨伤科中，《神农本草经》对出血及血瘀强调补其不足，化其瘀滞，祛其实邪，利其血气，活血化瘀，通经散结，祛湿宣痹；最早记录干地黄，指出它善治两方面的病证，一是主"折跌绝筋""逐血痹""除寒热积聚"，具有通行血脉的功效，一是主"伤中""填骨髓""长肌肉"，能够治疗精血亏虚证。

《本经》对服药方法做出了详细规定："病在胸膈以上者，先食后服药；病在心腹以下者，先服药而后食。病在四肢血脉者，宜空腹而在旦；病在骨髓者，宜饱满而在夜。"

【后世影响】

《神农本草经》是一座巨大的中药知识宝库，要善于探索其中的规律，以便能从中发掘出更多有益于人类健康安全的知识。它承《内经》之旨，不仅立三品以"明善恶之殊贯"，而且重视脾胃在人体中的重要性，强调五味和五脏的关系。《本经》所立本草理论不仅开本草学之先河，而且对后世脾胃理论的建立亦有指导意义，开启了方剂学的临床研究，提出"七情和合"的学说，也是当前临床发掘抗癌中药的巨大宝库。

作为我国现存最早的珍贵药学专著，它系统而全面地总结了汉代以前医家的用药经验和药物学知识，从本草学的摹本知识和理论，到编撰体例和内容安排，都具有一定的科学性、系统性和开创性，因而一直被奉为本草学的经典著作，集汉代以前本草学之大成，直到今日仍是学习中医中药的重要参考书。书中所载大部分药物仍是现代中药学研究的重点。

【原文选读】

上药一百二十种，为君，主养命以应天，无毒，多服、久服不伤人。欲轻身益气，不老延年者，本上经。

中药一百二十种为臣，主养性以应人，无毒有毒，斟酌其宜。欲遏病补虚羸者，本中经。

下药一百二十五种为佐使，主治病以应地，多毒，不可久服，欲除寒热邪气，破积聚愈疾者，本下经。序录提示说明了上、中、下三品分类的依据是药物的性能；罗列了上中下三品药物的种类。

药有君臣佐使，以相宣摄，合和宜用一君、二臣、三佐、五使，又可一君、三臣、九佐使也。药物的君臣佐使。

药有阴阳配合，子母兄弟，根茎花实，草石骨肉，有单行者，有相须者，有相使者，有相畏者，有相恶者，有相反者，有相杀者。凡此七情，合和视之。当用相须、相使者良，勿用相恶、相反者。若有毒宜制，可用相畏、相杀者；不尔，勿合用也。药物七情配伍。

药有酸、咸、甘、苦、辛五味，又有寒、热、温、凉四气，及有毒、无毒。阴干、暴干，采治时月生熟，土地所出，真伪陈新，并各有法。药物四气五味。

药性有宜丸者，宜散者，宜水煮者，宜酒渍者，宜膏煎者，亦有一物兼宜者，亦有不可入汤酒者。并随药性，不得违越。

欲治病，先察其源，候其病机。五脏未虚，六腑未竭，血脉未乱，精神未散，服药必活。若病已成，可得半愈。病势已过，命将难全。

若用毒药疗病，先起如黍粟，病去即止，不去倍之，不去十之，取去为度。

疗寒以热药，疗热以寒药，饮食不消以吐下药，鬼疰蛊毒以毒药，痈肿创瘤以疮药，风湿以风湿药，各随其所宜。

病在胸膈以上者，先食后服药；病在心腹以下者，先服药而后食；病在四肢血脉者，宜空腹而在旦；病在骨髓者，宜饱满而在夜。详细规定了服药方法。

第二章 魏晋隋唐时期

第一节 《肘后救卒方》

【作者介绍及成书背景】

葛洪（283年—363年），字稚川，号抱朴子，世称小仙翁，为晋代著名的道教理学家、医学家和炼丹家。葛氏祖辈世代为官，学识渊博，多有济世之才，葛洪童年无忧无虑，自幼耳濡目染，颇为好学，尤其爱好神仙导引之法。其13岁时家道中落，在农耕之余，借书阅览，问学解疑，为日后医学上的成就打下基础。16岁开始饱读儒家经典，潜心研究医术，并对养生之法情有独钟。葛洪早期师从其堂祖父葛玄之弟子郑隐学习炼丹之术，后拜南海太守鲍靓学习养生之术及医术，尽得真传，且娶其女鲍姑为妻，曾任将兵都尉、内关侯、咨议参军，但对为官并不热衷，故多次辞官，后归隐于罗浮山炼丹、著书，终老于此。《肘后备急方》原名《肘后救卒方》，是葛洪为方便携带，摘取《玉函方》中供急救的实用单、验方汇编而成。后经陶弘景增补为101首，改名为《补阙肘后百一方》，之后杨用道又摘取《证类本草》中部分单方作附方，更名为《附广肘后方》，即为现存《肘后备急方》。

【现存版本】

1. 肘后备急方上、中、下 /（晋）葛洪著，广东科技出版社，2016年。

2. 肘后备急方 /（晋）葛洪撰；汪剑，邹运国，罗思航整理，中国中医药出版社，2016年。

3. 中医古籍珍本集成方书卷肘后备急方 / 周仲瑛，于文明总主编，湖南科学技术出版社，2014年。

4. 肘后备急方 /（晋）葛洪原著；王均宁点校，天津科学技术出版社，2005年。

【主要内容】

《肘后救卒方》约成书于326年～341年之间，共86篇，后经梁代陶弘景于公元500年增补为101篇，定名为《补阙肘后百一方》。而今本《肘后备急方》，仅存70篇，残缺不全，所载内容很多已亡佚。与葛洪生活年代相去不远的《外台秘要》《备急千金要方》《证类本草》及《医心方》等典籍，均辑录有不少《肘后救卒方》的内容。葛洪在医药学上的贡献是巨大的，在骨伤科领域，他有着较深的造诣和较大的创新。以下参考上述文献探讨葛洪的创伤外科学术思想及其贡献。

1. 认识到血管损伤所致大出血能使人很快死亡。"若中筋交脉血出不可止，尔则血尽杀人。"

2. 提出对全身各大部位危重创伤的诊断和处理方法。"凡金疮伤天窗、眉角、脑户、臂里跳脉、髀内阴股、两乳上下、心、鸠尾、小肠及五脏六腑输，皆是死处，不可疗也。"

3. 提出开放性创伤要及早进行清创、消毒及包扎止血，早期处理。

4. 防止创口中异物遗留及创口污染。

5. 提出了破伤风完整的病因及诊疗方案。

6. 注重危重创伤的饮食及调护。"凡金疮去血，其人若渴……慎勿咸食。若多饮粥辈，则血溢出，杀人，不可救也。又忌嗔怒、大言笑、思想阴阳、行动作劳，勿多食酸、咸，饮酒，热羹臛辈，皆使疮肿痛发，甚者即死"。

7. 首次运用牵引手法整复颞颌关节脱位，也是世界上最早的颞颌关节口腔内复位法，至今仍为临床普遍沿用。

8. 首次采取竹板固定法治疗四肢骨折，对骨、关节创伤进行整复与固定。葛洪所创的夹板固定法，是小夹板固定治疗骨折的最早记载，认识到固定骨折折断端是治疗骨折的关键，成为一千多年来，中医骨伤科乃至现代骨科治疗骨折的常规方法之一。

9. 药物应用。从用药特点来看，《肘后救卒方》中方剂组成较之前变化不大，创新的方药组方多是单味或三五味药，所载方药大都易得、价廉、有效，因而有益于民众。葛洪首先发掘了产于南方的琥珀、茅根、蒲黄等药物，用于治伤；在《内经》"留者攻之"的原则指导下，葛洪选用苦寒攻逐和辛热宣透药物合用以活血行血逐瘀，"蛇衔膏"选用大黄、桂心，治金疮瘀血和产后血瘀；理气药发掘和运用认识更加深入，如疗恶肿的"五香连翘汤"，就选用了木香、沉香、鸡舌香、丁香、熏陆（即乳香）等辛温的理气活血药；用地黄外敷治骨折，"治腕折四肢骨破碎及筋伤蹉跌方。烂捣生地黄熬之，以裹折伤处，以竹片夹裹之，令遍病上，急缚勿令转动，一日可十易，三日即瘥"。

【后世影响】

葛洪在创伤外科方面的学术成就是辉煌的，他在公元4世纪所提出的诊断、治疗创伤的外科理论和方法有着重要的临床实用价值，对创伤外科的发展起到了积极的推动作用；独创骨折脱位整复固定方法，为中国骨科治疗创伤骨折及关节脱位做出了划时代的贡献。

【原文选读】

治伤寒时气温病方第十三

若小腹满，不得小便者，细末雌黄，蜜和丸，取如枣核大，纳溺孔中，令半寸，亦以竹管注阴，令痛朔之通。此法比传统认为最早的孙思邈《千金方》中的葱管导尿术还早 250 多年。

比岁有病时行。仍发疮头面及身，须臾周匝，状如火疮，皆戴白浆，随决随生，不即治，剧者多死。治得瘥后，疮瘢紫黑，弥岁方灭，此恶毒之气。世人云，永徽四年，此疮从西东流，遍于海中，煮葵菜，以蒜齑啖之，即止。初患急食之，少饭下菜亦得，以建武中于南阳击虏所得，仍呼为虏疮，诸医参详作治，用之有效方。这是世界上最早的"天花病"记录，且对天花发疹的顺序、形态、预后及疹后表现都有描述。

毒病下部生疮者，烧盐以深导之，不过三。

又方，生漆涂之，绵导之。

又方，大丸艾灸下部，此谓穷无药。

又方，取蚓三升，以水五升，得二升半，尽服之。

又方，煮桃皮煎如饴，以绵合导之。

又方，水中荇菜，捣，绵导之，日五易，瘥。最早的疮痈引流术。

治风毒脚弱痹满上气方第二十一

脚气之病，先起岭南，稍来江东，得之无渐，或微觉疼痹，或两胫小满，或行起忽弱，或小腹不仁，或时冷时热，皆其候也，不即治，转上入腹，便发气，则杀人……在世界上葛洪首先发现了脚气病，文中所述"脚气病"即现代医学中的维生素 B_1 缺乏症。现代医学将脚气病分为 3 种类型：第一种是湿性渗出型脚气，症状是两腿浮肿；第二种是干性脚气病（神经型），症状是患者皮肤有麻痹的感觉，就是葛洪说的"行起忽弱，微觉痛痹"，甚则"脚溺"不能行走；第三种是心脏病型脚气病，这类患者常出现水肿，不及时治疗，病邪则上攻而影响心脏，危及生命，即上文"不即治，转上入腹，便发气，则杀人"。这与现代医学脚气病症状和危害性描述相符。

治卒患腰胁痛诸方第三十二

治肾气虚衰，腰脊疼痛，或当风卧湿，为冷所中，不速治，流入腿膝，为偏枯冷痹，缓弱，宜速治之方。葛洪指出该病肾气虚在先为本，风寒湿邪后入侵为标。症见初为腰部疼痛，然后转移至臀和下肢，最后发展到肌肉萎缩行动不便。这些和腰椎间盘突出症的病因、主要症状相吻合：积累劳损致肝肾不足，或伴风寒湿邪侵袭（受凉）致病。

治卒中沙虱毒方第六十三

山水间多有沙虱，甚细略不可见。人入水浴及以水澡浴，此虫在水中，着人身；及阴天雨行草中，亦着人，便钻入皮里，其诊法。

初得之皮上正赤，如小豆黍米粟粒，以手摩赤上，痛如刺。三日之后，令百节强，疼痛寒热，赤上发疮。此虫渐入至骨，则杀人，自有山涧浴毕，当以布拭身数遍，以故帛拭之一度，乃敷粉之也。恙虫病是感染了叫作"恙虫病立克次氏体"的病原体引起的一种急性传染病。这种病原菌是无法侵袭人体的，需要恙螨这种媒介的帮助。这种恙螨，葛洪在当时就发现了，称之沙虱。葛洪在他的另一部著作中描述沙虱说："其大如毛发之端，初著人便入其皮里……可以针挑取之，正赤如丹。"据考证，这是世界上对恙虫病最早的认识和记载。

治卒金创血出中风肠出方第七十六①

论曰：金创者，无大小冬夏，及始初伤出血，便以石灰厚傅裹之，既止痛，又速愈。无石灰，灰亦可用。若创甚深，未宜速合者，内少滑石，令创不时合也。开放性损伤治疗方法。

金创禁忌序

凡金创去血，其人若渴当忍之。常用干食并肥脂之物以止渴，慎勿咸食。若多饮粥辈，则血溢出杀人，不可救也。又忌嗔怒大言笑、思想、阴阳、行动、作劳。勿多食酸咸。饮酒热羹臛辈，皆使疮痛肿发，甚者即死。疮差后犹尔。出百日半年，乃稍复常耳。开放性损伤诊疗禁忌。

……凡金创伤天窗、眉角、脑户、臂里跳脉、髀内阴股、两乳上下、心、鸠尾、小肠及五脏六腑输，此皆是死处，不可治也。又破脑出血而不能言语，戴眼直视，咽中沸声，口急唾出，两手妄举，亦皆死候，不可治。若脑出而无诸候者可治。又治卒无汗者，中风也。疮边自出黄汁者，中水也。并欲作痉候，可急治之。又痛不在疮处者，伤经也，亦死之兆。又血出不可止，前赤后黑，或白肌肉腐臭，寒冷坚急者，其疮难愈，亦死也。危重损伤预后。

治金创膏散三种，宜预备合，以防急疾之要

……葛氏治金创若肠已断者方：以桑皮细缝合，鸡热血涂之，乃令人。缝合肠断裂的方法。

治卒坠损腕折被打瘀血方第七十七

治卒从高坠下，瘀血胀心，面青，短气欲死方：取胡粉一钱匕，和水服之，即差。又方：大豆或小豆，煮令熟，饮汁数升，和酒服之，弥佳。又方：生干地黄二两，熬末，以酒服之。又方：生地黄，捣取汁，服一升或二升，尤佳。又方：乌鸦翅羽二七枚，烧末，酒和服之，即当吐血也。如得左羽尤佳。

治从高坠下，若为重物所顿榨得瘀血方：豆豉三升　蒲黄三合。先以沸汤二升渍豆豉，食顷，绞去滓，内蒲黄，搅调，顿服之，不过三四服，神良。又方：乌梅（去核）五升，以饴糖五升煮，稍稍食之，自消。又方：茅（连根叶），捣绞，取汁一二升服之，

---

　① 以下四篇参考《道家伤科》一书。——编者注。

不过三四服，愈。冬用根。又方：刮琥珀屑，酒服方寸匕。取蒲黄二三匕。日四五服，良。又方：末鹿角，酒服三方寸匕。日三。又方：取败蒲荐烧灰，以酒服方寸匕。

葛氏治卒为重物所填榨欲死方：末半夏如大豆者，以内其两鼻孔中，此即五绝法。

治马坠及一切筋骨损方：大黄（切，浸，汤成下）一两 桃仁（去皮尖）四十九枚 乱发（如鸡子大，烧灰用） 败蒲一握三寸 甘草（如中指节，炙，锉） 绯帛（如手大，烧灰）久用炊单布一尺（烧灰）。右七味，以童子小便量多少，煎汤成，内酒一大盏，次下大黄，去滓，分温三服。先锉败蒲席半领，煎汤浴，衣被盖覆，斯须通利数行，痛楚立差，利及浴水赤，勿怪，即瘀血也。

治忽落马坠车，及坠屋坑崖，腕伤，身体头面四肢内外切痛，烦躁叫唤不得卧方：急觅鼠矢，无问多少，烧，捣末，以猪膏和，涂封痛处，急裹之。仍取好大黄如鸡子大，以乱发裹上，如鸭子大，以人所裁白越布衫领巾间余布以裹发外，乃令火烧烟断，捣末屑，薄以酒服，日再三。无越布，余布可强用。常当预备此物为要。

治忽被压榨堕、坠舟船、车辗马踏牛触，胸腹破陷，四肢摧折，气闷欲死方：以乌鸡一只，合毛杵一千二百杵，好苦酒一升，相和得所，以新布拓病上，取药涂布，以干易，觉寒振欲吐，不可辄去药。须臾，复上一鸡。少则再作。

葛氏治为人所玉摆拂（两手击也），举身顷仆垂死者方：取鼠李皮，削去上黑，切，酒渍半日，绞去滓，饮一二升。

葛氏治腕蹶倒有损痛处气急面青者方：干地黄半斤 酒一斗，渍，火温，稍稍饮汁，一日令尽之。又方：捣生地黄汁二升 酒二升，合煮三沸，分四五服。又方：干地黄六两 当归五两 水七升，煮取三升，分三服。若烦闷，用生地黄一斤代干者。治疗高处坠落，重物砸压，跌打损伤等所致骨折脱位所用的方药。

治腕折四肢骨破碎及筋伤蹉跌方：烂捣生地黄熬之，以裹折伤处，以竹片夹裹之，令遍病上，急缚勿令转动，一日可十易，三日即瘥……竹夹板敷药治疗四肢骨折。

另有在现存版本中未见记载但在其他文献中记载引自《肘后备急方》诊疗方法的条文：

《外台秘要》："肘后疗腕折，四肢骨破碎及筋伤蹉跌方：烂捣地黄敷之，以裹折伤处，以竹片夹裹之，令遍病上，急缚，令勿动，勿令转动，一日可十易，三日则差。"

《医心方》："肘后疗腕折，四肢骨破碎及筋伤蹉跌方：烂捣地黄敷之，以裹折伤处，以破竹简编之，令遍病上，急缚，令勿动，勿令转动，一日一夕，十易地黄，三日则差。"竹夹板固定桡骨远端骨折；药物外敷，夹板固定也是现在中医骨伤科保守治疗骨折的主要方式。

《备急千金要方》："《肘后方》载，治失欠颊车蹉开张不合方：一人以指牵其颐，以渐推之则复入。推当疾出指，恐误啮伤人指也。"下颌关节脱位复位方法。

第二节 《刘涓子鬼遗方》

【作者介绍及成书背景】

刘涓子（约 370 年—450 年），晋末京口（今江苏镇江）人，善医学，尤其擅长外科方术，为宋营浦县侯刘遵考之父，曾任彭城内史，在长期的军旅医疗生涯中收集了许多颇有成效的外科方药，也积累了丰富的外科治疗经验。《刘涓子鬼遗方》约成书于公元 443 年，后经龚庆宣整理，于公元 499 年再次整编而成，为现存最早的外科专著。序言中说本书为"黄父鬼"所遗，显然是作者虚托，为的是扩大本书的影响力。至于本书的成书时期，主要考虑为魏晋南北朝，战火纷飞，金疮战伤多见，加上魏晋之后服石之风盛行，痈疽发病大大增加，故大大促进了外科学的发展，而本书就是在此背景中著成。由于对当时的大多外科病及治疗均有记载，故该书反映了南北朝时期的外科水平及主要成就。

【现存版本】

1. 珍本中医古籍精校丛书刘涓子鬼遗方 / 柳长华编，北京科学技术出版社，2016 年。

2. 中医古籍珍本集成外伤科卷刘涓子鬼遗方外科精义 / 周仲瑛，于文明总主编，湖南科学技术出版社，2014 年。

3. 刘涓子鬼遗方外科精义合集珍藏版 /（南北朝）刘涓子撰，山西科学技术出版社，2013 年。

【主要内容】

《刘涓子鬼遗方》是我国现存最早的一部外科专著，传为晋末刘涓子遗著，南朝齐龚庆宣编撰于公元 499 年。原著 10 卷，现仅存 5 卷。此书是魏晋南北朝时期外科代表著作，至今仍有较高实用价值。现流传版本为宋代刻本，《刘涓子鬼遗方》一书共收录 151 方，其中外治方多于内治方。

《刘涓子鬼遗方》在一定程度上反映了魏晋南北朝时期的外科成就，主要内容有金疮外伤、痈疽疮疖、疹痱疥癣、恶疮诸瘘、瘰疬癫疮、烫伤及大多数皮肤病。究其理论多源于《灵枢·痈疽》，收录前代医家经验并加以发挥而成。

《刘涓子鬼遗方》关于创伤的治疗，在前人的基础上又有进一步提高，对创伤早期的处理初步形成了一套行之有效的方法。书中第一个方剂就是"治金疮止血散方"，卷二全部是治金疮及损伤的方药，可见对创伤的重视。无怪医史界称其为我国较早的军阵外科著作。它提倡对疮口先清洗，再敷膏药，也是一大进步。如"涂傅疮时，先用大黄汤放温，洗了淹干，然后涂膏"及"伤瘢以甘草汤洗讫，涂之"等，已经能运用杀菌消毒药物的煎液来"洗其秽"。"荣卫稽留于经脉之中，久则血涩不行。血涩不行则卫气从之不通，壅遏不得行，火不止热胜，热胜则肉腐为脓。然不能陷肤于骨，髓不为焦枯，五脏不为伤。故曰痈。疽上皮肉以坚，上如牛领之皮。痈者，薄以泽，背其候也。"即是引用《灵枢·痈疽》有关原文分析病机。对外伤的治疗，有止血、止痛、收敛、镇惊、清热、解毒、活血化瘀等法。总结了止血止痛、疮疡疖肿辨证和切开引流时机把握方法，及低位引流原则。

药物治疗：魏晋南北朝以来，外科方药有了很大发展，书中载内服方60余首、外治方80余首，反映了当时内服药与外用药结合应用的特点。内服药已广泛应用清热解毒、活血化瘀、补气生津等治法，体现了辨证论治的原则，其中应用黄芪之多值得注意。此时虽没有明确提出黄芪有补气托毒之功，但已在实践中广泛运用，为后世托里法的提出准备了实践基础。

《刘涓子鬼遗方》是1500余年前的著作，纵观全书已有了较为完整的辨证论治思想和丰富的药物剂型、用药方法，注重内外并治，常用药物及配伍方法与当今临床已无明显差异。

【后世影响】

《刘涓子鬼遗方》止血止痛、疮疡疖肿辨证和切开引流时机把握的方法，及低位引流原则是中医外科标志性的进步，成为传统中医外科学形成的标志，自此中医外科学发生质的飞跃。对创伤早期的处理，初步形成一套行之有效的方法，体现了中医辨证施治原则。对外科治疗专科化所起的推动作用是不容低估的。正是由于外科专业知识的深化和外科专著的出现，后期骨伤科从疡科中脱离出来，外科、骨伤科各自走上独立发展的道路。

【原文选读】

卷第一

黄父曰：夫言痈疽何以别之？岐伯答曰：荣卫稽留于经脉之中，久则血涩不行，血涩不行则卫气从之不通，壅遏不得行，火不止热胜，热胜则肉腐为脓，然不能陷肤于骨，髓不为焦枯，五脏不为伤，故曰痈。

黄父曰：何谓疽？岐伯曰：热气浮盛，当其筋骨良肉无余，故曰疽。疽上皮肉以坚，上如牛领之皮。痈者薄以泽，背其候也。

黄父曰：及如所说，未知痈疽之性名、发起处、所诊候、形状、治与不治、死活之期，愿一一闻之。岐伯曰：痈疽图曰，赤疽发额，不写，十余日死。其五日可刺也。其脓赤多血死，未有脓可治。人年二十五、三十一、六十、九十五者在额，不可见血，见血者死。

……

阴疽发髀若阴股，始发腰强，内不能自止，数饮不能多，五日坚痛。不治，三岁而死。

……

筋疽皆发脊两边大筋，其色苍，八日可刺。若有脓在肌腹中，十日死。

……

黑疽发肿，居背大骨上，八日可刺，过时不刺为骨疽。

骨疽脓出不可止，壮热，碎骨，六十日死。胁少阳有痈肿，在颈八日死，发脓血者十日死。

……

痈高而光者，不大热，用薄。痈其肉平平无异而紫色者，不须治，但以黄芪并淡竹叶汤申其气耳。痈平而痛，用八物黄芪薄。大痈七日，小痈五日，其自有坚强色，诊宁生。破发背及发乳，若热，手近不得者，令人之热熟。先服王不留行散外散，外摩发背大黄膏。若背生，破无善。在乳者，熟之候，手按之，若随手起，便是熟。针法要脓看，以意消息之。胸、背不可过一寸，针良久不得脓，即以食肉膏、散差瓷头肉痈口中。人体热气歇，服木瓜散。五日后，痈欲差者，排脓内寒散。

凡破痈之后，病患便连绵欲死，内寒热，肿自有似痈而非者，当以手按肿上，无所连是风毒耳，勿针，可服升麻汤，外摩膏。破痈，口当合流，下三分近一分，针唯令极热便不痛。破痈后，败坏不差者，作猪蹄汤洗之，日再。下汤二日故可用，冬六七日，汤半剂亦可用。胸中断气，断气者，当入暗中，以手按左眼，视右眼，见光者，胸中结痈；若不见光者，漂疽内发。针伤脉，血不出，住实不写，留成痈。肾脉来者大渐小，阴结。若肌肉痹，痈疽为发，寸口如此来大，如末，渐小矣……"痈""疽"的概念，以及各部位发生痈疽的症候，诊疗，预后。阴疽发于髀，类似于髋关节结核；筋疽发于背大筋，类似于脊柱结核；骨疽类似于骨髓炎。

卷二

治金疮，止血散方。

乌樟根三两　白芷一两　鹿茸二分，烧灰　当归一两　芎蒡一两　干地黄一两，切，蒸焙　续断一两　右七味，捣筛令调，着血出处即止。

治金疮血肉瘘，蝙蝠消血散方。

蝙蝠三枚，烧令烟尽，沫下绢筛之。右以水服方寸匕，一日服令尽，当下如水，血消也。

治金疮肉瘘，蒲黄散方。

七月七日麻勃一两　蒲黄二两　右二物捣筛为散。温酒调服一钱匕，日五服，夜再两服。

治金疮箭肉中不出，出箭白蔹散方。

白蔹二两　半夏三两，汤洗七遍，生姜浸一宿，熬过　右二味为末。调水服方寸匕，日三服。若轻浅疮十日出，深二十日出。终不停住肉中。

治金疮中腹，肠出不能内之，小麦饮喷疮方。

取小麦五升，水九升，煮取四升，去滓，复以绵度滤之，使极冷。傍含喷之疮，肠自上，渐渐入；以冷水喷其背，不中多人见，亦不欲令旁人语，又不可病人知；或晚未入，取病人席四角，令病人举摇，须臾肠便自入。十日之内不可饱食，频食而宜少。勿使病人惊，惊则煞人。

治金疮肠出欲入，磁石散方。

磁石三两　滑石三两　右二物下筛，理令调，白饮方寸匕，日五服，夜再服。

治金疮烦闷，止烦，白芷散方。

白芷二两　芎䓖二两　甘草二两，炙　右三味，熬令变色，捣为散。水调服方寸匕，日五服，夜再服。

治金疮先有散石，烦闷欲死，大小便不通。止烦、消血、解散，消石散方。

消石　泽泻　白蔹　芍药　寒水石　瓜蒌以上各一两

右六味，捣筛为散。水服方寸匕，日夜各一服。或未通，稍增之。

治金疮不可忍，烦疼不得住，止痛当归散方。

当归　甘草炙　藁本　桂心　木占斯以上各一两

右五味合捣筛，令调。水服半方寸匕，日三服，夜一服。

治金疮弓弩所中，闷绝无所识，琥珀散方。

琥珀随多少，捣筛，以童子小便服之乃热不过，三服便差。

治金疮弓弩所中，筋急屈伸不得，败弩散方。

干地黄十分　干枣三枚　杜仲二分　当归四分　附子四分，炮　故败弩筋烧灰，取五分秦胶五分　右七味合捣筛，理令匀。温酒服方寸匕，日三服，夜一，增一至三。

治金疮内伤，蛇衔散方。

蛇衔　甘草炙　芎䓖　白芷　当归各一两　续断　黄芩　泽兰　干姜　桂心各三分乌头五分，炮　右十一味合捣筛，理令匀。酒服方寸匕，日三服，夜一服。

治金疮中筋骨，续断散方。

芎䓖一两半　干地黄二两　蛇衔二两　当归一两半　苁蓉一两半　干姜三分，炮　续断三两　附子三分，炮　汉椒三分，出汗去目　桂心三分　人参一两　甘草一两，炙　细辛二分白芷三分。一本用芍药一两半　右十四味捣筛，理令匀。调温酒服之方寸匕，日三服，夜一服。

治金疮烦疼，麻黄散方。

麻黄六分，去节　甘草五分，炙　干姜三分　附子三分，炮　当归三分　白芷三分　续断三分　黄芩三分　芍药三分　桂心三分　芎䓖三分　右十一味捣筛，理令匀。调温酒服方寸匕，日三服，夜一服。

治金疮烦满，疼痛不得眠睡，白薇散方。

白薇　瓜蒌　枳实炒　辛夷去毛　甘草炙　石膏以上各一两　厚朴二分，炙　酸枣二分，炙　右八味为末。调温酒服方寸匕，日三服，夜一服。

治金疮去血多，虚竭，内补当归散方。

当归三分　芍药五分　干姜三分　辛夷去毛，二分　甘草三分，炙　右五味捣筛，理令匀。调温酒服方寸匕，日三服，夜一服。

治金疮去血多，虚竭，内补苁蓉散方。

苁蓉　当归　甘草炙　芎䓖　黄芩　桂心　人参　芍药　干姜　吴茱萸　白及　厚朴炙　黄芪各一两　蜀椒三分，出汗，去目，闭口　右十四味筛，理令匀。调温酒服方寸匕，日三服，夜一服。

治金疮内塞，泽兰散方。

泽兰　防风　蜀椒去汗、目，闭口　石膏末　附子炮　干姜　细辛　辛夷去毛。各二两　芎䓖三分　当归三分，炒　甘草四分，炙　右十一味筛，理令匀，调温酒服方寸匕，日三夜一。脓多，倍甘草；渴，加瓜蒌二分；烦，加黄芩二分；腹满气短，加厚朴二分；疮中血瘀，加辛夷一倍。

治金疮内塞，黄芪散方。

黄芪三两　芎䓖　白芷　当归　麻黄去节　鹿茸　黄芩　细辛　干姜　芍药　续断桑虫屎以上各一两　附子半两，炮　山茱萸一两

右十五味捣筛，理匀。调温酒服方寸匕，日三服，夜一服，渐可至二匕。

治金疮中菵药，解毒蓝子散方。

蓝子五合　升麻八两　甘草四两，炙　王不留行四两

右四味捣筛，理令匀。调冷水服二方寸匕，日三夜二；及以方寸匕水和匀，涂疮上，毒即解去矣。

治金疮大渴，内补瞿麦散。

瞿麦　芎䓖　当归　甘草炙　干姜　桂心　续断　厚朴炙　白蔹　蜀椒去目，闭口，汗　辛夷去毛　牡蛎末　芍药　桔梗　干地黄　防风各三分　瓜蒌一分　人参三分

右十九味捣筛，理令匀。调温酒服方寸匕，日三夜一。或筋骨断，更加续断三分。

治被打腹中瘀血，蒲黄散方。

蒲黄一升　当归二两　桂心二两

右三味捣筛，理匀。调酒服之方寸匕，日三夜一。不饮酒，熟水下。

治痈疽金疮，续断生肌膏方。

续断　干地黄　细辛　当归　芎䓖　黄芪　通草　芍药　白芷　牛膝　附子炮　人参　甘草炙。各二两　腊月猪脂四升

右十四味，㕮咀，诸药内膏中渍半日。微火煎三上，候白芷色黄膏即成。敷疮上，日四、五。膏中是猪脂煎。

治金疮痈疽，止痛生肌，甘菊膏方。

菵草　芎䓖　甘草炙　防风　黄芩　大戟以上各一两　生地黄四两　芍药一两半　细辛

大黄　蜀椒去目、闭口，汗　杜仲　黄芪各半两　白芷一两

右十四味㕮咀，以腊月猪脂四升，微火煎五上下，白芷候黄成膏。一方添甘菊二两，以敷疮上，日易两次。

治痈疽金疮，生肌膏方。

大黄　芎藭　芍药　黄芪　独活　当归　白芷以上各一两　薤白二两。别方一两　生地黄一两。别方二两

右九味合薤，㕮咀。以猪脂三升煎三上下，白芷黄膏成，绞去滓用。磨之，多少随其意。

治金疮腹内有瘀血，乌鸡汤方。

乌雌鸡一只　大黄三两　细辛三两　人参一两　甘草一两，炙　地黄三两　杏仁一两，去皮、双仁　虻虫一两　当归二两　芍药一两　黄芩一两　桃仁二两，去皮，碎　大枣二十枚

右十三味，理乌鸡如食法，以水二斗煮鸡，取一斗；㕮咀诸药，内鸡汁中更煮，取三升，绞去滓，通寒温，伤出困甚者，初服五合，以一日二夕尽汤，便应下。食之粥，慎食他物。

治金疮内有瘀血，未及得出，而反成脓。乌鸡汤方。

乌鸡一只　白芷　麦门冬（去心）　甘草（炙）　芍药　当归以上各一两　桂心二两　瓜蒌二两

右八味。先理鸡如食法，以水二斗，煮取七升，㕮咀，诸药纳汁中，更煮取三升，去滓，服七合，日三，夜勿食。

治金疮有瘀血，桃核汤方。

䗪虫三十枚，熬　虻虫　水蛭各三十枚，熬　桂心二分　大黄五两　桃核五十枚，去皮，切

右六味，酒、水各五升，㕮咀，合煮取三升，去滓。服一升，日三服。

治金疮惊悸，心中满满如车所惊恒，狄心汤方。

狄心一具　人参　桂心　甘草炙　干地黄　桔梗　石膏末　芎藭各一两　当归二两

右九味细切到，诸药㕮咀，先以水二斗煮心，取汁八升，内诸药，煮取一升。一服八合，一日令尽。

治金疮、痈疽。生肉膏方。

黄芪　细辛　生地黄　蜀椒去目、汗，闭口　当归　芍药　薤白　芎藭　独活　苁蓉白芷　丹参　黄芩　甘草以上各一两　腊月猪脂二斤半

右十五味㕮咀，以苦酒一升，合渍诸药，夏一夜冬二夜浸，以微火煎三上，候苦酒气，成膏用之。

治被打腹中瘀血，白马蹄散方。

白马蹄烧令烟尽，捣筛。温酒服方寸匕，日三夜一。亦治妇人血疾，消为水。治金疮诸方。

卷第四

释痈疽色诊

夫痈疽者，初发始微，多不为急，此实奇患，惟宜速治之，急治不若速，成病难救，以此致祸，能不痛哉！具述所怀，以悟后贤。谨按黄父痈疽论所著，缓急之处，生死之期，如有别痈之形色难易，之治如下。僧纳私撰是用，非是先贤，恐后高雅，故记之名字，令惑之耳。

发皮肉，浅肿高之赤，即消，不治亦愈。

发筋肉，深肿下之坚，其色或青或黄、白、黑，或复微热而赤，宜急治之，成消中。半发附骨者，或未觉肉色已殃者，痈疽之甚也。

凡发背，外皮薄为痈，皮坚为疽。如此者，多现先兆，宜急治之。皮坚甚大者，多致祸矣。

夫痈坏后有恶肉当者，以猪蹄汤洗其秽，次敷食肉膏、散，恶肉尽，乃敷生肌膏、散，乃摩四边，令善肉速生。当须绝房室，慎风冷，勿自劳动，须筋脉复常，乃可自劳耳。不尔，新肉易伤，则重发，便益溃烂，慎之慎之。痈疽辨形态、颜色及预后、护理。

相痈疽知有脓可破法

痈大坚者，未有脓。半坚薄，半有脓，当上薄者，都有脓，便可破之。所破之法，应在下逆上破之，令脓得易出，用排针。脓深难见，上肉厚而生肉，火针。若外不别有脓，可当其上数按之，内便隐痛者，肉殃坚者，未有脓也。按更痛于前者，内脓已熟也。脓泄去热气，不尔，长速，速即不良。

治痈疽肿，松脂帖方。论述痈疽辨脓法及破脓法。

第三节 《诸病源候论》

【作者介绍及成书背景】

现在一般认为《诸病源候论》的作者是隋朝的巢元方，此说法起源于宋朝，但是在宋以前，《隋书·经籍志》所记载的是"吴景贤撰"，《旧唐书·经籍志》所记载的该书作者为"吴景"，两者均未提及"巢元方"。直到《新唐书·艺文志》里才开始出现"巢元方"，而到《宋史·艺文志》时就不曾提起吴氏了。对这种情况，经现代学者对历代文献的研究考察，目前流传有两种说法。一是认为《诸病源候论》为官修医书，巢元方与吴景，一人监制，一人编撰，而"吴景贤"中的"贤"字疑为"监"的传抄错误。二是认为《诸病源候论》原本有两本，一本为吴景贤所作，一本为巢元方所作，不过到了宋朝的时候，吴景贤所著之《诸病源候论》佚失了，流传下来的唯有巢元方所著之书，所以后世也称此为《巢氏诸病源候论》。

巢元方（550？年—630？年，具体不详），隋代医家，大业年间（605年—618年）任太医博士、太医令。历代古籍中未见有巢氏的记载，仅宋朝传奇小说《开河记》中记载过一段麻叔谋患风逆疾，头晕作恶，不能起坐。烦帝命元方诊视。元方曰：风入腠理，病在胸臆。令杀半年羔羊，去其内脏，以药末填入，蒸而食之，食未尽而病愈。又令以杏酪五味佐以羊肉，日食数枚，疾遂不复作。大业六年（610年），巢元方奉诏主持编撰《诸病源候论》。全书共50卷，分67门，1720论，是中国第一部论述疾病病因和证候的专著。

【现存版本】

1. 巢元方诸病源候论 / 张登本，孙理军主编，中国中医药出版社，2022年。

2. 诸病源候论宋刊本 / （隋）巢元方撰集；刘宇，孙冬莉点校；柳长华主编，北京科学技术出版社，2016年。

3. 诸病源候论 / （隋）巢元方撰，山西科学技术出版社，2015年。

【主要内容】

《诸病源候论》，隋代医家巢元方著，为证候学专著，又名《诸病源候总论》《巢氏病源》，为我国第一部论述各种疾病病因、病机和证候的专著。全书共50卷，分67门，1720论。卷1～27论内科诸病；卷28～30论五官科诸病；卷31～36论外伤科诸病；卷37～44论妇产科诸病；卷45～50论小儿科诸病。此书继《内经》《难经》、仲景著作之后，使中医理论更为丰富。于病因方面尤多创见，使中医病因学说趋于系统、全面。在证候分类学上亦有较大发展，其分门别类系统而有条理，且征引典籍甚富，如《汉书·艺文志》与《隋书·经籍志》所载近300种、5300多卷，医书赖此书而保存。此书为研究隋以前医学成就的重要文献。

【学术思想】

《诸病源候论》是中医古典著作之一，总结了隋代以前的医学成就，集中论述了各种疾病的病源与病候，内容丰富，是一部病因病理学的专门著作，继《内经》《难经》《伤寒论》《金匮要略》等书之后，进一步研讨并发展了祖国医学的理论体系，内容包括内、外、妇、儿、五官等科的各种疾病。在论述诸病源候的内容中，有许多突出的成就。

关于地方病，如指出岭南"瘴气"是由于"杂毒因暖而生"；三吴以东的"射工""水毒"是由于水源传染；山区多见的瘿病是由于"饮沙水"而成等，指出了这些疾病的发生与流行同地区的气候变化、地理条件等有密切的关系，认识到疾病的地方性。

关于寄生虫病，详细描述了许多寄生虫的形态及其传染途径。特别对于绦虫，指出是由于吃了半生不熟的牛肉和生鱼，并说"白虫相生，子孙转大，长至四五尺，亦能杀人"，观察非常细致，记载也是最早的。

关于破伤风病，作者明确指出在外科，与创伤感染有关；在妇人，与产褥感染有关；在小儿，与脐疮感染有关。并且与中风、贼风和风癫等相鉴别。

关于不育症，作者强调不能单方面责之妇人，与男子亦有关系。全面地分析了不育的原因，有着实事求是的科学态度。

病理方面，对麻风病病情发展、症状变化有着详细的叙述。再如消渴、渴利、内消诸候，也基本反映了现代糖尿病的大体病情。又如黄疸中分别论述急黄、内黄、行黄、犯黄、癖黄等，补充了《金匮》黄疸篇的内容，使黄疸病的证候更加丰富。还有脚气病，从脚缓弱、疼痛不仁，到心腹胀急、上气以至肿满等，叙述了整个病程。对痢疾，不但记述了不同的类型，且对兼证、变证的记述都较详细。又如水肿病，既叙述风水、皮水、大腹水肿和水注，又论及水症、水瘕、水蛊、水癖等，整体来说，对水病的论述较为完备。

外科方面，对痈疽疔肿诸疮的病理、证候及发展、预后等都有详细记载，并在创伤外科如肠吻合手术及其护理、结扎血管等方面，已达到相当的水平。对开放性损伤的清创缝合、感染的表现和预后都做了详细的论述，还论述了腰腿痛的病因病机及功能锻炼方法。

本书还发展了证候分类学。把隋代以前和当时的各种病名证候加以整理，分门别类，使之条理化、系统化。它的分类方法是，首先分科，就全书内容明显可以看出是从内科到外科、妇科、儿科的。其次在各科之中，又从几个方面分类，如病因分类、病理分类、脏腑分类、症状分类等。这些分类方法各有特点，又互相补充。

【后世影响】

《诸病源候论》具有很大的历史价值。从《汉书·艺文志》到《隋书·经籍志》，所记载的古代中医书籍有近 300 种，5300 多卷，能流传至今者已经很少了，其中一些资料即因此书得以保存。所以要研究隋代以前的中医学术成就，本书是一部重要文献。本书对唐代以后的医学影响亦是很大的，如唐代的《千金方》《外台秘要》，引用本书内容很多；宋代的《太平圣惠方》基本采用本书的分类法，而且每门都冠以《病源》之文；明代的《普济方》亦是沿用本书体例，引用本书之论；清代的《医宗金鉴》尚受其影响。至于唐以后各名家论证病理时取材于此而加以发挥者更是难以数计，宋代、明代官署还以此书作为考核中医的内容之一。由此可见，本书对后世医学的发展具有很大的促进作用，从前人的一些评价中便可见一斑。如宋代宋绶的序文中说："荟萃群说，沈研精理，形脉治证，罔不该集。明居处爱欲风湿之所感，示针镵跷引汤熨之所宜，诚术艺之楷模，而诊察之津涉。"清代周学海亦说："汉晋之间，明医辈出，类能推见大义，施治有效，故其论颇多可采，历年久远，散佚不可复见矣。独隋巢氏所辑《诸病源候论》见传于世，今日而欲考隋唐以前明医之论，独有此书而已耳……且博采兼览搜，于人间病名略尽，可不谓勤矣哉！"

卷之一　风病诸候（节选）

七、风痉候

风痉者，口噤不开，背强而直，如发痫之状。其重者，耳中策策痛；卒然身体痉直者，死也。由风邪伤于太阳经，复遇寒湿，则发痉也。

诊其脉，策策如弦，直上下者，风痉脉也。

八、风角弓反张候

风邪伤人，令腰背反折，不能俯仰，似角弓者，由邪入诸阳经故也。破伤风的症状以及破伤风的病因是"风邪伤人"所致。

十六、风湿痹身体手足不随候

风寒湿三气合而为痹。其三气时来，亦有偏多偏少。而风湿之气偏多者，名风湿痹也。

人腠理虚者，则由风湿气伤之，搏于血气，血气不行，则不宣，真邪相击，在于肌肉之间，故其肌肤尽痛。然诸阳之经，宣行阳气，通于身体，风湿之气客在肌肤，初始为痹。若伤诸阳之经，阳气行则迟缓，而机关弛纵，筋脉不收摄，故风湿痹而复身体手足不随也。

十七、风痹手足不随候

风寒湿三气合而为痹。风多者为风痹。风痹之状，肌肤尽痛。诸阳之经，尽起于手足，而循行于身体。风寒之客肌肤，初始为痹，后伤阳经，随其虚处而停滞，与血气相搏，血气行则迟缓，使机关弛纵，故风痹而复手足不随也。其汤熨针石，别有正方，补养宣导，今附于后。

《养生方·导引法》云："左右拱两臂，不息九通。治臂足痛，劳倦风痹不随。"

十八、风半身不遂候

风半身不遂者，脾胃气弱，血气偏虚，为风邪所乘故也。脾胃为水谷之海，水谷之精化为血气，润养身体。脾胃既弱，水谷之精润养不周，致血气偏虚，而为风邪所侵，故半身不遂也。

诊其寸口沉细，名曰阳内之阴。病苦悲伤不乐，恶闻人声，少气，时汗出，臂偏不举。

又寸口偏绝者，则偏不随；其两手尽绝者，不可治也。

十九、偏风候

偏风者，风邪偏客于身一边也。人体有偏虚者，风邪乘虚而伤之，故为偏风也。其状，或不知痛痒，或缓纵，或痹痛是也。其汤熨针石，别有正方，补养宣导，今附于后。

《养生方·导引法》云："一手长舒，仰掌合掌，一手捉颏，挽之向外，一时极势二七，左右亦然。手不动，两向侧势，急挽之，二七。去颈骨急强，头风脑旋，喉痹，膊内冷注，偏风。"

又云："一足踏地，一手向后长舒努之，一手捉涌泉急挽，足努、手挽，一时极势。左右易，俱二七。治上下偏风、阴气不和。"

二十、风痹曳候

风痹曳者，肢体弛缓不收摄也。人以胃气养于肌肉经络也。胃若衰损，其气不实，经脉虚，则筋肉懈惰，故风邪搏于筋而使痹曳也。

二十一、风不仁候

风不仁者，由荣气虚，卫气实，风寒入于肌肉，使血气行不宣流。其状，搔之皮肤如隔衣是也。

诊其寸口脉缓，则皮肤不仁。不仁，脉虚数者生，牢急疾者死。其汤熨针石，别有正方，补养宣导，今附于后。

《养生方·导引法》云："赤松子曰：偃卧，展两胫、两手，足外踵，指相向，以鼻纳气，自极七息。除死肌、不仁、足寒。"

又云："展两足，上。除不仁、胫寒之疾也。"

二十二、风湿痹候

风湿痹病之状，或皮肤顽厚，或肌肉酸痛。风寒湿三气杂至，合而成痹。其风湿气多而寒气少者，为风湿痹也。由血气虚，则受风湿，而成此病。久不瘥，入于经络，搏于阳经，亦变令身体手足不随。其汤熨针石，别有正方，补养宣导，今附于后。

《养生方·导引法》云："任臂，不息十二通。愈足湿痹不任行，腰脊痹痛。又正卧，叠两手著背下，伸两脚，不息十二通，愈足湿痹，不任行，腰脊痹痛。有偏患者，患左压右足，患右压左足。久行，手亦如足用行，满十方止。"

又云：以手摩腹，从足至头，正卧，踞臂导引，以手持引足住，任臂，闭气不息十二通，以治痹湿不可任，腰脊痛。

二十三、风湿候

风湿者，是风气与湿气共伤于人也。风者，八方之虚风；湿者，水湿之蒸气也。若地下湿，复少霜雪，其山水气蒸，兼值暖，腠退人腠理开，便受风湿。其状，令人懈惰，精神昏愦。若经久，亦令人四肢缓纵不随，入脏则喑哑，口舌不收；或脚痹弱，变成脚气。其汤熨针石，别有正方，补养宣导，今附于后。

《养生方·真诰》云："栉头理发，欲得多过，通流血脉，散风湿，数易栉，更番用之。"

二十四、风痹候

痹者，风寒湿三气杂至，合而成痹。其状：肌肉顽厚，或疼痛。由人体虚，腠理开，故受风邪也。病在阳曰风，在阴曰痹；阴阳俱病，曰风痹。其以春遇痹为筋痹，则筋屈。筋痹不已，又遇邪者，则移入肝。其状：夜卧则惊，饮多，小便数。夏遇痹者为脉痹，则血凝不流，令人萎黄。脉痹不已，又遇邪者，则移入心。其状：心下鼓，气暴上逆，喘不通，嗌干喜噫。长夏遇痹者为肌痹，在肉则不仁。肌痹不已，后遇邪者，则移入于脾。其状：四肢懈惰，发咳呕汁。秋遇痹者为皮痹，则皮肤无所知。皮痹不已，又遇邪者，则移入于肺，其状，气奔痛。冬遇痹者为骨痹，则骨重不可举，不随而痛。骨痹不已，又遇邪者，则移入于肾，其状喜胀。

诊其脉大而涩者，为痹；脉来急者，为痹。其汤熨针石，别有正方，补养宣导，今附于后。

《养生方》云："因汗入水，即成骨痹。"

又云：忍尿不便，膝冷成痹。

又云：大汗勿偏脱衣，喜偏风半身不遂。

《养生经要集》云："大汗急敷粉，著汗湿衣，令人得疮，大小便不利。"

《养生方·导引法》云："一曰以右踵拘左足拇趾，除风痹；二曰以左踵拘右足拇趾，除厥痹；三曰两手更引足趺，置膝上，除体痹。

又云："偃卧，合两膝头，翻两足，伸腰坐，口纳气，胀腹自极七息。除痹痛热痛、两胫不随。"

又云："踞坐，伸腰，以两手引两踵，以鼻纳气，自极七息，引两手布两膝。除痹呕。"

又云："偃卧，端展两手足臂，以鼻纳气，自极七息，摇足三十而止。除胸足寒、周身痹，厥逆。"

又云："正倚壁，不息行气，从头至足止。愈大风、偏枯、诸痹。"

又云："左右手交据地，以仰引腰五息止，去痿痹，利九窍。"

又云："仰两足趾，引五息。止腰背痹枯；令人耳闻声。久行，眼耳诸根无有挂碍。"

又云："踞，伸右脚，两手抱左膝头，伸腰，以鼻纳气，自极七息。除难屈伸拜起、胫中痛疼痹。"

又云："左右拱两臂，不息九通。治臂足痛、劳倦、风痹不随。"

又云："凡人常觉脊背皆倔强而闷，仰面努膊井向上，头左右两向挪之，左右三七，一住，待血行气动定，然始更用。初缓后急，不得先急后缓。若无病人，常欲得日起、午时、日没三辰如用，辰别二七。除寒热病，脊腰颈项痛，风痹。两膝颈头，以鼻纳气，自极七息，除腰痹背痛，口内生疮，牙齿风，头眩尽除。"

二十五、血痹候

血痹者，由体虚，邪入于阴经故也，血为阴，邪入于血而痹，故为血痹也。其状，形体如被微风所吹。此由忧乐之人，骨弱肌肤盛，因疲劳汗出，卧不时动摇，肤腠开，为风邪所侵也。诊其脉自微涩，在寸口而关上小紧，血痹也。宜可针引阳气，令脉和紧去则愈。痹痛的病因病机、临床表现以及导引方法。

卷五　腰背诸病（节选）

一、腰痛候

肾主腰脚。肾经虚损，风冷乘之，故腰痛也。又邪客于足少阴之络，令人腰痛引少腹，不可以仰息。

诊其尺脉沉，主腰背痛。寸口脉弱，腰背痛。尺寸俱浮直下，此为督脉腰强痛。

凡腰痛有五：一曰少阴，少阴肾也，十月万物阳气伤，是以腰痛。二曰风痹，风寒著腰，是以痛。三曰肾虚，役用伤肾，是以痛。四曰臀腰，坠堕伤腰，是以痛。五曰寝卧湿地，是以痛。其汤熨针石，别有正方，补养宣导，今附于后。

《养生方》云："饭了勿即卧，久成气病，令腰疼痛。"

又曰："大便勿强努，令人腰疼目涩。"

又云："笑多，即肾转腰痛。"

又云："人汗次，勿企床悬脚，久成血痹，两足重及腰痛。"

《养生方·导引法》云："一手向上极势，手掌四方转回，一手向下努之，合手掌努指，侧身欹形，转身向似看，手掌向上，心气向下，散适，知气下缘上，始极势，左右上下四七亦然。去膊井、肋、腰脊痛闷。"

又云："平跪，长伸两手，拓席向前，待腰脊须转，遍身骨解气散，长引腰极势，然始却跪便急，如似脊内冷气出许，令臂膊痛，痛欲似闷痛，还坐，来去二七。去五脏不和，背痛闷。"

又云："凡人常觉脊强，不问时节，缩咽转内，仰面努搏井向上也。头左右两向挪之，左右三七，一住，待血行气动定，然始更用，初缓后急。若无病人，常欲得旦起、午时、日没三辰如用，辰别三七。除寒热，脊、腰、颈痛。"

又云："舒两足，足趾努向上，两手长舒，手掌相向，手指直舒，仰头努脊，一时极势，满三通。动足相去一尺，手不移处，手掌向外七通。更动足二尺，手向下拓席，极势，三通。去遍身内筋脉虚劳，骨髓痛闷。长舒两足，向身角上，两手捉两足趾急搦，心不用力，心气并在足下，手足一时努纵，极势三七。去踹、臂、腰疼、解溪蹙气、日日渐损。"

又云："凡学将息人，先须正坐，并膝头足，初坐，先足趾趾向对，足跟外扒，坐上少欲安稳，须两足跟向内相对，坐上，足趾外扒，觉闷痛，渐渐举身似疑便，待共两坐相似，不痛，始双竖足跟向上，足趾并反而向外，每坐常学。去膀胱内冷、面冷风、膝冷、足疼、上气、腰痛，尽自消适也。"

二、腰痛不得俯仰候

肾主腰脚，而三阴三阳、十二经、八脉，有贯肾络于腰脊者。劳损于肾，动伤经络，又为风冷所侵，血气击搏，故腰痛也。阳病者，不能俯；阴病者，不能仰，阴阳俱受邪气者，故令腰痛而不能俯仰。

《养生方·导引法》云："伸两脚，两手指著足五趾上。愈腰折不能低著，唾血、久疼愈。又云：长伸两脚，以两手捉足五趾七通。愈折腰不能低仰也。"

三、风湿腰痛候

劳伤肾气，经络既虚，或因卧湿当风，而风湿乘虚搏于肾经，与血气相击而腰痛，故云风湿腰痛。

四、卒腰痛候

夫劳伤之人，肾气虚损，而肾主腰脚，其经贯肾络脊，风邪乘虚卒入肾经，故卒然而患腰痛。

五、久腰痛候

夫腰痛，皆由伤肾气所为。肾虚受于风邪，风邪停积于肾经，与血气相击，久而不散，故久腰痛。

六、肾著腰痛候

肾主腰脚，肾经虚则受风冷，内有积水，风水相搏，浸积于肾，肾气内著，不能宣通，故令腰痛。其病状，身重腰冷，腹重如带五千钱，如坐于水，形状如水，不渴，小便自利，饮食如故。久久变为水病，肾湿故也。

七、臀腰候

臀腰者，谓卒然伤损于腰而致痛也。此由损血搏于背脊所为，久不已，令人气息乏少，面无颜色，损肾故也。

八、腰脚疼痛候

肾气不足，受风邪之所为也。劳伤则肾虚，虚则受于风冷，风冷与真气交争，故腰脚疼痛。论述了腰腿痛的病因病机，伤阳气、局部感受风寒、肾虚、外伤、潮湿环境中睡觉，以及腰腿疼的功能锻炼方法。

卷之三十四　瘘诸病（节选）

十四、骨疽瘘候

骨疽瘘者，或寒热之气搏经脉所成，或虫蛆之气因饮食入人腑脏所生。以其脓溃，侵食于骨，故名骨疽瘘也。初肿后乃破，破而还合，边旁更生。如是或六七度，中有脓血，至日西痛发，如有针刺。附骨疽的病因病机、临床表现。

二十、痈瘘候

痈瘘者，是痈溃疮后其不瘥，脓汁不尽，因变生虫成瘘，故为痈瘘也。

三十一、脓瘘候

诸瘘皆有脓汁，此瘘独以脓为名者，是诸疮久不瘥，成瘘，而重为热毒气停积生脓，常不绝，故谓之脓瘘也。痈、脓的病因病机、临床表现。

卷之三十五　疮诸病

六十三、漆疮候

漆有毒，人有禀性畏漆，但见漆，便中其毒。喜面痒，然后胸、臂、胜、䏶皆悉瘙痒，面为起肿，绕眼微赤。诸所痒处，以手搔之，随手辇展，起赤痦瘰；痦瘰消已，生细粟疮甚微。有中毒轻者，证候如此。其有重者，遍身作疮，小者如麻豆，大者如枣、杏，脓燉疼痛，摘破小定，有小瘥，随次更生。若火烧漆，其毒气则厉，著人急重。亦有性自耐者，终日烧煮，竟不为害也。

卷之三十六 兽毒诸病（凡四论）

一、马啮踏人候

凡人被马啮踏，及马骨所伤刺，并马缰、靽、勒所伤，皆为毒疮。若肿痛致烦闷，是毒入腹，亦毙人。

二、马毒入疮候

凡人先有疮而乘马，汗并马毛垢，及马屎尿，及坐马皮鞯，并能有毒，毒气入疮，致燉肿疼痛，烦热，毒入腹，亦则毙人。

三、猘狗啮候

凡猘犬啮人，七日辄一发，过三七日不发，则无苦也。要过百日，初大免耳。当终身禁食犬肉及蚕蛹，食此，发则死不可救矣。疮未愈之间，禁食生鱼、猪、鸡、腻。过一年禁之乃佳。但于饭下蒸鱼，及于肥器中食便发。若人曾食落葵得犬啮者，自难治。若疮瘥十数年后，食落葵便发。

四、狗啮重发候

凡被狗啮，疮，忌食落葵及狗肉。云：虽瘥，经一二年，但食此者必重发。重发者，与初被啮不殊。其猘狗啮疮重发，则令人狂乱，如猘狗之状。狂犬病病因、表现、饮食禁忌。

卷之三十六 金疮病诸候（凡二十三论）

一、金疮初伤候

夫被金刃所伤，其疮多有变动。若按疮边干急，肌肉不生，青黄汁出，疮边寒清，肉消臭败，前出赤血，后出黑血，如熟烂者，及血出不止，白汁随出，如是者多凶。若中络脉、髀内、阴股、天聪、眉角、横断腓肠、乳上及与鸠尾、攒毛、小腹，尿从疮出，气如奔豚，及脑出，诸疮如是者，多凶少愈。

诊金疮，血出太多，其脉虚细者生，数实大者死；小者生，浮大者死。所伤在阳处者，去血四五斗，脉微缓而迟者生，急疾者死。开放性外伤感染的临床表现及预后。

二、金疮血不止候

金疮血出不断，其脉大而止者，三七日死。金疮血出不可止，前赤后黑，或黄或白，肌肉腐臭，寒冷硬急者，其疮难愈，亦死。

三、金疮内漏候

凡金疮通内，血多内漏，若腹胀满，两胁胀，不能食者死。瘀血在内，腹胀，脉牢大者生，沉者死。

四、毒箭所伤候

夫被弓弩所伤，若箭镞有菵药，入人皮脉，令人短气，须臾命绝。口噤唇干，血为断绝，腹满不言，其人如醉，未死之间，为不可治。若荣卫青瘀，血应时出，疮边温热，口开能言，其人乃活。

毒箭有三种：岭南夷俚，用焦铜作箭镞；次，岭北诸处，以诸蛇虫毒螫物汁著管中，渍箭镞。此二种才伤皮，便洪肿沸烂而死。唯射猪犬，虽困得活。以其啖粪故也。人若中之，便即食粪，或饮粪汁，并涂疮即愈。不尔，须臾不可复救。菵箭著宽处者，虽困渐治，不必死。若近胸腹，便宜速治，小缓，毒入内，则不可救。

五、金疮肠出候

此谓为矛箭所伤，若中于腹，则气激，气激则肠随疮孔出也。

六、金疮肠断候

夫金疮肠断者，视病深浅，各有死生。肠一头见者，不可连也。若腹痛短气，不得饮食者，大肠一日半死，小肠三日死。肠两头见者，可速续之。先以针缕如法，连续断肠，便取鸡血涂其际，勿令气泄，即推内之。肠但出不断者，当作大麦粥，取其汁，持洗肠，以水渍内之。当作研米粥饮之。二十余日，稍作强糜食之，百日后乃可进饭耳。饱食者，令人肠痛决漏。常服钱屑散。肠缝合。

若肠腹䐐从疮出，有死者，有生者，但视病取之，各有吉凶。䐐出如手，其下牢核，烦满短气，发作有时，不过三日必死。䐐下不留，安定不烦，喘息如故，但疮痛者，当以生丝缕系绝其血脉，当令一宿，乃可截之。勿闭其口，膏稍导之。

七、金疮筋急相引痛不得屈伸候

夫金疮愈已后，肌肉充满，不得屈伸者，此由伤绝经筋，荣卫不得循行也。其疮虽愈，筋急不得屈伸也。

八、金疮伤筋断骨候

夫金疮始伤之时，半伤其筋，荣卫不通，其疮虽愈，后仍令痹不仁也。若被疮截断诸解、身躯、肘中，及腕、膝、髀若踝际，亦可连续，须急及热，其血气未寒，即去碎骨便更缝连，其愈后直不屈伸。若碎骨不去，令人痛烦，脓血不绝。不绝者，不得安。诸中伤人神，十死一生。

九、箭镞金刃入肉及骨不出候

箭镞、金刃中骨，骨破碎者，须令箭镞出，仍应除碎骨尽，乃敷药。不尔，疮永不合。纵合，常疼痛。若更犯触损伤，便惊血沸溃，有死者。开放性骨折清创术。

十、金疮中风痉候

夫金疮痉者，此由血脉虚竭，饮食未复，未满月日，荣卫伤穿，风气得入，五脏受寒，则痉。其状，口急背直，摇头马鸣，腰为反折，须臾十发，气息如绝，汗出如雨。不及时救者，皆死。

凡金疮卒无汁者，中风也；边自出黄汁者，中水也。并欲作痉，急治之。又痛不在疮处者，伤经络，亦死。开放性损伤破伤风。

十一、金疮惊肿候

夫金疮愈闭后，忽惊肿，动起糜沸跳手，大者如盂，小者如杯，名为盗血。此由肌未定，里不满，因作劳、起早，故令盗血涌出，在人皮中，不肯自消，亦不成脓，及牢核。又有加血，加血者，盗血之满也。其血凝深，不可妄破。破之者，盗血前出，不可禁止，加血追之。出即满疮中，便留止，令人短气，须臾命绝。开放性外伤感染。

十二、金疮因交接血惊出候

夫金疮，多伤经络，去血损气。其疮未瘥，则血气尚虚，若因而房室，致情意感动，阴阳发泄，惊触于疮，故血汁重出。

十二、金疮因交接血惊出候

夫金疮，多伤经络，去血损气。其疮未瘥，则血气尚虚，若因而房室，致情意感动，阴阳发泄，惊触于疮，故血汁重出。

十五、金疮咳候

金疮伤血损气。气者，肺之所主，风邪中于肺，故咳也。

十六、金疮渴候

夫金疮失血，则经络空竭，津液不足，肾脏虚燥，故渴也。失血性休克的表现。

十七、金疮虫出候

夫金疮久不瘥，及裹缚不如法，疮内败坏，故生虫也。创面不愈合的原因，"生虫"即现在所说的细菌感染。

十八、金疮著风候

夫金疮干无汁，亦不大肿者，中风也。寒气得大深者，至脏便发作痉，多凶少愈。中水者则肿，多汁或成脓。

十九、金疮著风肿候

此由疮著于风，风气相搏，故肿也。

二十、金疮成痈肿候

夫金疮，冬月之时，衣厚絮温，故裹欲薄；夏月之时，衣单日凉，故裹欲厚。重寒伤荣，重热伤卫。筋劳结急，肉劳惊肿，骨劳折沸，难可屈伸；血脉劳者，变化作脓；荣卫不通，留结成痈。

凡速缝其疮，各有纵横；鸡舌隔角，横不相当。缝亦有法，当次阴阳；上下逆顺，急缓相望；阳者附阴，阴者附阳；腠理皮脉，复令复常。但亦不晓，略作一行；阴阳闭塞，不必作脓；荣卫不通，留结为痈。昼夜不卧，语言不同；碎骨不去，其人必凶。鸡舌隔角，房不相当；头毛解脱，志失故常；疮不再缝，膏不再浆。缝合伤口的方法。

二十一、金疮中风水候

夫金疮裹缚不密，为风水气所中，则疼痛不止，而肿痛，内生青黄汁。

二十二、金疮下血虚竭候

金刃中于经络者，下血必多，腑脏空虚，津液竭少，无血气荣养，故须补之。

二十三、金疮久不瘥候

夫金疮有久不瘥，脓汁不绝，肌肉不生者，其疮内有破骨、断筋、伏血、腐肉、缺刃、竹刺，久而不出，令疮不愈，喜出青汁。当破出之，疮则愈。

卷之三十六　腕伤病诸候（凡九论）

一、被打头破脑出候

夫被打，陷骨伤头，脑眩不举，戴眼直视，口不能语，咽中沸声如豚子喘，口急，手为妄取，即日不死，三日小愈。

二、腕折破骨伤筋候

凡人伤折之法，即夜盗汗者，此髓断也，七日死。不汗者，不死。

三、卒被损瘀血候

夫有瘀血者，其人喜忘，不欲闻物声。病人胸满，唇萎舌青，口燥，但欲漱水不欲咽，无热，脉微大来迟，腹不满，其人言我腹满，为有瘀血。汗当出不出，内结亦为瘀。病患胸满，口干，膊痛，渴，无寒热，为有瘀血。腹满，口燥不渴，唾如浆状，此有留血尔。

从高顿仆，内有血，腹胀满。其脉牢强者生，小弱者死。得笞掠，内有结血。脉实大者生，虚小者死。其汤熨针石，别有正方。补养宣导，今附于后。

《养生方·导引法》云：端坐，伸腰，举左手仰掌，以右手承右胁，以鼻纳气，自极七息。除瘀血、结气。

又云：鼻纳气，口闭，自极七息。除两胁下积血气。

又云：端坐，伸腰，举左手，右手承右胁，鼻纳气七息。除瘀血。

又云：端坐，右手持腰，鼻纳气七息，左右戾头各三十止。除体瘀血，项颈痛。

又云：双手搦腰，手指相对向，尽势，前后振摇二七。又，将手大指向后，极势，振摇二七。不移手，上下对，与气下尽势，来去三七。去云门、腰腋血气闭塞。

四、压连坠堕内损候

此为人卒被重物压连，或从高坠下，致吐、下血，此伤五内故也。

五、腕伤初系缚候

夫腕伤重者，为断皮肉、骨髓，伤筋脉，皆是卒然致损，故血气隔绝，不能周荣，所以须善系缚，按摩导引，令其血气复。

六、被损久瘀血候

此为被损伤，仍为风冷搏，故令血瘀结在内，久不瘥也。

七、腕折中风痉候

夫腕折伤皮肉，作疮者，慎不可当风及自扇，若风入疮内，犯诸经络，少致痉。痉者，脊背强直，口噤不能言也。

八、腕折中风肿候

此为风入疮内，而不入经络，其搏于气，故但肿也。

九、刺伤中风水候

此为竹木所刺伤，其疮中风水者，则肿痛，乃至成脓。

卷之四十三 妇人产后诸病

二十七、产后中风痉候

产后中风痉者，因产伤动血脉，脏腑虚竭，饮食未复，未满日月。荣卫虚伤，风气得入五脏，伤太阳之经，复感寒湿，寒搏于筋则发痉。其状，口急噤，背强直，摇头马鸣，腰为反折，须臾十发，气急如绝，汗出如雨，手拭不及者，皆死。*产后破伤风。*

卷之五十 小儿杂病诸候六（凡五十一论）

二百二十七、漆疮候

人无问男女大小，有禀性不耐漆者，见漆及新漆器，便著漆毒，令头面身体肿起，隐疹色赤，生疮痒痛是也。*对漆过敏的病因病机、临床表现。*

二百二十八、痈疮候

六腑不和，寒气客于皮肤，寒搏于血，则壅遏不通，稽留于经络之间，结肿头成痈。其状，肿上皮薄而泽是也。热气乘之，热胜于寒，则肉血腐败，化为脓。脓溃之后，其疮不瘥，故曰痈疮。

二百三十二、疽疮候

此疽疮者，非痈疽也，是癣之类，世谓之癣疽。多发于指节脚胫间，相对生，作细瘰瘰子，匝匝而细孔，疮里有虫痒痛，搔之有黄汁出，随瘥随发也。*痈疮的病因病机。*

二百三十四、癣候

癣者，风湿搏于血气所成。多著手足节腕间，匝匝然，搔之痒痛，浸淫生长，呼为之癣。以其疮有细虫，如癣虫故也。

二百四十八、金疮候

小儿为金刃所伤，谓之金疮。若伤于经脉，则血出不止，乃至闷顿；若伤于诸脏俞募，亦不可治；自余腹破肠出，头碎脑露，并亦难治；其伤于肌肉，浅则成疮，终不虑死。而金疮得风，则变痉。*破伤风发病机制：伤口，感受风邪。*

第四节 《备急千金要方》

【作者介绍及成书背景】

孙思邈（公元 541 年—公元 682 年，存在争议），世称孙真人，又称药王，隋唐年间京兆华原县（今陕西耀州区）孙家塬人，相传为楚大夫屈原的后人。其自幼聪颖，嗜学如渴，幼年多病，屡造医门，汤药之资，几罄家产，故 18 岁时立志学医，年弱冠即明悟医理，"在身之患，断绝医门"。此后，久隐太白、五台山学道，兼采种草药，济世救人。孙氏学识广博，淡于仕途，北周静帝、唐太宗、唐高宗都曾招孙氏为官，皆不就。其一生著作良多，其中《备急千金要方》约成书于652年。该书综合了前代的成就，被称为中国历史上第一部临床医学百科全书。目前该书版本较多，但主要来源有两个：一个是未经宋改本，也就是孙氏原本，但目前已残缺不全；另一个是宋臣林亿等的校定本，此本保存比较完整，现在流传下来的也主要是此本。《千金翼方》约成书于682年，为孙思邈补《备急千金要方》遗漏之作。该书的版本亦有许多，但也是大多不在流传，国内现存最早的版本只有明万历王肯堂校订的《千金翼方》，而目前流通的版本是1955年人民卫生出版社据清翻刻日本影刻元大德梅溪书院本影印，但现代学者研究表明，该传本疑似并非孙思邈原作。二者在现代被合称为《千金方》。除此之外，孙思邈还有《千金月令》《海上仙方》等作品，还有待现代学者研究。

【现存版本】

1. 备急千金要方 /（唐）孙思邈著，山西科学技术出版社，2020年。

2. 备急千金要方，全2函12册 /（唐）孙思邈著，天津古籍出版社，2019年。

3. 备急千金要方 /（唐）孙思邈著；林燕，陈子杰主编，中国医药科技出版社，2017年。

4. 中医必读百部名著备急千金要方 /（唐）孙思邈撰；高文柱，沈澍农校注，华夏出版社，2008年。

5. 备急千金要方 /（唐）孙思邈著，时代文艺出版社，2008年。

【主要内容】

《备急千金要方》是中国古代中医学经典著作之一，全书共30卷，分为232门，记载了5300余首方剂。卷一为序列；卷二至卷四为妇人方；卷五为少小婴孺方；卷六为七窍病；卷七为风毒脚气；卷八为诸风；卷九、卷十为伤寒；卷十一至卷二十为脏腑病；卷二十一为消渴、淋闭、尿血、水肿；卷二十二为疮肿、痈疽；卷二十三为痔漏；卷二十四为解毒并杂治；卷二十五为备急；卷二十六为食治；卷二十七为养性；卷二十八为平脉；卷二十九、卷三十为针灸。它是综合性临床医著，被誉为中国最早的临床百科全书。

在骨伤科方面，记载了颞颌关节脱位的复位方法，较《肘后救卒方》所载方法又有所进步。

在伤损复位后，强调了功能锻炼的重要性，发明了天竺国按摩法和老子按摩法，并且发明了蜡疗康复法。

总结出补骨碎、长肌肉、坚筋骨的药物治则，奠定了骨伤科药物食疗法的基础。

将肿瘤分为八类：瘿瘤、骨瘤、脂瘤、石瘤、肉瘤、脓瘤、血瘤、息瘤。这些分类方法一直沿用到明清时期，其中一些名词现代也仍在应用。

重视食疗、心理、起居、饮食、导引、按摩对疾病治疗的重要性，设《养性》《食治》篇。

【后世影响】

《备急千金要方》对骨伤科疾病除了手法和药物治疗外，还增加了复位后的导引及按摩法，这些是后来功能锻炼方法的雏形，为后世伤科复位、固定、功能锻炼、药物治疗的治伤体系建立奠定了基础。对肿瘤分类的方法一直沿用到明清时期，其中一些名词现代也仍在应用。重视食疗、心理、起居、饮食、导引、按摩这些非药物疗法对疾病治疗的重要性，这些方法在养生、保健、治未病方面对后世有着深远影响。

【原文选读】

卷六　口病第三

治失欠颊车蹉，开张不合方

一人以手指牵其颐，以渐推之，则复入矣。推当疾出其指，恐误啮伤人指也。

治失欠颊车蹉方

消蜡和水敷之。

又方灸背第五椎，一日二七壮。满三日未瘥，灸气冲二百壮。胸前喉下甲骨中是，亦名气堂。

又方又灸足内踝上三寸宛宛中，或三寸五分百壮，三报，此三阴交穴也。较《肘后备急方》增加了复位后外治法。

卷二十二　疔肿第一

论曰：夫禀形之类，须存摄养。将息失度，百病萌生。故四时代谢，阴阳递兴。二气更相击怒，当是时也，必有暴气。夫暴气者，每月之中必有。卒然大风大雾、大寒大热，若不时避，人忽遇之，此皆入人四体，顿折皮肤，流注经脉，遂使腠理壅隔，荣卫结滞，阴阳之气不得宣泄，变成痈疽疔毒，恶疮诸肿。至于疔肿，若不预识，令人死不逮辰。所以养生之士须早识此方，凡是疮痍无所逃矣。

凡疗疔肿，皆刺中心至痛。又刺四边十余下，令血出，去血敷药，药气得入针孔中佳。若不达疮里，疔不得力。

又其肿好著口中颊边舌上，见赤黑如珠子，磣痛应心是也。是秋冬寒毒久结皮中，变作此疾，不即疗之，日夜根长，流入诸脉数道，如箭入身捉人不得动摇。若不慎口味房室，死不旋踵。经五六日不瘥，眼中见火光，心神昏口干心烦，即死也。

一曰麻子疔，其状肉上起头，大如黍米，色稍黑，四边微赤多痒，忌食麻子及衣麻，勿入麻田中行。

二曰石疔，其状皮肉相连，色乌黑如黑豆，甚硬，刺之不入肉内隐隐微疼，忌瓦砾砖石之属。

三曰雄疔，其状疱头黑黡，四畔仰疱疱浆起，有水出，色黄大如钱孔形高，忌房事。

四曰雌疔，其状疮头稍黄，向里黡亦如灸疮，四畔疱浆起，心凹色赤，大如钱孔，忌房事。

五曰火疗，其状如汤火烧灼，疮头黑黶，四边有疱浆起，如赤粟米，忌火炙烁。

六曰烂疗，其状色稍黑有白斑，疮中溃溃则有脓水流出，疮形大小如匙面，忌沸热食烂臭物。

七曰三十六疗，其状头黑浮起，形如黑豆，四畔起大赤色，今日生一，明日生二，至三日生三，乃至十，若满三十六，药所不能治，如未满三十六者可治，俗名黑疱。忌嗔怒蓄积愁恨。

八曰蛇眼疗，其状疮头黑，皮上浮，生形如小豆，状似蛇眼，大体硬，忌恶眼看，并嫉妒人见之及毒药。

九曰盐肤疗，其状大如匙面，四边皆赤，有黑粟粒起，忌食咸物。

十曰水洗疗，其状大如钱形或如钱孔大，疮头白里黑黶，汁出中硬，忌饮浆水，水洗渡河。

十一曰刀镰疗，其状疮阔狭如薤叶大，长一寸，左侧肉黑如烧烁，忌刺及镰刀切割铁刃所伤，可以药治。

十二曰浮沤疗，其状疮体曲圆少许不合，长而狭如薤叶大，内黄外黑，黑处刺不痛，内黄处刺之则痛。

十三曰牛拘疗，其状肉疱起，掐不破。

上十三种疮，初起必先痒后痛，先寒后热，热定则寒，多四肢沉重、头痛、心惊、眼花，若大重者则呕逆，呕逆者难治。其麻子疗一种始末惟痒。所忌者不得犯触，犯触者即难疗。其浮沤疗、牛拘疗二种，无所禁忌，纵不疗亦不能杀人，其状寒热与诸疗同，皆以此方疗之，万不失一。欲知犯触，但脊强，疮痛极甚不可忍者犯之状是也。

治十三种疗方：

用枸杞，其药有四名：春名天精，夏名枸杞，秋名却老，冬名地骨。春三月上建日采叶，夏三月上建日采枝，秋三月上建日采子，冬三月上建日采根。凡四时初逢建日，取叶子枝根等四种并曝干。若得五月五日午时合和大良，如不得依法采者，但得一种亦得，用绯缯一片以裹药，取匝为限，乱发鸡子大，牛黄梧子大，反钩棘针二十七枚为末，赤小豆七粒末，先于绯上薄布乱发，以牛黄末等布发上，即卷绯缯作团，以发作绳，十字缚之，熨斗中急火熬之令沸，沸定后自干，即刮取捣为末，绢筛以一方寸匕，取枸杞四味合捣，绢筛取二匕和合前一匕，共为三匕令相得，又分为二份，早晨空腹酒服一份，日三。记载了十三种疮的临床表现及方药。

痈疽第二

凡痈疽始发，或似小疖，或复大痛，或复小痛，或发如米粒大白脓子，此皆微候，宜善察之，见有小异，即须大惊忙，急须攻之及断口味，速服诸汤，下去热毒。若无医药处，即灸当头百壮。其大重者，灸四面及中央二三百壮，数灸不必多也。复敷以冷药种种救疗，必速瘥也。

凡用药贴法，皆当疮头处，其药开孔，令泄热气。亦当头以火针针入四分即瘥。

凡痈、疽、瘤、石痈、结筋、瘰疬，皆不可就针角。针角者，少有不及祸也。

凡痈，无问大小，亦觉即取胶如手掌大，暖水浸令软纳纳然，看大小当头上开一孔如钱眼大，贴肿上令相当，须臾干急。若未有脓者，即定不长。已作脓者，当自出。若以锋针当孔上刺出脓，大好，至瘥乃洗去胶。

凡肿，根广一寸以下名疖，一寸以上名小痈，如豆粒大者名疱子，皆始作。急服五香连翘汤下之，数剂取瘥乃止。

凡痈，高而光大者不大热，其肉正平无尖而紫者，不须攻之。但以竹叶黄芪汤伸其气耳。肉正平为无脓也，痈卒痛，以八味黄芪散敷之。大痈七日，小痈五日。其自有坚强者，宁生破，发乳。若热手不可近者，先内服王不留行散，外摩发背膏。若背生破无苦，在乳宜令极熟候手按之，随手即起者，疮熟也，须针之，针法要得著脓，以意消息，胸背不过一寸。

斟量不得脓，即与食肉膏散著锐头，纳痈口中，如体气热歇，即服木占斯散。五日后痈欲着痂者，即服排脓内塞散。

凡痈，破之后便绵惙欲死，内寒外热（缺文），肿自有似痈而非者，当以手按肿上无所连，乃是风毒耳，勿针之。宜服升麻汤，外摩膏。破痈口当令上留三分，近下一分针之。务令极热，热便不痛。破后败坏不瘥者，作猪蹄汤洗之，日二，夏用二日，冬用六七日。用汤半剂亦可。凡痈坏后有恶肉者，宜猪蹄汤洗去秽，次敷食肉膏散，恶肉净后，敷生肉膏散，及摩四边，令好肉速生。当断绝房室，忌风冷，勿自劳烦，待筋脉平复，乃可任意耳。缘新肉易伤，伤则里溃，溃则重发，发则难救，慎之慎之，白痂最忌。痈、肿不同阶段的治法。

卷二十五　被打第三

论曰：凡被打损，血闷抢心，气绝不能言，可擘开口，尿中令下咽即醒。又堕落车马及车辖木打已死者，以死人安著以手袖掩其口鼻眼上，一食顷活，眼开与热小便二升。

治被打击头眼青肿方

炙肥猪肉令热，搨上（《肘后方》云，治血聚皮肤间不消散者）

又方：炙猪肝贴之。

又方：新热羊肉封之。

又方：大豆黄末，水和涂之。

又方：墙上朽骨，唾于石上研摩涂之，干即易。

治从高堕下伤折，疼痛烦躁，啼叫不得卧方

取鼠屎烧末，以猪膏和涂痛上，即急裹之。

治从高堕下，及为木石所连，或因落马，凡伤损血瘀凝积，气绝欲死，无不治之方取净土五升蒸令溜，分半以故布数重裹之，以熨病上，勿令大热，恐破肉，冷则易之，取痛止即已。凡有损伤，皆以此法治之，神效。已死不能言者亦活。三十年者亦瘥。

治堕车马间，马鞍及诸物隐体肉断方　以酢和面涂之。

当归散　治落马堕车诸伤腕折臂脚痛不止方

当归　桂心　蜀椒　附子各二分　泽兰一分　芎䓖六分　甘草五分

右七味并熬令香，治下筛，酒服方寸匕，日三。凡是伤损皆服之，十日愈。小儿亦同。

黄芪散　治腕折方

黄芪　芍药各三两　当归　干地黄　附子　续断　桂心　干姜　通草各二两　大黄一两　蜀椒一合　乌头半两　右十二味，治下筛，先食酒服五分匕，日三。

治折骨断筋方

干地黄　当归　羌活　苦参各二分　右四味，治下筛，酒服方寸匕，日三。

治腕折骨损痛不可忍者方

以大麻根及叶捣取汁，饮一升。无生麻煮干麻汁服。亦主坠堕挝打瘀血，心腹满短气。

治被伤筋绝方

取蟹头中脑及足中髓熬之，内疮中，筋即续生。

治腕折四肢骨碎及筋伤蹉跌方

生地黄不限多少，熟捣用薄所损伤处（《肘后方》云：《小品方》烂捣熬之，以裹伤处，以竹编夹裹，令遍缚，令急勿令转动，一日可十易，三日建。若血聚在折处，以刀子破去血）。

治四肢骨碎筋伤蹉跌方

以水二升渍豉三升，取汁服之。

又方：酒服鹿角散方寸匕，日三（《肘后方》治从高堕下，若为重物所顿连得瘀血者）。

又方：羊脑一两 胡桃脂 发灰 胡粉各半两 右四味捣和调如膏傅，生布裹之。

又方：筋骨伤初破时，以热马屎敷之无瘢。

又方：大豆二升水五升，煮取二升，以醇酒六七升合和豆汁服之，一日尽，如汤沃雪（《肘后方》云：治堕连瘀血，无大豆用小豆佳）。

治头破脑出中风口噤方

大豆一斗熬去腥，勿使太熟，捣末。熟蒸之气遍合甑。下盆中，以酒一斗淋之，温服一升，复取汁，敷杏仁膏疮上。

治被伤，风入四肢，角弓反张，口噤不能言，或产妇堕胎，凡得此者用紫汤，大重者不过五剂，方在第八卷中。

治被打伤破，腹中有瘀血方

蒲黄一升　当归　桂心各二两

右三味，治下筛，以酒服方寸匕，日三夜一。

又方：刘寄奴　延胡索　骨碎补各一两

右三味㕮咀，以水二升，煎取七合，复内酒及小便各一合，热温顿服。又方：生地黄汁三升，酒一升半，煮取二升七合，分三服。(《肘后方》治从高堕下，瘀血胀心，面青，短气欲死者。)

又方：末莨菪子，敷疮上。

又方：䗪虫　虻虫　水蛭各三十枚　桃仁五十枚　桂心二两　大黄五两

右六味㕮咀，以酒水合五升，煮取三升，分五服。

治被打腹中瘀血，并治妇人瘀血，消之为水，马蹄散方

白马蹄烧令烟尽，捣筛酒服方寸匕，日三夜一。

治有瘀血者，其人喜忘，不欲闻人声，胸中气塞短气方

甘草一两　茯苓二两　杏仁五十枚

右三味㕮咀，以水二升，煮取九合，分二服。

治被殴击损伤，聚血腹满烦闷方

豉一升以水三升煮三沸，分再服，不瘥重作。更取麻子煮如豉法，不瘥更作豉如上法。

治丈夫从高堕下，伤五脏，微者唾血，甚者吐血，及金疮伤经崩中皆主之方

阿胶　艾叶　干姜各二两　芍药三两

右四味㕮咀，以水八升，煮取三升，去滓内胶令消，分二服，羸人三服。兼治女人产后崩伤下血过多，虚喘腹中绞痛，下血不止者服之悉愈。

治男子伤绝或从高堕下，伤五脏，微者唾血，甚者吐血，及金疮伤经者，大胶艾汤方

阿胶二两　干地黄　芍药各三两　艾叶　甘草　当归　芎劳各二两　干姜

右八味㕮咀，以水八升，煮取三升，去滓内胶令消，分再服，羸人三服。此汤治妇人产后崩伤下血过多，虚喘欲死，腹中激痛，下血不止者，神良。

治堕马落车及树，崩血，腹满短气方

大豆五升以水一斗，煮取二升，去豆一服令尽，剧者不过三作。

治腹中瘀血，痛在腹中不出，满痛短气，大小便不通方

荆芥半分　䗪虫三十枚　大黄　芎劳各三两　蒲黄五两　当归　桂心　甘草各二两　桃仁三十枚

右九味㕮咀，以水一斗，煮取三升，分三服。

桃仁汤，治从高堕下落大木车马间，胸腹中有血不得气息方

桃仁十四枚　大黄　硝石　甘草各一两　蒲黄一两半　大枣二十枚

右六味㕮咀，以水三升，煮取一升，绞去滓，适寒温尽服之。当下，下不止，溃麻汁一杯饮之即止。

治堕落瘀血，桃仁汤方

桃仁五十枚　大黄四两　芒硝三两　桂心　当归　甘草各二两　虻虫　水蛭各二十枚

右八味㕮咀，以水八升，煮取三升，绞去滓，适寒温服一升，日三服。

治瘀血汤方

大黄五两　桃仁五十枚　虻虫　蠤虫 水蛭各三十枚　桂心二两

右六味咬咀，以酒水各五升合煎，得三升，适寒温饮一升，日三服。

竹皮汤，治为兵杖所加，木石所迮，血在胸背及胁中，痛不得气息方

青竹刮取茹（鸡子大）二枚　乱发（鸡子大）二枚

右二味放炭火炙令焦燥，合捣之下筛，以酒一升煮之三沸止，一服尽之，三服愈。

治腕折瘀血方

大黄（如指节大）一枚　桃仁四十枚　乱发一握

右三味，以布方广四寸以绕乱发烧之。咬咀大黄、桃仁，以酒三升，煮取一升，尽服之，血尽出。

又方：大黄六两　桂心二两　桃仁六十枚

右三味咬咀，以酒六升，煮取三升，分三服，当下血瘕。

治从高堕下有瘀血方

蒲黄八两　附子一两

右二味为末，酒服方寸匕，日三。不知增之，以意消息。

从高堕下崩中方

当归　大黄各二分

右二味治下筛，酒服方寸匕，日三。

治堕落车马，心腹积血，唾吐无数方

干藕根末以酒服方寸匕，日三。如无，取新者捣汁服。

治腕折瘀血蒲黄散方

蒲黄一升　当归二两

右二味治下筛，先食，酒服方寸匕，日三。

治腕折瘀血方

虻虫二十枚　牡丹一两

右二味治下筛，酒服方寸匕，血化为水。

又方：菴䕡草汁饮之，亦可服子。

又方：凡被打及产后恶血，及一切血。皆煮续骨木汁三升饮之。

治杖疮方

石灰六斤　新猪血一斗

右二味和为丸，熟烧之破，更丸，烧三遍止，末傅之。

又方：服小便良。

又方：釜月下土细末，油和涂羊皮上卧。治疗跌打损伤、高处坠落伤、骨折的方药及用法。

卷二十五 火疮第四

金疮

论曰：治金疮者，无大小冬夏，及始初伤血出，便以石灰厚傅裹之，既止痛，又速愈，无石灰，灰亦可用。若疮甚深，未宜速合者，内少滑石令疮不时合也。凡金疮出血，其人必渴，当忍之，啖燥食并肥脂之物以止渴，慎勿咸食。若多饮粥及浆，犯即血动溢出杀人。又忌嗔怒、大言笑、思想、阴阳、行动作劳、多食酸咸、饮酒热羹、肿辈，疮瘥后犹尔。出百日半年乃可复常也。开放性损伤大失血后休克的临床表现。

治金疮大散方

五月五日平旦，使四人出四方，各于五里内采一方草木茎叶，每种各半把，勿令漏脱一事，日正午时细切，碓捣并石灰极令烂熟，一石草断一斗石灰，先凿大实中桑树令可受药，取药内孔中，实筑令坚，仍以桑树皮蔽之，以麻捣石灰极密泥之，令不泄气。又以桑皮缠之使牢，至九月九日午时取出，阴干百日药成，捣之，日曝令干，更捣，绢筛贮之。凡一切金疮伤折出血，登时以药封裹治使牢，勿令动转，不过十日即瘥，不肿不脓不畏风。若伤后数日始得药，须暖水洗之令血出，即傅之，此药大验，平生无事，宜多合之，以备仓卒，金疮之要无出于此，虽突厥质汗黄末未能及之。

治金疮方

烧干梅为炭，捣末傅之，一宿即差，亦治被打伤。

又方：磁石末傅之，止痛断血。

又方：桑白汁涂，桑白皮裹，或石灰封之妙。

又方：麻叶三斤以水三升熟煮，取二升半为一服。

又方：饮麻子汁数升。

又方：蚯蚓屎以水服方寸匕，日三。

又方：杏仁、石灰为细末，以猪脂和封之，亦主犬马金疮，止痛大良。

地黄膏，治金疮、火疮、灸疮不能瘥方

生地黄（切一升捣绞取汁）三合　薰陆香　松脂各二两　羊肾脂（煎）五合　乌麻油二升　杏仁　蜡各二两　石盐（研如粉）一两

右八味，先下蜡微火令消，次内羊脂令消，次下油，次下松脂令消，次下杏仁，次下薰陆，次下地黄汁，次下石盐，以微火煎之，令地黄汁水气尽，以绵滤停凝，一切诸疮初伤皆傅之。日三夜二，慎生冷猪肉、鸡、鱼。此膏治疮法，先食恶肉不著痂，先从内瘥，乃至平复，无痂，不畏风，不脓，大大要妙。

治金疮血出不止方

煮桑根十沸，服一升即止。

又方：柳絮封之。

又方：捣车前汁傅之，血即绝，连根收用亦效。

又方：以人精涂之。

又方：饮人尿三升愈。

又方：以蜘蛛幕贴之，血即止。

治金疮出血不止方

取葱叶炙取汁涂疮上即止。若为妇人所惊者，取妇人中衣火炙令热，以熨疮上。

又方：取豉三升渍热汤，食顷绞去滓，内蒲黄三合顿服之，及作紫汤，方在产妇中。

又方：蒲黄一斤　当归四两

右二味治下筛，酒服方寸匕，日二服。

治金疮腹中瘀血，二物汤方

大麻子三升　大葱白二十枚

右使数人各捣令熟，著九升水煮取一升半，顿服之。若血出不尽，腹中有脓血，更合服，当吐脓血耳。

治金疮出血多，虚竭内补散方

苁蓉　甘草　芍药各四两　蜀椒三两　干姜二两　当归　芎藭　桂心　黄芩　人参厚朴　吴茱萸　白及（《古今录验》作桑白皮）　黄芪各一两

右十四味治下筛，以酒服方寸匕，日三。

又方：当归三两 芍药五分 干姜三分 辛夷五分 甘草二分

右五味治下筛酒服方寸匕，日三夜一。

治金疮内漏方

还自取疮中血，着杯中水和服愈。

又方：七月七日麻勃一两 蒲黄二两

右二味酒服一钱匕，日五夜二。

治金疮内漏血不出方

牡丹皮为散，水服三指撮，立尿出血。

治金疮内塞散方

黄芪　当归　芎藭　白芷　干姜　黄芩　芍药　续断各二两　附子半两　细辛一两鹿茸三两

右十一味治下筛，先食，酒服五分匕，日三，稍增至方寸匕。

治金疮烦满方

赤小豆一升以苦酒渍之，熬令燥，复渍，满三日令色黑，服方寸匕，日三。

治金疮苦痛方

杨木白皮熬令燥，为末之，服方寸匕，日三。又末傅疮中愈。

凡金疮，若刺疮，疮痛不可忍，百治不瘥者方

葱一把以水三升煮数沸，渍洗疮止痛良。

治金疮烦痛，大便不利方

大黄　黄芩

右二为末，蜜和，先食服如梧桐子十丸，日三。

治金疮破腹，肠突出欲令入方

取人屎干之，以粉肠即入矣。

治金疮中筋骨续断散方

续断五两　干地黄　细辛　蛇衔　地榆各四两　当归　芎䓖　芍药　苁蓉各三两　人参　甘草　附子各一两　干姜　蜀椒　桂心各一两半

右十五味治下筛，酒服一方寸匕，日三。

治被伤肠出不断者方

作大麦粥取汁洗肠，推内之，常研米粥饮之，二十日稍稍作强糜，百日后乃可瘥耳。

治金疮肠出方

磁石　滑石　铁精各三两

右三味末粉肠上，后用磁石米饮服方寸匕，日五夜二，肠即入。

治金疮血不止令唾之法

咒曰：某甲今日不良，为某所伤，上告天皇，下告地王，清血莫出，浊血莫扬，良药百裹不如熟唾，日二七痛，唾之即止。

又法　我按先师本法，男师在左，女师在右，上白东王公，下白西王母，比斗七星黄姑织女，请制水之法，清旦明咒，不痕不脓，不疼不痛，罗肺得肺，罗肝得肝，罗肉得肉，不住躯姥依夫，自来小儿，为日不吉不良，某甲为刀斧槊箭熊虎汤炎所伤，三唾三呵，平复如故，急急如律令，此法不复须度受，仅存念稽急歆诵之，非止治百毒所伤，亦治痈疽，随所患转后语呼之，良验，一切疮毒皆用之。

治金疮矢在肉中不出方

白蔹　半夏

右二味等分治下筛，酒服方寸匕，日三，浅疮十日出，深疮二十日出，终不住肉中。

治箭镞及诸刀刃在咽喉胸膈诸隐处不出者方

牡丹皮一分　白盐二分

右二味治下筛，以酒服方寸匕，日三出。

又方：取栝楼汁涂箭疮上即出。

又方：酒服瞿麦方寸匕，日三瘥。

治卒为弓弩矢所中不出，或肉中有聚血方

取女人月经布烧作灰屑，酒服之。

治卒被毒矢方

捣蓝汁一升饮之，并敷疮上，若无蓝，取青布渍绞汁，饮之，并淋疮中，镞不出，捣死鼠肝涂之，鼠脑亦得。

又方：内盐脐中灸之。

又方：煎地黄汁作丸服之，百日矢当出。

又方：煮芦根汁饮三升。

又方：多饮葛根汁，并治一切金疮。

治中射罔箭方

蓝子五合　升麻八两　甘草　王不留行各四两

右四味治下筛，冷水服二方寸匕，日三夜二，又以水和涂疮，干易之。

治毒箭所中方

末雄黄傅之，当沸汁出愈。

又方：末贝齿服一钱匕大良。

又方：捣葛根汁饮之，葛白屑熬黄傅疮止血。

治针折入肉中方

刮象牙末水和聚著折针上，即出。

又方：以鼠脑涂之。

又方：磁石吸铁者著上即出。治疗开放性损伤的方药及用法。

卷二十七　按摩法第四

天竺国按摩。此是婆罗门法。

两手相捉扭捩，如洗手法。两手浅相叉，翻覆向胸。两手相捉共按胜，左右同。以手如挽此是开胸法，左右同。如拓石法，左右同。以手反捶背上，左右同。两手据地缩身曲脊，向上三举。两手抱头宛转胜上，此是抽胁。大坐斜身偏欹如排山，左右同。大坐伸两脚，即以一脚向前虚擎，左右同。两手拒地回顾，此虎视法，左右同。立地反拗身三举。两手急相叉，以脚踏手中，左右同。起立以脚前后虚踏，左右同。大坐伸两脚用当相手勾所伸脚着膝中以手按之，左右同。

右十八势，但是老人日别能依此三遍者，一月后百病除，行及奔马，补益延年，能食，眼明，轻健，不复疲乏。

老子按摩法

两手捺胜，左右捩身二七遍。两手捻胜，左右扭肩二七遍。两手抱头，左右扭腰二七遍。

左右挑头二七遍。两手托头三举之。一手抱头，一手托膝三折，左右同。一手托头，一手托膝，从下向上三遍，左右同。两手攀头下向三顿足。两手相捉头上过，左右三遍。两手相叉托心，前推却挽三遍。两手相叉，着心三遍。曲腕筑肋挽肘，左右三遍。左右挽，前右拔，各三遍。舒手挽项，左右三遍。反手着膝，手挽肘，覆手着膝上，左右亦三遍。手摸肩，从上至下使遍，左右同。两手空拳筑三遍，两手相叉反复搅，各七遍。外振手三遍，内振三遍，覆手振亦三遍。摩扭指三遍。两手反摇三遍。两手反叉，上下扭肘无数，单用十呼。两手上耸三遍。两手下顿三遍。两手相叉头上过，左右申肋十遍。两手拳反背上，掘脊上下三遍。（掘，揩之也。）两手反捉，上下直脊三遍。覆掌搦腕内外振三遍。覆掌前耸三遍。

覆掌两手相叉交横三遍。覆掌横直，即耸三遍。若有手患冷，从上打至下，得热便休。

舒左脚，右手承之，左手捺脚耸上至下，直脚三遍，右手捺脚亦尔。前后捩足三遍。左捩足，右捩足，各三遍。前后却捩足三遍。直脚三遍。扭胫三遍。内外振脚三遍。若有脚患冷者，打热便休。扭胫以意多少，顿脚三遍。却直脚三遍。虎据，左右扭肩三遍。推天托地，左右三遍。左右排山负山拔木，各三遍。舒手直前，顿申手三遍。舒两手两膝各三遍。舒脚直反，顿申手三遍。捩内脊外脊，各三遍。重视按摩、导引方法。

调气法第五

凡调气之法，夜半后日中前，气生得调。日中后夜半前，气死不得调。调气之时，则仰卧床，铺厚软，枕高下共身平，舒手展脚，两手握大拇指节，去身四五寸，两脚相去四五寸，数数叩齿，饮玉浆，引气从鼻入腹，足则停止，有力更取，久住气闷，从口细细吐出尽，还从鼻细细引入。出气一准前法，闭口以心中数数，令耳不闻，恐有误乱，兼以手下筹，能至千则去仙不远矣。若天阴雾恶风猛寒，勿取气也，但闭之。若患寒热及卒患痈疽，不问日中，疾患未发前一食间即调，如其不得好瘥，明日依式更调之。若患心冷病，气即呼出。若热病，气即吹出。若肺病即嘘出，若肝病即呵出，若脾病即唏出，若肾病即呬出。夜半后，八十一；鸡鸣，七十二；平旦，六十三；日出，五十四；辰时，四十五；巳时，三十六。欲作此法，先左右导引三百六十遍。病有四种，一冷痹，二气疾，三邪风，四热毒。若有患者，安心调气，此法无有不瘥也。

凡百病不离五脏，五脏各有八十一种疾，冷热风气计成四百四病，事须识其相类，善以知之。心脏病者，体冷热。相法，心色赤，患者梦中见人着赤衣，持赤刀杖火来怖人。疗法，用呼吹二气，呼疗冷，吹治热。肺脏病者，胸背满胀，四肢烦闷。相法，肺色白，患者喜梦见美女美男，诈亲附人，共相抱持，或作父母、兄弟、妻子。疗法，用嘘气出。肝脏病者，忧愁不乐，悲思，喜头眼疼痛。相法，肝色青，梦见人着青衣，捉青刀杖，或狮子、虎、野狼来恐怖人。疗法，用呵气出。脾脏病者，体上游风习习，遍身痛烦闷。相法，脾色黄，通土色，梦或作小儿击历人邪犹人，或如旋风团栾转。治法，用唏气出。肾脏病者，体冷阴衰，面目恶瘘。相法，肾色黑，梦见黑衣及兽物捉刀杖相怖。用呬气出。冷病者，用大呼三十遍，细呼十遍，呼法，鼻中引气入，口中吐气出，当令声相逐呼字而吐之。热病者，用大吹五十遍，细吹十遍。吹如吹物之吹，当使字气声似字。肺病者，用大嘘三十遍，细嘘十遍。肝病者，用大呵三十遍，细呵十遍。脾病者，用大唏三十遍，细唏十遍。肾病者，用大呬三十遍，细呬十遍。养生、调气。

服食法第六

论曰：凡人春服小续命汤五剂，及诸补散各一剂。夏大热，则服肾沥汤三剂。秋服黄芪等丸一两剂。冬服药酒两三剂，立春日止。此法终生常尔，则百病不生矣。

俗人见浅，但知钩吻之杀人，不信黄精之益寿。但识五谷之疗饥，不知百药之济命。但解施泻以生育，不能闭固以颐养，故有服饵方焉。郗愔曰：夫欲服食，当寻性理所宜，审冷暖之适，不可见彼得力我便服之。初御药，皆先草木，次石，是为将药之大较也。所谓精粗相代，阶粗以至精者也。夫人从少至长，体习五谷，卒不可一朝顿遗之。凡服药物为益迟微，则无充饥之验，然积年不已，方能骨髓填实，五谷居然而自断。今人多望朝夕之效，求目下之应，腑脏未充，便以绝粒，谷气始除，药未有用。又将御女，形神与俗无别，以此致弊，胡不怪哉。服饵大体皆有次第，不知其术者，非止交有所损，卒亦不得其功，故服饵大法，必先去三虫，三虫既去，次服草药；好得药力，次服木药；好得力讫，次服石药。依此次第，乃得遂其药性，庶事安稳，可以延龄矣。食疗。

第五节 《外台秘要》

【作者介绍及成书背景】

王焘，唐代郿县（今陕西省宝鸡市眉县常兴镇车圈村王家台）人，生于公元 690 年，卒于公元 756 年。他是唐代的一位著名医家，著作《外台秘要》为历代医家所推重。王焘由于自幼多病，常与医药打交道，从而对医学产生了兴趣。王焘于弘文馆任职二十余年，其间借工作之便，对馆藏了然于心，感于历代医书、方书大多佚失，只余残卷，每每痛心疾首；后又因其母身患疾病，感于"齐梁间不明医术者，不得为孝子"，于是钻研医学，以医治母亲的疾患，由此常常与名医接触，并向之请教，终于精通医学；加之晚年流放期间，眼见百姓多染病疾而无力回天，便痛下决心，"发愤刊削"，历时数载后著有《外台秘要》（又名《外台秘要方》）四十卷。

王焘出身官宦世家，祖父王珪是唐初杰出的宰相之一。王珪为官清廉善谏，与房玄龄、杜如晦、魏徵齐名，曾是李渊的太子李建成的老师。王焘的父亲王敬直是南平公主的驸马，也被封了爵位。王焘育有两子，也都各有官职，长子为大理寺少卿，次子担任苏州刺史。

【现存版本】

1. 国医典藏影印外台秘要 /（唐）王焘撰，人民卫生出版社，2022 年。

2. 外台秘要方 /（唐）王焘撰，山西科学技术出版社，2013 年。

【主要内容】

本书论述临床内、外、妇、儿、五官各科证治，兼论天行瘟病、急救之法及明堂灸法。全书分 1104 门，均先论后方，收载医方 6000 余首。此书医论部分主要选自隋代《诸病源候论》，医方部分多出自唐代《备急千金要方》，其余所引资料一一注明书名卷第，成为中国最早的全面标注文献出处的医方著作。许多后世散佚的唐以前及初唐方书多赖此书得以保存部分内容，如《近效方》《古今录验方》《肘后方》《删繁方》《深师方》《小品方》《骨蒸病灸方》等。故清代徐灵胎评价其书："唐以前之方，赖此书以存，其功亦不可泯。"此书是研究唐以前医学的一部重要参考书。

本书关于骨伤科主要学术思想概括为以下几点。

1. 补肾为本，祛风湿为标。《素问·痹论》中言："风寒湿三气杂至，合而为痹也。"《外台秘要》特别注重肾经的作用，论治腰痛多以肾经亏虚作为前提，遣方用药不脱此类。"补肾为本，祛风湿为标"是《外台秘要》治疗腰痛的一大原则，其补肾多用杜仲、桑寄生、狗脊等药，亦能祛除风寒湿邪，祛风湿多用独活、桂心、防风、川芎等药。

2. 温阳佐以滋阴，阴阳并举。温补阳气既可补肾气肾阳，又可祛除风寒之邪，是治疗腰痛常用的思路。然而阴阳互根互用，阳损及阴，阴损及阳，阴阳一体。在温阳的同时兼顾滋阴是《外台秘要》治疗腰痛的一大特点。

3. 审慎病因，对证用药。《外台秘要》尤其注重病因，每章每节开篇多引《诸病源候论》的论述，在其基础上阐述疾病的病因，阐明病理机制、对证用药，结构简单明了，容易使人理解。祛风湿喜用独活，补肾多用杜仲，温阳以桂心为主，滋阴多用干地黄。

4. 内伤诊治。王氏对跌打损伤分为"外损"和"内伤"，并将内伤与内科疾病进行了区分。对内伤采用内治法，外损采用外治法。

5. 骨痈疽、石痈诊治。对附骨疽的认识进一步加深，提出了"又凡骨疽者，久疮不差，差而复发，骨从孔中出，名为骨疽"的重要体征，这样使附骨疽的诊断更加明确化，这个诊断依据至今仍被沿用。对于附骨疽治疗在传统外用消肿止痛药的基础上，王氏还倡导切开彻底引脓及引流的方法，并强调要注意引流位置，以便于彻底引流，在当时已经意识到清创的重要性，强调排脓后须彻底清除坏死组织及死骨，限于当时麻醉水平，采用外敷化腐生肌类药物。对于石痈的治疗，王氏主张内托、外消的治疗方法，在恶肉、死骨清除后，使用生肌类药物促进创口愈合。

【后世影响】

《外台秘要》以伤寒、天行、温病、黄疸、霍乱等传染性疾病开篇，并详尽论述，从宏观的大卫生学角度来认识疾病，开创了中国医学史上重视传染病防治的先河。在骨伤科方面将骨伤科疾患分门别类论述，并记载了相应的治疗方法。全面汇集整理了先秦、两汉、魏晋南北朝、隋代至唐初大量的医论医方，文献时间跨度大，论著详尽，次序井然，反映了唐以前医学理论及临证各科的突出成就，不仅具有较高的临床实用价值，而且是一部整理我国古医籍的重要著作。

【原文选读】

痈疽发背九门（节选）

又发痈坚如石，走皮中无根，瘰疬也，久不消，因得他热之疾时，有发为痈也。

又发痈至坚而有根者，名为石痈，疗之法，当上灸百壮，石子当碎出也。不出可益壮。从痈发高下以后。范汪并同。

又石痈者，始发皮核相亲著，不赤头，不甚坚，微痛热，热渐自歇，便坚如石。故谓之石痈……

凡痈疽之疾，未见脓易疗之，当上灸三百壮，四边间子灸各二百壮，实者可下之，虚者可补之……

《集验》疗痈肿，大按乃痛者病深，小按便痛者病浅，按之处陷不复者无脓，按之即复者有脓……

取白荻灰水淋之，煎令如膏，此不宜预作，作之十日则歇，并可以去黑子，黑子药注便即拭去，不时拭则伤肤，又一方以桑皮灰亦妙。

凡破诸病肉厚处，当先广封四面，不尔，疮披裂，气泄便死，不可救也。以前范汪同。有久痈余疮为败痈深疽，有胫间喜生疮，中外恶疮，霜寒冻不瘥经年，或骨疽，亦名胫疮，深烂青黑，四边坚强，中央脓血恶汁出，百药疗不瘥，汁溃好肉处皆肿，亦有碎骨从中出者，可温赤龙皮汤洗之，夏月日日洗之，冬月三日、四日一洗，溃肉多者可时傅白蔄茹散食去之，可一日之中三四傅之，止后长傅家猪散得瘥也。

取猪矢烧作灰，下绢筛，以粉疽败疮中令满，汁出脓去，便傅之，长傅须瘥也，若更生青肉，复著白蔄茹散如前法也……

又凡骨疽者，久疮不瘥，瘥而复发，骨从孔中出，名为骨疽方。附骨疽重要临床表现。

又痈疽败及骨疽方。

末龙骨粉疮四面，厚二分。用自死虾蟆一枚，头发一把，以猪膏一片半，纳二物煎之，消尽下之，欲冷，纳盐一合搅和，以膏著疮中，日一易，虫出如发，虫尽愈。

又骨疽，百方疗不瘥方。

可疮上以艾灸之，三日三夜，无不愈也。

《备急》若骨疽积年，每一年一发，汁出不瘥方。

取胶熬捣末，粉勃疮上，及破生鳢鱼以搚之，如食顷，刮视其小虫出，更洗更敷，虫出尽止……骨痈疽、石痈的诊疗。

从高堕下方三首

《千金》疗丈夫从高堕下，伤五脏，微者唾血，甚者吐血，及金疮伤绝崩中，皆主之方。

阿胶（炙） 干姜（各二两） 艾叶 芍药（各三两）

右四味，切，以水八升，煮取三升，去滓，入胶令消。分二服，羸人三服。女人产后、崩中伤，下血过多，虚喘，腹中绞痛，下血不止，服之悉愈。

又疗从高堕下，泻血，及女人崩中方。

当归（二分） 大黄（一分）

右二味捣为散，酒服方寸匕，日三。

《千金翼》胶艾汤，主男子伤绝或从高堕下，伤五脏，微者唾血，甚者吐血，及金疮经内绝者方。

阿胶（炙）　艾叶　芍药　干地黄（各三两）　干姜　当归　甘草（炙）　芎䓖（各二两）

右八味切，以水八升，煮取三升，去滓，内胶令烊。分再服，羸人三服。此汤正主妇人产后、崩中伤，下血多，虚喘欲死，腹痛，下血不止者，服之良……

从高堕下瘀血及折伤内损方一十八首

《广济》疗从高堕下，内损瘀血，消血散方。

蒲黄（十分）　当归　干姜　桂心（各八分）　大黄（十二分）　虻虫（去足翅熬，四分）

右六味捣为散，空腹以酒服方寸匕。日再。渐渐加至一匕半。忌生葱，猪、犬肉。

《肘后》疗卒从高堕下，瘀血胀心，面青，短气欲死方。

取胡粉一钱匕，以水服之。《备急》、文仲同。

又方：煮大豆或小豆令熟，饮汁数升，和酒服之，弥佳。《千金》《备急》、文仲同。一云大豆二升，煮令熟，取汁二升，去豆，以醇酒六七升和饮之，一日饮尽，小豆亦佳。

又方：生干地黄二两，熬末，以酒服之。

又方：生地黄捣取汁，服一升或二升，尤佳。

又方：乌鸦翅羽二七枚，烧末，酒和服之。即当吐血，如得左羽尤佳。

又疗从高堕下，若为重物所顿笮，得瘀血方。

豆豉三升，沸汤二升，渍之食顷，绞去滓，纳蒲黄三合，投中搅调，顿服之。不过三四服，神良。《删繁》《小品》、文仲、《备急》《集验》《千金》同。

又方：乌梅五升去核，以饴糖五升煮，稍稍食之，自消。文仲、《备急》《千金》同。

又方：取茅连根叶捣，绞取汁一二升服之，不过三四服愈。冬用根。

又方：刮琥珀屑，酒服方寸匕，取蒲黄二三匕，日四五服，良。

又方：末鹿角，酒服三方寸匕，日三。《千金》同。

又方：取败蒲荐烧灰，以酒服方寸匕。

深师：疗从高堕下伤内，血在腹聚不出，疗下血方。

取好大黄（二两）桃仁（三十枚，去尖、皮、两仁者）

右二味捣，以水五升，煮取三升，分为三服，去血后作地黄酒服，随能服多少。益血。过百日成微坚者，不可复下之，虚极杀人也。

又疗堕落瘀血，桃枝汤方。

桃枝（一握，中指长，剉）　芒硝（五分）　大黄（四两）　当归　甘草（炙）　桂心（各二两）　虻虫（二十枚，去翅足熬）　桃仁（五十枚，去尖皮，熬）　水蛭（二十枚，熬）

右九味，㕮咀，以水八升，煮取三升，去滓。温分三服，内消。忌海藻、菘菜、生葱等。

又疗堕落积瘀血，消血理中膏方。

大黄（二两）　猪脂（二升）　桂心（一两）　干姜（一两）　当归（二两）　通草　乱发（各一两）

右七味切，以膏煎发令消尽，捣药下筛，须令绝细。下膏置地，纳诸药搅匀，微火煎之，三上三下，即药成。去滓。以好酒服一两。日二服。一方不去滓，是生子膏，亦佳。

《千金》疗从高堕下，及被木石所迮，或因落马，凡是伤损血瘀凝积，气绝欲死，无不疗方。净土五升，蒸之令极热，分半，以故布数重裹之，熨病上。勿令大热，恐破肉，候冷即易之，以痛止即已。但有损伤，益以此法疗之。神效。已死不能言者亦活。三十年亦瘥。

又疗从高堕下，损，有瘀血方。

蒲黄（八两）　附子（一两，炮去皮，末）

右二味为散，以酒服五六钱匕。日三。不知，增之。

《近效》土质汗，疗折伤内损有瘀血。每天阴则疼痛，兼疗产妇产后诸疾，神效方。（《开宝本草》云，质汗主金疮伤折，瘀血内损，消肿补筋，隐血下血，妇人产后诸血，并酒消服之，亦敷病处。出西蕃，如凝血，蕃人煎甘草、松泪、柽乳、地黄并热血成之。今以益母成煎，故谓之土质汗也。）

……

坠损方三首

《广济》疗坠损，骨肉苦疼痛不可忍方。

故马毡两段，其毡欲得故腻者，于铛中以酒五六升。著一抄盐，煮令热，即纳毡于铛中，看毡热，便用裹所损处。冷即易之。勿令久热伤肉。如是三五遍，痛定即止。仍服止痛药散，即渐瘥。

又疗男子虚劳，坠伤内损，吐血不止，欲死，面目黑如漆者，悉主之方。

黄芪　芎藭　当归　芍药（各三两）　甘草（三两，炙）　生姜（八两）

右六味切，以水九升，煮取二升五合，去滓，分温三服，服别相去六七里，不利。忌生冷、海藻、菘菜、猪、鱼。

《近效》疗坠损方。

生地黄一斤，分为三分

右每服取一分，熬令焦黄，以酒半升，煎一两沸，绞去滓。令温暖得所，食前，日三，无所忌，马坠亦疗之。

坠落车马方六首

《肘后》疗忽落马堕车，及坠屋坑崖，腕伤，身体头面四肢内外切痛，烦躁叫唤不得卧方。

急觅鼠矢，无问多少，烧，捣末，以猪膏和涂封痛处，急裹之。仍取好大黄如鸡子大，以乱发裹上如鸭子大。以人所裁白越布衫领巾间余布以裹发外，乃令火烧。烟断，捣末屑薄，以酒服，日再、三。无越布，余布可强用。常当预备此物为要。《备急》《集验》《古今录验》同。

《千金》疗凡人坠落车马，心腹积血，唾吐血无数方。

干藕根末，酒服方寸匕，日三。如无，取新者捣取汁服之，尤妙。禁口味物。

又疗堕马及树，崩血、瘀血，腹满短气方。

大豆五升，水一斗，煮得二升半，去豆顿服，剧者不过三服。

《千金翼》疗落马坠车，及诸伤腕折臂脚，疼痛不止方。

黄芪　芍药（各三两）　干地黄　当归　附子（炮）　通草　续断　桂心　干姜（各二两）　蜀椒（一合，汗）　乌头（半两，炮）

右十一味捣为散，先食酒服五分匕，日三，忌猪肉、冷水、生葱、芜荑（本方有大黄一两，又云服方寸匕）。

《救急》疗坠马落车，被打，伤腕折臂，呼唤痛声不绝，服此散，呼吸之间不复大痛，三日筋骨相连，当归散方。

当归（熬令香）　桂心　甘草（炙）　蜀椒（汗，各二分）　芎䓖（六分，熬）　附子（炮）　泽兰（熬，各一分）

右七味捣为散，酒服方寸匕，日三。小儿被奔车马所损，裂其膝，皮肉决，见骨，即绝死。小苏，啼不可听闻，服之便眠，十数日便行走。其神验如此。忌海藻、菘菜、生葱、猪肉、冷水。《千金翼》、深师同。

《近效》疗堕马内损方。

取虘药一小两，捣为末，牛乳一盏，煎五六沸，和服。李谏议云：虘药以羊肉汁和服，一日内不用吃菜，极效。

折骨方三首

《肘后》疗凡脱折折骨，诸疮肿者，慎不可当风、卧湿，及多自扇，若中风则发痉，口噤杀人，若已中此，觉颈项强身中急束者，急服此方。

竹沥，饮三二升，若口已噤者，可以物拗开纳之，令下。禁冷饮食及饮酒。竹沥，卒烧难得多，可合束十许枚，并烧中央，两头承其汁，投之可活。《小品》《备急》、文仲、《古今录验》同。

《千金》疗腕折骨痛不可忍方。

取大麻根叶，无问多少，捣取汁，饮一小升。无生青者，以干者煮取汁服。亦主堕坠、打捶，瘀血，心腹胀满，短气，良。

《救急》疗骨折，接令如故，不限人畜也方。

取钻锛（上，柯鲁切；下，母朗切。温器也）铜错取末，仍捣，以绢筛，和少酒服之。亦可食物和服之。不过两方寸匕，以来任意斟酌之。

伤筋方三首

《千金》疗被伤绝筋方。

取蟹头中脑，及足中髓，熬之，纳疮中，筋即续生。

又方：捣葛根汁饮之，葛白屑熬令黄，敷疮止血。

《救急》续断筋方。

取旋覆草根，净洗去土，捣，量疮大小取多少敷之，日一易之，以瘥为度。《必效》同。

筋骨俱伤方七首

《肘后》疗腕折，四肢骨破碎及筋伤蹉跌方。

烂捣生地黄，熬之，以裹折伤处，以竹简编夹裹之。令遍病上，急缚，勿令转动。一日可十度易，三日即瘥。《千金》《删繁》《备急》、文仲、《古今录验》同。

又方：取生栝楼根捣之，以涂损上，以重布裹之。热除痛止。《备急》同。

又方：捣大豆末，合猪膏和涂之。干即易之。

深师疗折腕伤筋骨，槐子膏方。

槐子中仁　秦艽　白术　续断（各一两）　桂心（六分）　巴豆（十枚，去皮心，熬）大附子（一枚，炮）

右七味，㕮咀，以醇苦酒渍槐子等一宿，以成炼猪脂二斤，于微火上煎，三上三下，候膏成，绞去滓。温酒服枣子许一枚，日三。并涂敷。忌生葱、猪肉、冷水、芦笋、桃、李、雀肉等。

《千金》疗四肢骨碎，及伤筋蹉跌方。

生地黄不限多少，熟捣熬，以裹伤骨处，频易。《古今录验》同。

又方：豉三升，以水七升渍之，绞去滓，取汁饮，止烦渴。《古今录验》同。

又方：干地黄　当归　独活　苦参（各二两）

右四味捣末，以酒服方寸匕，日三服。

折腕方一首

深师卓氏膏，疗折跌腕跻方。

大附子（四枚，生用，去皮）

右一味，切，以三年苦酒渍之三宿，以脂膏煎之，三上三下膏成，欲敷膏时，以木匕摩之。亦疗卒中风，口噤，颈项强。

折腕瘀血方四首

《千金》疗折腕瘀血方。

虻虫（去足翅，熬）　牡丹（等分）

右二味为散，以酒服方寸匕，血化成水。

又方：大黄（六两）　桂心（二两）　桃仁（六十枚，去皮）

右三味切，以酒六升，煮取三升，分三服，当下血，瘥。

《千金翼》疗折腕瘀血方。

菴䕡草汁饮之，亦可作散服。

《古今录验》疗折腕瘀血方。

蒲黄（一升）　当归（二两）

右二味捣散，酒服方寸匕，日三，先食服之。《千金》同。

蹉跌方三首

深师疗蹉跌，补绝复伤，地黄散方。

干地黄（十分）　桂心　干姜　芎藭　甘草（炙）　当归（各二分）　芍药（五分）

右七味捣为散，先食，以酒服方寸匕，日三服。忌海藻、菘菜、生葱、芜荑。

又方：大豆（熬令黑）　大黄（各二两）　桂心（一两）

右三味捣为散，分为三剂，酒和服。忌生葱。又大黄一两，生地黄三两，切，熬，以水、酒二升，煮取一升，顿服之，瘥。

范汪蹉跌膏兼疗金疮方。

当归　续断　附子（去皮）　细辛　甘草（炙）　通草　芎藭　白芷　牛膝（各二两）蜀椒（二合）

右十味㕮咀，以猪膏二斤煎。以白芷色黄膏成。绞去滓，日再，以摩损处。忌生菜、猪肉、冷水、海藻、菘菜等。

被打有瘀血方一十三首

《肘后》疗若为人所打，举身尽有瘀血方。

刮青竹皮（二升）　乱发（如鸡子大，四枚，烧灰）　延胡索（二两）

右三味捣散，以一合，酒一升，煎三沸，顿服。日三四。《备急》、范汪同。

又疗被打击，有瘀血在腹内久不消，时时发动方。

大黄二两　干地黄四两

右二味捣散，为丸，以酒服三十丸，日再，为散服亦妙。《备急》、文仲、《小品》、范汪等同。

范汪疗被打有瘀血方。

大黄（二两）　桃仁（去尖皮，熬）　虻虫（去足翅，熬，各二十一枚）

右三味捣，蜜丸四丸，即纳酒一升中，煎取七合，一服之。《备急》《肘后》同。

又方：姜叶（切，一升）　当归（三两）

右二味为末，以酒服方寸匕，日三。

《备急》若久血不除，变成脓者，宜此方。

大黄（三两） 桃仁（三十枚，去尖两仁，碎）

右二味切，以水五升，煮取三升，分三服，当下脓血，不尽更作。文仲、《肘后》同。

又若久宿血在诸骨节及胁肋外不去者方。

牡丹 虻虫（去足，熬，等分）

右二味捣末，以酒服方寸匕，血化成水。忌胡荽。《小品》、文仲、《千金》并《翼》《古今录验》同。

又方：大黄（如鸡子一枚） 蚯蚓矢（一合）

右二味，酒半升，煮取三沸，服之。

又方：铁一斤，酒三升，煮取一升，服之。又烧令赤，投酒服之。《小品》、文仲、《肘后》同。

《千金》疗被打伤破，腹中有瘀血方。

蒲黄（一升） 当归 桂心（各二两）

右三味捣散，以酒服方寸匕，日三夜一，不能酒，饮服之。《刘涓子方》。

又方：捣莨菪子末，以敷疮上。

又凡有瘀血者，其人喜忘，不欲闻人声，胸中气塞短气方。

甘草（一两，炙） 伏苓（二两）杏仁（五合，去皮尖，碎）

右三味切，以水一斗，煮取三升，分为三服忌海藻、菘菜、酢物。范汪同。

又被殴击损伤，聚血腹满方。

豉一升，以水二升，煮三沸，去滓再服。不瘥，重服之。范汪同。

张文仲刘涓子疗被打腹中瘀血，白马蹄散方。

白马蹄烧令烟断，捣末，以酒服方寸匕，日三夜一二，亦疗妇人瘀血，消化为水。《肘后》《备急》《千金》同。

被打损青肿方七首

《千金》疗被打头眼青肿方。

用新热羊肉敷之。

又方：大豆黄末和敷之。

又方：墙上朽骨，唾于石上研摩涂之，干易。

又方：釜月下土细末，涂之。

又方：羊皮上卧之。

又方：炙肥猪肉令热，搨上，又炙猪肝贴之，亦佳。

文仲疗被打青肿方。

以水水磨桂涂之，赤则以墙中朽骨磨涂之，则平复也。梁都督侍中傅效也。

许仁则疗吐血及堕损方三首

许仁则论曰：此病有两种，一者缘堕打损内伤而致此病，一者缘积热兼劳而有此病，若内伤自须依前堕坠、内损、大便血等诸方救之。若积热累劳吐血，状更无余候，但觉心中惴惴，似欲取吐，背上烦热，便致此病，宜依后鸡苏七味汤、桑白皮八味散疗之方。

鸡苏（五两） 生地黄（切） 青竹茹（各一升） 生姜 桑白皮（各六两） 小蓟根（切，六合） 生葛根（切，六合）……吐血分跌打损伤所致和内科疾病所致。

又此病有两种，一者外损，一者内伤，外损因坠打压损，或手足、肢节、肱、头项，伤折骨节，痛不可忍，觉内损者，须依前内损法服汤药，如不内损，只伤肢节，宜依后生地黄一味薄之法，及芥子、苏等摩之方……对"内伤"和"外损"的概念进行了详细的论述，把内伤与内科的疾病进行了区分，把损伤分为"内伤"和"外损"两大类。

金疮禁忌序一首

《肘后》凡金疮去血，其人若渴，当忍之，常用干食并肥脂之物以止渴。慎勿咸食。若多饮粥辈，则血溢出杀人，不可救也。又忌嗔怒、大言笑、思想阴阳、行动作劳，勿多食酸咸，饮酒，热羹臛辈，皆使疮痛肿发，甚者即死。疮瘥后犹尔，出百日、半年，乃稍复常耳。凡金疮伤天窗、眉角、脑户、臂里跳脉、髀内阴股、两乳、上下心、鸠尾、小肠及五脏六腑输，此皆是死处。不可疗也。又破脑出血而不能言语，戴眼直视，咽中沸声，口急唾出，两手妄举，亦皆死候。不可疗。若脑出而无诸候者可疗。又疮卒无汗者，中风也。疮边自出黄汁者，中水也。并欲作痉候，可急疗之。又痛不在疮处者，伤经也。亦死之兆。又血出不可止，前赤后黑或白，肌肉腐臭，寒冷坚急者，其疮难愈，亦死也。

金疮预备膏散方三首

《肘后》疗金疮膏散三种，宜预备合，以防急疾之要，续断膏方。

蜀续断 蛇衔 防风（各三两）

右三味切，以猪脂三斤，于东向露灶煎之，三上三下，膏成去滓。若深大疮者，但敷四边，未可使合。若浅小疮者，但通敷便相连。令止血住痛。亦可以酒服如杏子大。

又冶葛蛇衔膏方。

蛇衔 蔷薇根 续断 冶葛（各二两） 当归 附子（各一两半，去皮） 防风 黄芩 泽兰（各一两） 松脂 柏脂（各三两）

右十一味㕮咀，以猪脂二斤煎之。别以白芷一枚纳中，候色黄即膏成。去滓，滤，以密器收贮之。以涂疮，无问大小皆瘥，不生脓汁也。

深师预备金疮散方。

干姜 甘草（炙） 桂心（各一两） 当归（三两） 芎䓖（四两） 蜀椒（三两，汗）

右六味捣散，以酒服方寸匕。日三。忌海藻、菘菜、生葱。《肘后》同。

金疮方一十一首

《肘后》疗金疮方。

割毡方一寸烧灰，研以敷之，瘥。

又方：杏仁去皮尖，捣如泥，石灰分等，以猪脂和之，淹足合煎。令杏仁黄，绞去滓，以涂疮上，日五六过，愈。

又方：烧故青布作灰，敷疮上，裹缚之。数日瘥，可解去。

又方：以蛇衔草捣敷之，瘥。

又方：狼牙草茎叶熟捣，敷贴之，兼止血。

又方：五月五日掘葛根，曝干捣末，敷疮上，止血止痛。

又方：钓樟根，出江南，刮取屑敷疮上，有神验。

又方：紫檀末以敷金疮，止痛止血生肌。

又方：烧牡蛎末敷之，佳。

凡裹缚疮，用故布帛，不宽不急，如系衣带即好。

《近效》金疮或压损断裂方。

剥取新桑皮作线缝之，又以新桑皮裹之。以桑白汁涂之，极验。小疮但以桑皮裹即瘥。

又金疮灸疮火烧疮等方。

蜡（如胡桃大） 杏子（一抄，烂捣） 槟榔仁（一枚） 薰陆香（半合）

右四味和捣，以猪脂煎，即以此药涂帛上。贴疮，此方甚效。

金疮续筋骨方三首

《千金》疗金疮粉散，辟风水，续筋骨，止血方。

石灰 地松苗 细辛 旋覆根 葛叶 猪膏 青蒿 麦门冬苗 益母草（不限多少，切）

右九味捣取汁，和石灰作饼子，曝干，末如粉。以敷伤疮上，止血、止痛、生肌。五月五日合之，神效。

《必效》疗被斫筋断者，续筋方。

旋覆根捣汁，沥疮中，仍用滓封疮上，即封裹之。十五日即断筋便续矣。更不须开易。此方出苏景仲家，疗奴用效。

《古今录验》疗金疮中筋骨，续断散方。

续断五两 干地黄 蛇衔 地榆 杜衡（各四两） 干姜 蜀椒（汗） 细辛 桂心（各一两） 当归 芎䓖 苁蓉 芍药（各三两） 人参 甘草（炙） 附子（炮去皮，各三两）

右十六味捣为散，以酒饮和服方寸匕，日三服。忌海藻、菘菜、生菜、生葱、猪肉、冷水。一方无杜衡有牡蛎。

金疮止痛方五首

《范汪》疗金疮内塞止痛，地榆散方。

地榆根 白蔹（各二分） 附子（一分，炮） 当归（四分） 芎䓖 白芷 芍药（各三分）

右七味捣散，以酒饮服方寸匕，日三服，忌猪肉、冷水。

又金疮，内塞逐痛方。

黄芩　当归（各三两）　甘草（炙，二两）　细辛　乌头（炮，各二两）　干姜（一两）　白芷（四两）

右七味捣筛，以酒饮服一钱匕，日三，可至二钱匕，忌生菜、海藻、菘菜、生葱、猪肉、冷水等。

又金疮止痛方。

马蹄烧灰，三指撮，以酒和服之。

《千金》凡金疮若刺疮，痛不可忍者方。

葱白一把，水三升煮数沸，渍洗疮上，痛即止。《翼》、深师同。

《古今录验》疗金疮止痛，牡蛎散方。

牡蛎（二分，熬）　石膏（一分）

右二味下筛，以粉疮，痛即止。

金疮生肌方四首

《广济》疗金疮生肌破血，补劳、消疮、轻身，紫葛汤方。

紫葛三握，细剉之，以顺流河水三大升，煎取一升二合，去滓，空腹，分三服。若冷，以酒一大升、水二升，和煮取一大升。不利。无忌。

范汪疗金疮内塞止痛，生肌肉散方。

当归　甘草（炙）　肉苁蓉　芎䓖　芍药　蜀椒（汗）　吴茱萸　干姜　桂心　白及　黄芪　厚朴　人参

右十三味，等分，捣为散，以酒，饮服一方寸匕，日三服，忌海藻、菘菜、生葱等。

又疗金疮，生肌白膏方。

白芷（一两六铢）　干地黄（一两半）　芎䓖（一两六铢）　甘草（半两，炙）　当归　白蔹　附子（各十八铢，去皮）　蜀椒（二合半，汗）

右八味㕮咀，以猪脂五斤合煎，三上三下，药成去滓，涂疮上，日再，忌海藻、菘菜、猪肉、冷水、芜荑。

《古今录验》疗金疮，生肌散方。

甘草（一斤，炙）　黄柏（八两）　当归（四两）

右三味捣末，以封疮上，日再。

金疮去血多虚竭内补方二首

《千金》疗金疮去血多，虚竭，内补方。

当归（三两）　芍药　细辛（各五分）　干姜（三分）　甘草（二分，炙）

右五味为散，以酒服方寸匕，日三夜一。忌海藻、菘菜、生菜。

《古今录验》疗金疮去血多，虚竭，内补方。

蜀椒（三分，汗，去目并合口者）　干姜（二分）　苁蓉　甘草（炙）　芍药　当归

芎劳　桂心　黄芩　人参　黄芪　厚朴（炙）　吴茱萸　桑白皮（各一两）

右十四味，捣散，以酒服方寸匕，日三。《千金翼》同。一方有白及无桑白皮。

第六节　《仙授理伤续断秘方》

【作者介绍及成书背景】

蔺道人，史书没有传记，生活于约公元九世纪，中唐时期，真实姓名不得而知，故后人称"蔺道者"或"蔺道人"，长安（今陕西西安）人。因唐会昌年间（841年—846年）废止寺院以促使僧人还俗，他外出云游，隐居于宜春市钟村，种粟以自给，与钟村彭翁交好。一日，彭翁之子登高坠地，折颈伤肱，呻吟不绝，彭诉于道者。道者命购药数品，亲为炮制，服之痛定，数日平复如初。自此，村人知其精医，求治者日众。道者颇厌之，遂取秘方授彭翁，使依方制药，以应求者。此皆书中序言所述，但现代研究发现序言所述并不确切，可能为后人伪托。因书中多次出现许多唐代未曾出现过的病名、药名等，故其成书年代也不确定，仅可推断成书晚于唐朝，可能在十一世纪末至十二世纪初。

【现存版本】

1. 域外中医古籍丛书第592册仙授理伤续断秘方/《域外中医古籍丛书》编委会主编，线装书局，2017年。

2. 中医古籍珍本集成：外伤科卷仙授理伤续断秘方外科发挥/周仲瑛，于文明主编；湖南科学技术出版社，2014年。

3. 仙授理伤续断秘方、正体类要/（唐）蔺道人，（明）薛己著，人民卫生出版社，2006年。

4. 仙授理伤续断秘方、仙传外科集验方、秘传外科/蔺道人等著，人民卫生出版社，1957年。

【主要内容】

《仙授理伤续断秘方》撰于841年—846年，全书分为三部分，第一部分《医治整理补接次第口诀》，有43段条文；第二部分为《方论》；第三部分为《又治伤损方论》。全书载方46首，其中有36个内服方，外用药载方有名的10首，但其中有名有药的外用方只有9首。这9首方中药物最少的只有3味，最多的有18味，用药160多种。此书被认为是中医骨伤科里程碑式的著作。

【学术思想】

《仙授理伤续断秘方》是历史上第一本中医骨伤科专著，被认为是中医骨伤科里程碑式的著作，实际应用了筋骨并重、内外兼治、动静结合、医患合作四大治疗理念，创造了麻醉、清创（开放性损伤）、骨折复位、固定、功能锻炼、内外用药的治伤原则，奠定了骨伤科辨证论治的理论框架。

一、正骨外治法

1. 骨折手法复位的时机。《仙授理伤续断秘方》指出："凡损伤，其初瘀而不痛，应拔伸捺正。""凡损，一月尚可整理，久则不可。"相当于现代新鲜及陈旧性骨折的区别。

2. 复位观察。在进行手法复位之前，"须要本处平正如何""相度左右骨如何出"。

3. 复位手法。该书介绍了拔伸、捺正等手法，其中对拔伸手法的论述尤其详细和深刻。拔伸的着力点要"相近骨损处，不可别去一节骨上"；需要的人数，"或用一人，或用二三人，看难易如何"；方向，"有正拔伸""有斜拔伸"；选用何种拔伸，完全取决于"相度左右骨如何出"，"若骨出向左，则向右拔入；骨向右出，则向左拔入"。

4. 脱位复位。书中介绍了肩关节、髋关节脱位的手法复位方法，"用椅当圈住胁，仍以软衣被盛簟，使一人捉定，两人拔伸，却坠下手腕"，"凡胯骨从臀上出者，可用三两人，挺定腿拔伸，乃用脚捺入"。这两种脱位的这种复位手法操作简单，确实有效，直到现在还可临床运用。

5. 固定方式及注意事项。唐以前无用杉树皮夹板固定相关记载，"用杉木皮数片，周回紧夹缚，留开皆一缝，夹缚必三度"，"大概看曲转处、脚凹之类不可夹缚，恐后伸不得，止用黑龙散贴，帛片包缚"，"切不可惊动损处"，直到"骨生牢稳方去夹"。主张肩关节脱位整复以后须"着曲着手腕，绢片缚之"。

6. 夹板固定局限性。例如"凡夹缚""缚必要紧"，而没有注意到"缚必要紧"以后可能招致的危害。比如文中"损后中风，手足痿痹，不能举动，筋骨乖张，挛缩不伸"，肢体损伤后"疼痛痹冷""支节挛缩""筋脉拘急""不得屈伸"，描写的症状很像是由于筋膜间隔区综合征引起的缺血性肌挛缩。

7. 清创术。《仙授理伤续断秘方》第一次较详细地论述了清创手术，"伤口在发内者，须剪去发"，"煎水洗""再洗""淋洗""相度损处""用针线缝合其皮"；以及开放骨折的处理流程，"一煎水洗，二相度损处，三拔伸，四或用力收入骨，五捺正"，"凡皮破骨出差爻，拔伸不入，搏捺相近，争一二分，用快刀割些，捺入骨，不须割肉"。

8. 外用药。《仙授理伤续断秘方》载方有名的45首，但其中有名有药的外用方只有9首。这9首方中药物最少的只有3味，最多的有18味。从剂型来看，只有洗剂、散剂和粉剂3种，似乎较为简单，但在具体用法上则十分讲究。9首外用方中洗剂和散剂各4首，另外1首为粉剂。除痕药为干粉状，桃花散、掺伤口方、乌龙角和黑龙散同为散剂，用时"以花叶纸包在绢巾内擦之"。4首洗剂：一首"温热淋洗"；一首"候温""将洗""令冷"，"用绢渗于疱口"；另2首洗剂，一首只需"于痛处热斟淋洗"，另一首先"用被盖复"患肢，"用此药热蒸"，接着"候温淋洗"。9方用法各不相同。"用药水泡洗，然后涂药"；"用热药水泡洗，却用黑龙散敷贴"；"凡骨破打断，或筋断有破处，用风流散填涂，却用针线缝合其皮，又四周用黑龙散敷贴"。仅此几句，说明本书在具体应用中将联合用药、药物外用和手术清创、手法正骨、夹缚固定有机地结合在一起，是本书药物外用的另一个特点。正因为如此，该书外用方虽然不多，应用却十分广泛，几乎涉及各种损伤病证，但各方均有明确的适应证，充分体现了中医的辨证施治精神。

二、伤科内伤治法

治疗伤科内伤的方法归纳为"七步内伤辨治法"，分别应用不同方药以治疗不同分期、不同性质的损伤，并且在每一方后都附有该方的辨证依据，创立了骨科辨证论治的基本方法。第一期为创伤早期重症，此期主要表现为瘀血停积，二便闭塞，治以下法，并且在辨证治疗的过程中还需重视病人的体质，视其体质强弱来用药。体实用攻下，方用大承气汤（大成汤）、小承气汤通腑去瘀；重症有出血者用补血法，以四物汤养阴止血。蔺道人对内伤脏腑主张用大黄、当归二味，既补血也逐瘀，创四物汤，"凡伤重肠内有瘀血者用此"，此方在后世影响极大，至今还在临床上广泛应用于各科。第二期为创伤早期，此时表现为败血壅滞，痈烂疼痛，治以行气活血，佐以止痛消肿，方用黄末药，并且指出服药方法及时间，"病在上食后服，在下空心服，遍身痛，临卧时服"。第三期也为创伤早期，但以方测证，当较第二期为轻，用药较缓和，治以活血化瘀，佐以行气温经，方用白末药，因其药力和缓，故亦能治妇人产后诸血疾。第四期、第五期为创伤中期，此时瘀血未清，气血内耗，治以滋养肝肾，活血养血，或固肾强筋，祛瘀生血，方用乌丸子或红丸子。第六期为创伤后期，此时瘀血虽清，气血内耗，经络空虚，筋骨失养，治以壮筋骨，通经络，生气血，方用麻丸子。第七期为创伤晚期后遗症，此时气血耗于内，瘀滞不散，经络不通，外邪犯于外，治以通经活络，续筋接骨，方用活血丹、当归散、乳香散、二散方。综上所述，可见蔺道人在治疗内伤时早期重在攻下逐瘀，兼以行气通腑，此即后世陈世铎所云："血不活者瘀不去，瘀不去则骨不能接也。"方以大成汤峻下、小承气轻下、四物汤缓下。中期损伤诸症经过初期治疗，肿胀消退，疼痛减轻，但瘀肿虽消而未尽，断骨虽连而未坚，蔺道人擅用温热药以活血接骨，"凡损药必热，便生血气，以接骨耳"，"凡服药，不拘在红酒，无灰酒、生酒皆可"，以上均说明温热之品对骨折愈合有利，可行气活血、接骨续损，从而达到祛瘀生新、接骨续筋、疏风通络、活血舒筋的目的。后期"久伤多虚"，损伤日久，正气必虚，因此调治脏腑经络功能，补益气血，加速损伤的恢复极为重要。根据《素问》中"虚则补之""损者益之"的治则，治疗时应补肾活血、强筋健骨。此外，由于损伤日久，瘀血凝结，筋肌粘连、挛缩，复感风寒湿邪，关节酸痛、屈伸不利颇为多见，故后期治疗除予以补养法外，也常用祛邪通痹法，以图标本兼治。其分期合理，治疗阶段目的明确，奠定了骨科辨证论治的基本方法。

【对后世影响】

《仙授理伤续断秘方》是历史上第一本中医骨伤科专著，被认为是中医骨伤科里程碑式的著作，实际应用了筋骨并重、内外兼治、动静结合、医患合作四大治疗原则，奠定了骨伤科辨证论治的理论框架。

正骨外治法方面，"伤损，一月尚可整理，久则不可"，注重治疗时机。"须要本处平正如何""相度左右骨如何出""相近骨损处，不可别去一节骨上""相度骨如何出""若骨出向左，则向右拨入；骨向右出，则向左拨入"等讲明骨折治疗基本原则，即复位、固定。

《仙授理伤续断秘方》第一次较详细地论述了清创手术。

外用药物方面，书中有名有药的外用方只有9首。外用方虽然不多，但广泛用于各种损伤病证，各方均有明确的适应证，充分体现了中医的辨证施治精神。

治疗伤科内伤的方法归纳为"七步内伤辨治法"，分别应用不同方药以治疗不同分期、不同性质的损伤，并且在每一方后都附有该方的辨证依据，创立了骨科辨证论治的基本方法。

【原文选读】

医治整理补接次第口诀

一、煎水洗；二、相度损处；三、拔伸；四、或用力收入骨；五、捺正；六、用黑龙散通；七、用风流散填疮；八、夹缚；九、服药；十、再洗；十一、再用黑龙散通；十二、或再用风流散填疮口；十三、再夹缚；十四、仍用前服药治之。治伤原则。

凡伤损重者，大概要拔伸捺正，或取开捺正，然后敷贴、填涂、夹缚。拔伸当相近本骨损处，不可别去一节骨上。

凡拔伸，且要相度左右骨如何出，有正拔伸者，有斜拔伸者。

凡认损处，只须揣摸骨头平正、不平正，便可见。

凡左右损处，只相度骨缝，仔细捻捺、忖度，便见大概。要骨头归旧，要搏捺皮相就入骨。

凡拔伸，或用一人，或用二人、三人，看难易如何。

凡皮破骨出差爻，拔伸不入，搏捺相近，争一二分，用快刀割些捺入骨，不须割肉，肉自烂碎了，可以入骨。骨入之后，用黑龙散贴疮之四围肿处，留疮口，别用风流散填。所用刀最要快，剃刀、雕刀皆可。

凡捺正，要时时转动使活。

凡骨碎断，须要本处平正如何。大抵骨低是骨不曾损，左右看骨方是。损处要拔伸捺正，用药贴，夹缚要平正方是。

凡肿是血作，用热药水泡洗，却用黑龙散敷贴。

凡伤重，必用药水泡洗，然后涂药。如伤轻，不必洗，便涂药。

凡夹缚，夏三两日，冬五三日解开。夹缚处用热药水泡，洗去旧药，洗时切不可惊动损处。洗了仍用黑龙散敷，夹缚。盖伤重者方如此。

凡皮破，用风流散填，更涂；未破，用黑龙散贴，须用杉木皮夹缚之。

凡拔伸捺正，要软物，如绢片之类奠之。筋骨并重，重视对软组织的保护。

凡皮里有碎骨，只用黑龙散敷贴，后来皮肉自烂，其碎骨必然自出来，然后方愈。

凡骨破打断，或筋断有破处，用风流散填涂，却用针线缝合其皮，又四围用黑龙散敷贴。

凡夹缚，用杉木皮数片，周回紧夹缚，留开皆一缝，夹缚必三度，缚必要紧。小夹板固定的方法。

凡平处，骨碎皮不破，用药贴，用密夹缚。大概看曲转处、脚凹之类不可夹缚，恐后伸不得，止用黑龙散贴，帛片包缚，庶可曲转屈伸。有数处如指骨断，止用苎麻夹缚；腿上用苎麻绳夹缚，绳如钱绳许大。

凡贴药，用板子一片，将皮纸或油纸，以水调黑龙散，摊匀在上，然后卷之，贴损处。

凡用杉皮，浸约如指大片，疏排令周匝，用小绳三度紧缚。三日一次，如前淋洗，换涂贴药。定期调整固定夹板扎带的松紧度，带药夹板。

凡曲转，如手腕、脚凹、手指之类，要转动，用药贴，将绢片包之后时时运动。盖曲则得伸，得伸则不得屈；或屈或伸，时时为之方可。复位、固定、功能锻炼、内服、外用药物。

又治伤损方论

如伤重者，第一用大承气汤，或小承气汤，或四物汤，通大小便去瘀血也；惟妇人，别有阴红汤通下。第二用黄末药，温酒调，不拘时；病在上食后服，在下空心服，遍身痛，临卧时服。第三服白末药，热酒调，其法同黄末服；妇人产后诸血疾，并皆治之。第四服乌丸子。第五服红丸子。第六服麻丸子，用温酒吞下，妇人艾醋汤下，孕妇不可服。第七服活血丹、当归散、乳香散。二散方见前方内，并用酒调，不拘时，与黄末、白末服法同。惟乳香散参之。山泉方则又加六味：白杨皮一斤，生芥子十个，泽兰一斤，檀香六两，沉香二两，川芎一斤。余方条具于后。

大承气、小承气、四物汤并见前方内。

黄药末

治跌扑伤损，皮肉破绽，筋肉寸断，败血壅滞，结痛烂坏，疼痛至甚；或劳役所损，肩背四肢疼痛；损后中风，手足痿痹，不能举动，筋骨乖张，挛缩不伸。续筋接骨，卓有奇功。常服活血止肿生力。

川乌炮　草乌醋煮　枫香别研，各三斤　当归去芦头，酒浸一宿，阴干　赤芍药各半两　川独活去芦　川芎汤泡七次　细辛去苗，净洗　香白芷　山桂去粗皮　白姜面裹煨　黄姜湿纸裹煨　五加皮净洗，去骨　桔梗去芦　骨碎补去毛，炒　苍术醋煮七次　何首乌用黑豆酒煮七次。以上各二斤　知母半斤　没药半斤　牛膝酒浸七日，焙干，二斤右件为细末，每服二钱，盐、酒调。病在上食后服，病在下空心服，遍身损临卧服。孕妇莫服。

白药末

治打扑伤损，皮肉破碎，筋骨寸断，瘀血壅滞，结肿不散，或作痈疽，疼痛至甚；或因损后中风，手足痿痹，不能举动，筋骨偏纵，挛缩不伸；及劳伤破损，肩背四肢疼痛，并宜服之。此药大宜续筋接骨，刻日取效。妇人产后诸血疾，并皆治之。

白杨皮十二两，米汁浸一宿　桔梗十两，去苗　赤芍药九两，酒浸一宿　川芎半斤，汤泡七次　白芷十两　山桂半斤，去粗皮　细辛半斤，去苗　甘草十两，炙　花椒五两，去子、合口者　川乌六两，炮　续断六两，米汁浸　牛膝六两，去苗，酒浸一宿　泽兰叶九两，去叉枝　当归六两　香附子六两，炒

右为细末，每服二钱。酒调下，服法同前。妇人诸血风气，亦皆治之。

乌丸子

治打扑伤损，骨碎筋断，瘀血不散；及一切风疾，筋痿力乏，左瘫右痪，手足缓弱，诸般风损。妇人血疾，产后败血不散，灌入四肢，面目浮肿，并宜服之。惟孕妇勿服。

赤小豆炒　白蔹　赤芍药　何首乌醋煮　细辛去苗　草乌醋煮七次　白及煨　山桂去粗皮　南星面裹煨　当归酒浸一宿　川牛膝去苗，酒浸一宿　川芎　百草霜　骨碎补去毛炒　天台乌药乌豆酒煮后焙干。以上各一两

右为细末，用煮豆酒煮，面糊为丸，如梧子大。每服五十丸，用煨葱酒，或煨葱茶任下。

红丸子

治打扑伤损，骨碎筋断，疼痛痹冷，内外俱损，瘀血留滞，外肿内痛，肢节疼倦，应诸伤损，不问年月日久，并宜服之。常服补损，坚筋固骨，滋血生力，神效不可具述。孕妇勿服。

牛膝酒浸一宿　川乌炮　南星醋煮三次　细辛去苗，净洗　何首乌用水煮熟　桔梗去芦　山桂去粗皮　当归　自然铜锻，醋淬七次，别研　白蔹　赤芍药　骨碎补去毛　没药别研　羌活去芦　赤小豆不见火

右除研药外，余并打和，炒干为末，酒煮面糊为丸。每服五十丸，随病上下服之。

麻丸子

治蹉折伤损，皮破骨出，手足碎断，肌肉坏烂，疼痛至甚，日夜叫呼，百治不止；手足久损，筋骨差爻，举动不能，损后伤风湿，肢节挛缩，逐成偏废；劳伤筋骨，肩背疼痛，四肢废乏，动作无力。常服壮筋骨，活经络，生气血，及治妇人血气。惟孕妇勿服。

川当归　桔梗名布萝卜　牛膝各半两，不用酒浸　骨碎补二两，去毛　川乌不见火，切作片子，醋煮　川芎一斤　百草霜一斤　草乌用山矾灰汁浸，一斤　木鳖子去油壳　赤芍药各半

斤　乌豆一斗，浸酒煮，焙干　金毛狗脊去尾

右为末，酒煮，面糊为丸，如梧子大。每服五十丸，温酒下，妇人艾醋汤下。

活血丹

治跌扑伤损，折骨断筋，疼痛浮肿，腹有瘀血，灌注四肢，烦闷不安，痈疽发背，肌肉坏烂；诸般风疾，左瘫右痪，手足顽麻；妇人血风发动，并宜服之。每服半丸，用无灰酒磨化，微煎三五沸，温服，不拘时候，不以多少。此药常将纱葛袋收挂净处，经久不坏，可备急用。唯孕妇勿服。

荆芥二两半　枫香一两，别研　檀香一两，不见火　降真节一两　草乌二两，酒煮　山桂去粗皮　当归酒浸一时　苍术米汁浸，春五、夏三、秋七、冬十日，炒干　川羌活去芦　白及面裹煨，晒干　乌豆以糯米炒黄为度　地龙去土，各半两　滴青一钱半，别研　麝香半两，别研　川芎半两，热汤洗三次　五灵脂一两半，用灯心别研　乳香一两，别研　没药一两，别研　川乌二两，炮　骨碎补去毛，炒　川牛膝酒浸一时　细辛去苗　花桑木烧灰存性　白芷不蛀者　赤芍药酒浸　川牵牛石灰炒　南星以石灰炒，黄色为度　自然铜煅，酒淬，别研　大栗间各半两　木鳖二十个，去油壳

右为细末，酒煮，面糊为丸，如弹子大，入白杵三十余下，围成块，称一两，分作二丸。候丸尽，分作三分，一分阴干，一分晒干半时久，一分焙半时久，却三分打和一处，令阴阳相合，俟药上座气为度，然后刷去座，用黑漆光为衣。七步治伤法。

第三章　宋金元时期

第一节　《儒门事亲》

【作者介绍及成书背景】

张从正（约公元1156年—公元1228年），字子和，又字戴人，金代睢州考城（今河南民权县以东）人，曾寓居宛丘、郎城等地。生于世医之家，幼承家学，淹贯《素问》《难经》诸书，二十多岁开始悬壶济世；年逾四十，始知名于世；在五十多岁时曾有过军旅生涯，随军行医；六十岁左右曾被召太医院，不久即归；此后一直在鲁豫一带教学行医、著书论道。其为攻下派之代表人物，喜用寒凉药物，善使汗、吐、下三法。张从正与刘完素、李杲、朱震亨齐名，世称金元四大家，著有丛书《儒门事亲》十五卷，包括《儒门事亲》三卷、《治病百法》二卷、《十形三疗》三卷、《杂记九门》一卷、《撮要图》一卷、《治病杂论》一卷、《三法六门》一卷、《治法心要》一卷、《世医神效名方》一卷和《伤寒心镜》一卷。今见之《儒门事亲》，《伤寒心镜》被附入《刘河间医学六书》，又加上《三消论》一卷，合而为十五卷大行于世。除此之外，又有《三复指迷》一卷、《张氏经验方》二卷、《秘录奇方》二卷、《汗下吐法治病撮要》一卷，今未见，疑为前举诸卷之异名者，待考。

【现存版本】

1. 儒门事亲 /（金）张从正著；谷建军校注，中国医药科技出版社，2019年。

2. 儒门事亲 /（金）张子和撰；邓铁涛，赖畴，吴伟整理，人民卫生出版社，2017年。

3. 儒门事亲 /（金）张子和著，山西科学技术出版社，2009年。

4. 儒门事亲 / 张子和原著；王勤俭主校，第二军医大学出版社，2008年。

5. 儒门事亲集要 /（金）张从正原著；余瀛鳌，林菁，田思胜等编选，辽宁科学技术出版社，2007年。

【主要内容】

《儒门事亲》共15卷，第1～3卷为《儒门事亲》，第4～5卷为《治百病法》，第6～8卷为《十形三疗》，第9卷为《杂病九门》，第10卷为《撮要图》，第11卷为《治病杂论》，第 12 卷为《三法六门》，第 13 卷为《刘河间先生三消论》，第 14 卷为《治法心要》，第 15 卷为《世医神效名方》。

张从正认为"所谓发表者，出汗是也"，凡是具有疏散外邪作用的方法，均将其归于汗法。因此，除了发散解表的内服药物之外，其他如"灸、蒸、熏、渫、洗、熨、烙、针刺、砭射、导引、按摩，凡解表者，皆汗法也"。"凡在上者，皆宜吐之"，"一吐之中，变态无穷，屡用屡验，以至不疑"，吐法也不仅限于以药催吐，凡引涎、漉涎、嚏气、追泪，凡上行者，皆吐法也。"在下之病，可泄而出之"，下法也不仅限于泻下通便，凡有下行作用的方法，均归属于下法，如催生下乳、磨积逐水、破经泄气，凡下行者，皆下法也。这是一部理论与实践并重的医著，在理论上突出了汗、吐、下三法，他认为采用攻下逐瘀法可以使"陈莝去而胃肠洁，癥瘕尽而荣卫昌"，主张用攻下逐瘀法治伤，将下法的使用范围扩大到骨伤科疾病的治疗上。扩大了汗、吐、下三法的概念，将汗、吐、下三法的应用延伸到骨科。

【后世影响】

张从正主张用汗、吐、下三法祛邪治病，他认为采用攻下逐瘀法可以使"陈莝去而胃肠洁，癥瘕尽而荣卫昌"，主张用攻下逐瘀法治伤，将下法的使用范围扩大到骨伤科疾病的治疗上。攻下逐瘀法自此广泛用于跌损重症，特别是胸腹部内伤，为后来"当归导赤散""复元活血汤"等经典攻下逐瘀方的发明奠定了理论基础。

【原文选读】

指风痹痿厥近世差玄说

风痹痿厥四论，《内经》言之详矣。今余又为之说，不亦赘乎。曰：非赘也。为近世不读《内经》者，指其差玄也。夫风痹痿厥四证，本自不同，而近世不能辨，一概作风冷治之，下虚补之，此所以旷日弥年而不愈者也。夫四末之疾，动而或劲者为风，不仁或痛者为痹，弱而不用者为痿，逆而寒热者为厥。此其状未尝同也，故其本源，又复大异。风者，必风热相兼，痹者，必风湿寒相合，痿者，必火乘金，厥者，或寒或热，皆从下起。今之治者，不察其源，见其手足螺曳，便谓之风。然《左传》谓风淫末疾，岂不知风暑燥湿火寒六气，皆能为四末之疾也哉？

……

夫痹之为状，麻木不仁，以风湿寒三气合而成之。故《内经》曰：风气胜者为行痹，风则阳受之，故其痹行，且剧而夜静，世俗莫知，反呼为走注疼痛，虎咬之疾。寒气胜者为痛痹，寒则阴受之，故其痹痛，且静而夜剧，世俗莫知，反呼为鬼忤。湿气胜者为著痹，湿胜则筋脉皮肉受之，故其痹著而不去，肌肉削而著骨，世俗不知，反呼为偏枯。此疾之作，多在四时阴雨之时，及三月九月太阳寒水用事之月，故草枯水寒为甚，或濒水之地，劳力之人，辛苦失度，触冒风雨，寝处津湿，痹从外入。况五方七地，寒暑殊气，刚柔异禀，饮食起居，莫不相戾，故所受之邪，各有浅深，或痛或不痛，或仁或不仁，或筋屈不能伸，或引而不缩，寒则虫引，热则缩缓，不相乱也。皮痹不已，而成肉痹。肉痹不已，而成脉痹。脉痹不已，而成筋痹，筋痹不已，而成骨痹。久而不已，内舍其合。若脏腑俱病，虽有智者，不能善图也。凡病痹之人，其脉沉涩。

今人论方者，见诸痹证遽作脚气治之，岂知《内经》中本无脚气之说。或曰：诸方，亦有脚气统论，又有脚气方药。若止取《素问》，则诸方皆非耶？曰：痹病以湿热为源，风寒为兼，三气合而为痹。奈何治此者，不问经络，不分脏腑，不辨表里，便作寒湿脚气，乌之附之……以致便旋涩滞，前后俱闭，虚燥转甚，肌肤日削，食饮不入，邪气外侵，虽遇扁、华，亦难措手。若此者何哉？胸膈间有寒痰之故也。痹病本不死，死者医之误也。虽亦用蒸之法，必先涌去其寒痰，然后诸法皆效。《内经》曰：五脏有俞穴，六腑有合穴，循脉之本分，各有所发之源。以砭石补之，则痹病瘳，此《内经》中明白具载，如之何不读也。陈下酒监魏德新，因赴冬选，犯寒而行，真气元衰，加之坐卧冷湿，食饮失节，以冬遇此，遂作骨痹。骨属肾也，腰之高骨坏而不用，两胯似折，面黑如炭，前后兼痛。痿厥嗜卧，遍问诸医，皆作肾虚治之。余先以玲珑灶，熨蒸数日，次以苦剂上涌讫寒痰三二升，下虚上实，明可见矣。次以淡剂，使白术除脾湿，令茯苓养肾水，责官桂伐风木。寒气偏胜，则加姜、附，否则不加。又刺肾俞、太溪二穴，二日一刺，前后一月，平复如故。仆尝用治伤寒汗下吐三法，移为治风痹痿厥之法，愈者多矣。

卷二——汗下吐三法该尽治病诠十三

人身不过表里，气血不过虚实。表实者，里必虚；里实者，表必虚；经实者，络必虚；络实者，经必虚，病之常也。良工之治病，先治其实，后治其虚，亦有不治其虚时。粗工之治病，或治其虚，或治其实，有时而幸中，有时而不中。谬工之治病，实实虚虚，其误人之迹常著，故可得而罪也。惟庸工之治病，纯补其虚，不敢治其实，举世皆曰平稳，误人而不见其迹。渠亦自不省其过，虽终老而不悔，且曰："吾用补药也，何罪焉？"病人亦曰："彼以补药补我，彼何罪焉？"虽死而亦不知觉。夫粗工之与谬工，非不误人，惟庸工误人最深，如鲧湮洪水，不知五行之道。夫补者人所喜，攻者人所恶。医者与其逆病人之心而不见用，不若顺病人之心而获利也，岂复计病者之死生乎？呜呼！世无真实，谁能别之？今余著此吐汗下三法之诠，所以该治病之法也，庶几来者有所凭藉耳。

夫病之一物，非人身素有之也。或自外而入，或由内而生，皆邪气也。邪气加诸身，速攻之可也，速去之可也，揽而留之，可也？虽愚夫愚妇，皆知其不可也。及其闻攻则不悦，闻补则乐之。今之医者曰："当先固其元气，元气实，邪自去。"世间如此妄人，何其多也！夫邪之中人，轻则传久而自尽，颇甚则传久而难已，更甚则暴死。若先论固其元气，以补剂补之，真气未胜，而邪已交驰横骛而不可制矣。惟脉脱、下虚、无邪、无积之人，始可议补；其余有邪积之人而议补者，皆鲧湮洪水之徒也。

今予论吐、汗、下三法，先论攻其邪，邪去而元气自复也。况予所论之法，识练日久，至精至熟，有得无失，所以敢为来者言也。他认为邪未攻去，不宜强补，若强补，会助长邪气；应先攻邪，邪去病蹻后，再用食补。天之六气，风、暑、火、湿、燥、寒；地之六气，雾、露、雨、雹、冰、泥；人之六味，酸、苦、甘、辛、咸、淡。故天邪发病，多在乎上，地邪发病，多在乎下，人邪发病，多在乎中。此为发病之三也。处之者三，出之者亦三也。诸风寒之邪，结搏皮肤之间，藏于经络之内，留而不去，或发疼痛走注，麻痹不仁，及四肢肿痒拘挛，可汗而出之。风痰宿食，在膈或上脘，可涌而出之。寒湿固冷，热客下焦，在下之病，可泄而出之。《内经》散论诸病，非一状也；流言治法，非一阶也。《至真要大论》等数篇言运气所生诸病，各断以酸苦甘辛咸淡以总括之。其言补，时见一二；然其补，非今之所谓补也，文具于补论条下，如辛补肝，咸补心，甘补肾，酸补脾，苦补肺。若此之补，乃所以发腠理，致津液，通血气。至其统论诸药，则曰：辛甘淡三味为阳，酸苦咸三味为阴。辛甘发散，淡渗泄。酸苦咸涌泄，发散者归于汗，涌者归于吐，泄者归于下。渗为解表，归于汗，泄为利小溲，归于下。殊不言补。乃知圣人止有三法，无第四法也。然则圣人不言补乎？曰：盖汗下吐，以若草木治病者也。补者，以谷肉果菜养口体者也。夫谷肉果菜之属，犹君之德教也；汗下吐之属，犹君之刑罚也。故曰：德教，兴平之粱肉；刑罚，治乱之药石。若人无病，粱肉而已；及其有病，当先诛伐有过。病之去也，粱肉补之，如世已治矣，刑措而不用，岂可以药石为补哉？必欲去大病大瘵，非吐汗下未由也已。

然今之医者，不得尽汗下吐法，各立门墙，谁肯屈己之高而一问哉？且予之三法，能兼众法，用药之时，有按有跷，有揣有导，有减有增，有续有止。今之医者，不得予之法，皆仰面傲笑曰："吐者，瓜蒂而已矣；汗者，麻黄、升麻而已矣；下者，巴豆、牵牛、朴硝、大黄、甘遂、芫花而已矣。"既不得其术，从而诬之，予固难与之苦辩，故作此诠。

所谓三法可以兼众法者，如引涎、漉涎、嚏气、追泪，凡上行者，皆吐法也；灸、蒸、熏、渫、洗、熨、烙、针刺、砭射、导引、按摩，凡解表者，皆汗法也；催生下乳、磨积逐水、破经泄气，凡下行者，皆下法也。以余之法，所以该众法也。然予亦未尝以此三法，遂弃众法，各相其病之所宜而用之。以十分率之，此三法居其八九，而众所当才一二也。或言《内经》多论针而少论药者，盖圣人欲明经络。岂知针之理，即所谓药之理。即今著吐汗下三篇，各条药之轻重寒温于左。仍于三法之外，别著《原补》一篇，使不预三法。恐后之医者泥于补，故置之三篇之末，使用药者知吐中有汗，下中有补，止有三法。《内经》曰：知其要者，一言而终。是之谓也。汗吐下三法延伸。

卷二——凡在下者皆可下式十六

下之攻病，人亦所恶闻也。然积聚陈莝于中，留结寒热于内，留之则是耶？逐之则是耶?《内经》一书,惟以气血通流为贵。世俗庸工,惟以闭塞为贵。又止知下之为泻,又岂知《内经》之所谓下者,乃所谓补也。陈莝去而肠胃洁,瘕癥尽而荣卫昌。不补之中,有真补者存焉。然俗不信下之为补者,盖庸工妄投下药,当寒反热,当热反寒,未见微功,转成大害,使聪明之士,亦复不信者此也。

……

《内经》有不因气动而病生于外者,太仆以为瘴气贼魅、虫毒蜚尸、鬼击冲薄、坠堕、风寒暑湿、斫射剥割、撞扑之类。至如诸落马堕井、打扑闪肭损折、汤沃火烧、车碾犬伤、肿发焮痛、日夜号泣不止者,予寻常谈笑之间,立获大效。可峻泻三四十行,痛止肿消,乃以通经散下导水丸等药。如泻水少,则可再加汤剂泻之,后服和血消肿散毒之药,病去如扫。此法得之睢阳高硕明、侯德和,使外伤者不致癃残跛躄之患。余非敢掩人之善,意在救人耳!

曾有邻人,杖疮发作肿痛,焮及上下,语言错乱,时时呕吐,数日不食,皆曰不救。余以通经散三四钱下神佑丸百余丸,相并而下,间有呕出者,大半已下膈矣!良久,大泻数行,秽不可近,脓血、涎沫、瘀毒约一、二斗,其病人困睡不省一日一夜。邻问予。予曰:喘息匀停,肿消痛减,故得睡也。来旦语清食进,不数日痊。救杖疮欲死者,四十年间二三百余,追思举世杖疮死者,皆枉死也。自后凡见冤人被责者,急以导水丸、禹功散,大作剂料,泻惊涎一两盆,更无肿发焮痛之难。如导水丸、禹功散泄泻不动,更加之通经散、神佑丸泻之,泻讫,须忌热物,止可吃新汲水一二顿,泻止立愈。至如沉积多年赢劣者,不可便服陡攻之药,可服缠积丹、三棱丸之类。《内经》曰:重者因而减之。若人年老衰弱,有虚中积聚者,止可五日一服万病无忧散。故凡积年之患,岂可一药而愈? 即可减而去之。落马堕井、打扑闪肭损折、汤沃火烧、车碾犬伤既不属于外感六淫,又不属于七情内伤,是外受有形之物所伤,致使血肉筋骨、脏腑经络、气血津液受损而成。张从正对坠跌损伤之后,因恶血留滞而引起的腹部满胀、大便不通,首先用下法来通二便,现代医学来看,这是有一定科学性的。坠跌留恶血而引起二便不通,可能是外伤后卧床导致肠蠕动减慢所致,亦有可能是腹膜间隙血肿刺激盆部神经所致,还有可能是椎管内出血压迫脊髓所致。用攻下法不仅可使大便通利,还可以获得破积逐瘀之效。张从正采用辨证施攻的方法,对年轻力壮之人多用峻攻之药,如大承气汤、泄水丸、导水丸等。对年老体弱者则采用缓下之药,如三棱丸、缠积丹等。

痹 九

夫大人小儿,风寒湿三气合而为痹及手足麻木不仁者,可用郁金散吐之。吐讫,以导水丸、通经散泄之。泄讫,以辛温之剂发散,汗出则可服当归、芍药、乳、没行经和血等药,如不愈则便不宜服此等药。

金疮五十四

夫一切刀箭所伤,有刀箭药,用风化石灰一斤,龙骨四两,二味为细末,先于端四日采下刺蓟菜，于端午日四更合杵臼内捣和得所，团作饼子，若酒曲，中心穿眼，悬于背阴处阴干，捣罗为细末，于疮口上掺贴。亦治里外臁疮，并诸疮肿，大效……

落马坠井六十

夫一切男子妇人，落马坠井，因而打扑，便生心恙，是痰涎发于上也。《内经》曰：不因气动而病生于外，可用三圣散空心吐讫。如本人虚弱疲瘁，可用独圣散吐之，吐讫，可服安魂宁魄之药，定志丸、酸枣仁、茯神之类是也。

第二节 《医学发明》

【作者介绍及成书背景】

李杲（公元 1180 年—公元 1251 年），字明之，晚号东垣老人，金代真定府真定县（今河北正定）人。家境殷实，自幼聪颖，温良宽厚。先后从内翰王从之学《论语》《孟子》，从于叔献学《春秋》，多有心悟。泰和年间（公元 1201 年—公元 1208 年）岁饥，民多流亡，李杲极力赈救，全活甚众。因母亲患病，杲虽延医多人，但仍不治，母殁怔然，发愿曰："若遇良医，当力学以志吾过。"后闻及张元素医术高超，遂以千金求学，尽得其真传而归，善疗伤寒、痈疽、眼目之疾。后捐资得官，出任济源监税官。李杲早年不以医闻世，世人亦罕知其术。金末世乱，杲避兵乱，挟术游于公卿之间，此后医名大振。壬辰（公元 1232 年）北渡，寓居东平。甲辰（公元 1244 年）返归故里，已六十五岁高龄，欲传道后世，不得其人。友人周德父以罗天益荐，遂纳为弟子。李杲于医学重《内经》《伤寒》诸典，临证不拘泥于古训，凡群医束手之病，每能妙手成春，有神医之誉。与名医刘完素、张从正、朱震亨齐名，史称金元四大家。于医理多有发明，首倡"内伤脾胃，百病由生"之说，著《脾胃论》阐发其论，自成补土一派。所创补中益气汤至今为医者遵用。著述甚富，《脾胃论》之外，尚有《内外伤辨惑论》三卷、《兰室秘藏》二卷、《活法机要》一卷、《医学发明》九卷、《东垣试效方》九卷（罗天益辑）。但经过现代学者研究发现，《医学发明》错漏尤多，是否为东垣所作还有待考证，而《东垣试效方》很可能并非李杲所著，而是托名之作。除此之外，李杲还著有《药类法象》一卷（已佚，今有郑金生辑佚本）、《伤寒会要》（已佚，仅存元好问序）若干卷。李杲有同门师弟王好古，未卒业而师已殁，遂受学于李杲，后亦为名医。

【现存版本】

医学发明 /（金）李杲撰，上海古籍出版社，2011 年。

【主要内容】

每篇均以经文的论点为标题，并注明出处，如《针经》《素问》《难经》等。而后探本求源，加以论证，发挥经义，并列方七十余首，总以温补脾胃为治则。本书充分体现了东垣学说的成就，且切合临证实用，是东垣著作中别具一格的重要著作。全书分为：膈咽不通并四时换气用药法；本草十剂；中风同从高坠下论；呕咳气喘；饮食劳倦论；四时用药加减法；泻之则胀已，汗之则疮已；诸脉按之无力，所生病证；诸胀腹大，皆属于热；诸痿喘呕，今立热喘寒喘二方；诸脉有关有覆有溢。其中第三部分中风同从高坠下论记载了骨科相关内容，提出了跌损从肝论治的观点，书中认为"夫从高坠下，恶血留于内，不分十二经络，圣人俱作风中肝经，留于胁下，以中风疗之。血者皆肝之所主，恶血必归于肝，不问何经之伤，必留于胁下，盖肝主血故也"，这是跌扑损伤后恶血留内，肝主血，从肝论治思想的体现。伤后疼痛也从肝论治，书中认为"诸痛皆属于肝木，既败血凝泣，从其属，入于肝也。从高坠下，逆其上行之血气，非肝而何？非伤风无汗，既自汗，必是化也，破血行经之药治之"，以破血行气之药治之。

【后世影响】

提出了"恶血必归于肝"的论点，创建了著名的复原活血汤，治疗从高坠下的疼痛。元代以后选用理气活血的药物来生肌以治疗疮疡，都受此治法的影响，特别是复元活血汤，不仅在明清时期被众多伤科方书沿用，至今仍是临床上常用的伤科方剂。

【原文选读】

中风同从高坠下论

夫从高坠下，恶血留于内，不分十二经络，圣人俱作风中肝经，留于胁下，以中风疗之。血者皆肝之所主，恶血必归于肝，不问何经之伤，必留于胁下，盖肝主血故也，痛甚则必有自汗，但人有汗出皆为风证，诸痛皆属于肝木，既败血凝泣，从其属，入于肝也，从高坠下，逆其上行之血气，非肝而何？非伤风无汗，既自汗，必是化也，破血行经之药治之。

复元活血汤。

治从高坠下，恶血留于胁下，及疼痛不可忍。

柴胡半两，瓜蒌根，当归各三钱，红花，甘草，穿山甲炮，各二钱，大黄酒浸，一两，桃仁酒浸，去皮尖，研如泥，五十个。

《黄帝针经》云：有所堕坠，恶血留内，若有所大怒，气上而不行，下于胁，则伤肝，肝胆之经俱行于胁下，经属厥阴少阳，宜以柴胡为引用为君，以当归和血脉，又急者，痛也。甘草缓其急，亦能生新血，甘生血，阳生阴长故也，为臣，穿山甲、瓜蒌根、桃仁、红花，破血润血为之佐，大黄酒制，以荡涤败血为之使，气味和合，气血各有所归，痛自去矣。右件除桃仁外，锉如麻豆大，每服一两，水一盏半，酒半盏，同煮至七分，去滓，大温服之，食前。以利为度，得利痛减，不尽服。跌损从肝求治。

第三节 《洗冤集录》

【作者介绍及成书背景】

宋慈（公元 1186 年—公元 1249 年），字惠父，南宋建阳（今福建建阳）人。年九岁，受业于同乡吴稚。宁宗开禧元年（公元 1205 年）入太学，从理学家真德秀游。嘉定十年（公元 1217 年）举进士，授浙江鄞县尉，因父丧守制，时年 31 岁。理宗宝庆二年（公元 1226 年）出服后任赣州信丰主簿。绍定四年（公元 1231 年）迁长汀县令。曾先后担任邵武军通判、南剑州通判、广东刑狱提点、江西刑狱提点、广西刑狱提点、湖南刑狱提点、常州知州、司农寺丞。淳祐九年（公元 1249 年）擢焕章阁直学士，广州知州，兼广东经略安抚使，时年三月十七日，卒于官寓，享年六十三岁，归葬建阳崇雏乡昌茂村山中。追赠朝议大夫，御书墓门以旌表之。宋氏为官数十载，数任提刑官，决事果断，以雪冤禁暴为己任。任官期间，深谙法医检验之道，尝博采当世所传诸书，自《内恕录》以下凡数家，加之自身经验及看法，合而撰《洗冤集录》（又作《洗冤录》）五卷，刊刻于淳祐七年（公元 1247 年）。该书为我国现存第一部司法检验专书，比欧洲最早的法医专著早三百五十余年。公元 1779 年，法国《中国历史艺术科学杂志》首先节译刊出《洗冤录》，以后相继有英、荷、德、日、朝等多种译本问世，广传于世界各国。

【现存版本】

1. 洗冤集录 /（宋）宋慈撰；韩键平整理，湖南科学技术出版社，2020 年。
2. 洗冤集录 /（宋）宋慈著；中华文化讲堂注译，团结出版社，2017 年。

【主要内容】

全书分为 5 卷，共 53 章（附一章），分为总论、分论、余论三部分。第 1 ~ 5 章为总论，辑录宋代颁行的《尸检格目》等条令共 29 则。第 6 ~ 49 章为分论部分，是全书的主体，专章论述初检、复检、验尸、验女尸、验腐尸、验无名尸、掘墓、洗罨、札口词、填报尸单等法定业务的程序及注意事项、技术技巧，工作程序有严格的规范；专章论述缢死、溺死、焚死、病死、毒死、跌死、醉饱死、男子作过死等非正常死亡的个体检验要则与政策规定，要求严格查明自杀、他杀、误杀、故杀，仔细取证并作出死因推断；要求严格区分伪伤、轻伤、重伤、致命伤，为判案断狱提供切实可靠的依据。第 50 ~ 53 章为余论，是对前述内容的充实与加强，主要讲了"辟秽"与"救死"两大问题。

《洗冤集录》总结了宋代以前的尸体检验经验，对人体的头部、颈部、躯干、四肢等部位解剖论述详尽，将人体的骨骼按照部位命名并且有着详细的数量记录，为骨伤科的发展奠定了解剖学基础。

【后世影响】

《洗冤集录》是我国第一部法医学专著，是宋代法医学最高成就，较西方最早的法医学著作早三百五十多年。书中对人体全身骨骼、关节结构描述详细，与骨伤科有着密切关系。该书论述的钝器损伤是骨伤科经常遇到的，论述的若干致命部位对骨伤科某些损伤的诊断和防治有重要价值，法医学的尸检实践对骨伤科的解剖发展有重大意义。

【原文选读】

验骨

人有三百六十五节，按周天三百六十五日。男子骨白，妇人骨黑。明《冤录》云：妇人生前出血如河水，故骨黑。如服毒药，骨黑。须仔细详之。

髑髅骨，男子自顶及耳并脑后共八片，蔡州人有九片。脑后横一缝，当正直下至发际，别有一直缝。妇人只六片，脑后横一缝，当正直下无缝。

牙有二十四，或二十八，或三十二，或三十六。

胸前骨三条。

心骨一片，状如钱大。

项与脊骨，各十二节。

自项至腰共二十四椎骨，上有一大椎骨。人身项骨五节，背骨十九节，合之得二十四，是项之大骨即在二十四骨之内。

肩井及左右饭匙骨各一片。

左右肋骨，男子各十二条，八条长，四条短。妇人各十四条。

男女腰间各有一骨大如手掌，有八孔，作四行样。

手脚骨各二段。男子左右手腕及左右臁肕骨边皆有髀骨，妇人无。两脚膝头各有顀骨隐在其间，如大指大。手掌、脚板各五缝，手脚大拇指并脚第五指各二节，余十四指并三节。

尾蛆骨若猪腰子，仰在骨节下。男子者，其缀脊处凹，两边皆有尖瓣，如棱角，周布九窍。妇人者，其缀脊处平直，周布六窍。

大小便处，各一窍。

骸骨各用麻草小索或细篾串讫，各以纸签标号某骨，检验时不至差误。

论沿身骨脉

人两手指甲相连者小节，小节之后中节，中节之后者本节，本节之后肢骨之前生掌骨，掌骨上生掌肉。掌肉后可屈曲者腕，腕左起高骨者手外踝，右起高骨者右手踝，二踝相连生者臂骨，辅臂骨者髀骨，三骨相继者肘骨，前可屈曲者曲肘，曲肘上生者臑骨，臑骨上生者肩髃，肩髃之前者横髃骨，横髃骨之前者髀骨，髀骨之中陷者缺盆。缺盆之上者颈，颈之前者嗓喉，嗓喉之上者结喉，结喉之上者颏，颏两旁者曲颔，曲颔两旁者颐。颐两旁者颊车，颊车上者耳，耳上者曲鬓，曲鬓上行者顶，顶前者囟门，囟门之下者发际，发际正下者额，额下者眉际，眉际之末者太阳穴，太阳穴前者目，目两旁者两小眦，两小眦上者上睑，下者下睑，正位能瞻视者目瞳子，瞳子近鼻者两大眦，近两大眦者鼻山根，鼻山根上者印堂，印堂上者脑角，脑角下者承枕骨。脊骨下横生者髋骨，髋骨两旁者钗骨，钗骨下中者腰门骨，钗骨下连生者腿骨，腿骨下可屈曲者曲脉，曲脉上生者膝盖骨，膝盖骨下生者胫骨，胫骨旁生者骱骨，骱骨下外起高大者两足外踝，内起高大者两足右踝，胫骨前垂者两足跗骨，跗骨前者足本节，本节前者小节，小节相连者足指甲，指甲后生者足前跗，跗后凹陷者足心，下生者足掌骨。掌骨后生者踵肉，踵肉后者脚跟也。

第四节 《太平圣惠方》

【作者介绍及成书背景】

王怀隐，北宋睢阳（今河南商丘市南部）人。起初为道士，居于京城建隆观，以医术知名。太平兴国（976年—983年）初，奉太宗诏命还俗，授尚药奉御，三迁至翰林医官使。太平兴国三年（978年），吴越王遣子钱惟浚入朝，患疾，太宗诏怀隐治之，痊愈。太宗在藩邸，暇日留意医术，藏名方千余首，皆经验者。及登基，诏翰林医官院各医家传经验方进献，共集方万余首。随后，命王怀隐与副使王祐、郑奇、医官陈昭遇参对编类，每部以隋太医令巢元方《诸病源候论》之文冠首，方药次之，编成《太平圣惠方》一百卷。淳化三年（992年）二月，太宗为该书作序，镂板颁行天下，诸州置医博士掌之（今存）。书成数年后，王怀隐卒。该书编撰时期，宋朝经济及各种生产关系都有了大幅度的提高，人口数量也大大增加，但一直处于连年战乱的情况，加之各种疫情的影响，势必会导致当局者对医药发展的重视增加，以满足社会的需要，由此官修方书得以成书。

【现存版本】

太平圣惠方校点本上、下 /（宋）王怀隐等编；郑金生，汪惟刚，董志珍校点，人民卫生出版社，2016年。

【主要内容】

《太平圣惠方》（简称《圣惠方》），为北宋翰林院医官王怀隐等人受政府之命，广泛收集民间验方及北宋以前的各种医学方书编撰而成，是我国历史上第一部官修方书，刊行于公元992年。全书共100卷，分为1670门，载方16834首，保存了大量古典医籍的佚文。卷一叙为医、诊断、脉法；卷二至卷七论述处方合和、用药禁忌、脏腑证治诸方；第八至十八卷论述伤寒、热病的治疗；第十九至九十三卷按照临证各科分列病证治方，其中第六十一至六十三卷论述痈疽，第六十七卷论述伤折，第六十八卷论述金创等骨科相关病证；第九十四卷至九十八卷论述养生、丹药、药酒、食疗等；第九十九、一百卷论述针灸及人形经穴图。

《太平圣惠方·卷第六十七》记载了10首"治从高坠下伤折诸方"、8首"治坠落车马伤折诸方"、12首"治踠折破骨伤筋诸方"、7首"治压笮坠堕内损诸方"、22首"治伤折恶血不散诸方"、11首"治伤折疼痛诸方"、12首"治马坠诸方"、4首"治伤折烦闷诸方"、4首"治坠损吐唾血出诸方"、7首"治被打损伤腹中有瘀血诸方"、6首"治打扑损诸方"、7首"治伤损止痛生肌诸方"、9首"治伤折淋熨诸方"、12首"治伤折疼痛贴诸方"。卷六十八收录了10首"治金疮诸方"、5首"治毒箭所伤诸方"、8首"治箭镞金刃入肉及骨不出诸方"、2首"治金疮肠出诸方"、11首"治金疮中风痉诸方"、9首"治金疮烦闷诸方"、8首"治金疮出血诸方"、5首"治金疮久不瘥诸方"、8首"治金疮中风水诸方"及6首"治金疮生肌诸方"。

《太平圣惠方·卷第六十七》指出，伤折类疾患主要由于从高坠损、打伤、落马堕车、蹉跌等导致体内"瘀血不散或气塞不通"，出现疼痛、恶闻人声等症。腹中瘀血，症见疼（刺）痛烦闷、短气、大小便不通；胸腹中瘀血，症见喘息不得；恶血攻心，症见胸膈烦闷；伤及脏腑，症见唾血或吐血。对于瘀血内停所引起的病证，治则采用接筋骨、通瘀血、止疼痛，或辟外风，待恶血散尽后，便服补益丸散方以补虚损。对于皮破肉作疮者，宜用止痛、定脓、生肌、长肉之法。对于筋伤骨碎、瘀血内停的病证，治法除药物内服外，还有淋熨和贴法。淋熨，即将若干药物（如顽荆散方、熨药方、当归汤方等）煎熬好后浇熨于痛处以通和血脉。如《太平圣惠方·治一切伤折淋熨诸方》："治伤折，腕损蹉跌，筋骨俱伤，黯肿疼痛，无疮口，宜用熨药方。"贴法，即使用若干药物制成膏药（如雄黄、暖膏药方、抵圣膏方等）并存于瓷盒中，使用时需将其放于绢帛上，用微火摊贴，置于折损处，用以散瘀血、止疼痛。若金刃伤及经络，则引起出血，出血过多，导致机体出现脏腑空虚、津液竭少、无血气以荣养，症见虚竭疼痛、羸弱，宜采用内补、止痛、生肌之法。如《太平圣惠方·治金疮下血虚竭诸方》："夫金刃中于经络者，下血必多，腑脏空虚，津液竭少，无血气以荣养，故须补之也……治金疮去血，虚竭羸弱，内补止痛生肌，当归散方。"对于金疮久不愈合，宜用辟风水、续筋骨、止脓血、生肌之法。

病因病机大致符合同时期文献。病因，压笮类（如重物压笮、木石压损、树木压等）、坠堕类（如从高坠下、落马堕车）、蹉跌、打扑及金刃箭镞；病机，损伤致机体出现脏腑内损、瘀血内停、气塞不通或气血凝滞的病理变化，症见肿痛、胸闷、吐（唾）血、大小便不通、烦闷欲死、惊悸，甚则昏迷不醒等。

1. 对于骨折筋伤，治则采用续接筋骨、活血化瘀、宣通气血、止痛、清心、消肿、定脓、生肌、长肉、合疮兼辟外风，待恶血散尽后，兼补虚损。

2. 对于脱臼类疾患，宜先用手法复位，次用药物调养，配以封裹膏摩；对于金刃所伤，需根据病变部位、伤及经络与否及症状之轻重缓急，结合脉诊，采用药物内服，配合淋熨、洗方、敷贴、掺药等外治法，以止血、定痛、灭痕。《太平圣惠方》记载了"淋熨""贴祝"的疗法，载方21首。

3. 用药时，主张结合患者的虚实而区别用药，重视顺气，主张气机顺畅后再服损药。活血法除用药外，还可采用针刀去除瘀血。

4. 对骨折提出了"补筋骨，益精髓，通血脉"的治疗思想。选用"沉香丸"，由沉香、肉苁蓉、牛膝、当归、虎骨、木香、骨碎补、附子、川断、大黄等组成，以"补筋骨、益精髓、通血脉、止疼痛"。

5. 对痈疽，论述了"五善七恶"的辨证方法，在临床治疗上创立了"内消"和"托里"的治法，两者都是借药力以发挥机体的自然潜能达到治疗疾病的目的。

6. 外治方面，还记录了用烧灼法消毒手术器械的经验。

【对后世影响】

《太平圣惠方》为官修集成，汇集了唐以前骨伤科文献内容及民间治伤折经验，广泛收集治伤诸方，注重医德医术、脉法、脏腑辨证及临床辨治经验的总结，充分体现了博采众家之长、集医术医方之精、尊古著之原貌、留医道之完整的思想，保存了部分古籍。

【原文选读】

辨痈疽证候好恶法

夫痈疽外发，理体已备于前。至于内痈内疽，其疾隐而不见，目既不接，所谓至难。然五脏六腑有俞募，虽结固于中，而自形于外，外察其部，则内审其源，定药投分，若拔芒刺……期门隐隐而痛者，肝痈也。上肉微起者，肝疽也（期门一穴在第二肋旁一寸半直上两乳）……中管隐隐而痛者，胃痈也。上肉微起者，胃疽也（中管二穴一名太仓，在上管下一寸）。天枢隐隐而痛者，大肠痈也。上肉微起者，大肠疽也（天枢二穴在脐两旁各二寸陷中是）。丹田隐隐而痛者，三焦痈也。上肉微起者，三焦疽也（丹田一名石门，一名精室，一名命门，一穴在脐下二寸）。关元隐隐痛者小肠痈也。上肉微起者，小肠疽也（关元一名腋门，在脐下三寸）。右验其人所慕，依据此候审定痈疽浅深，病从何腑脏发，先曾食何乳石，又验其气虚实，参详而疗之。痈疽诊疗。

治从高坠下伤折诸方

治从高坠下，落马坠车，辗着腕损，骨碎筋伤，内损，恶血攻心闷绝，坐卧不安。宜先须按摩，排正筋骨后，宜服止痛散血蒲黄散方。蒲黄一两　当归三分　桂心三分延胡索一两　芎䓖三分　赤芍药一两　菴䕡子三分　没药一两　附子（炮裂，去皮脐）

一两　栗子（去壳，阴干）一两　川大黄（锉碎，微炒）一两　芸薹子一两。上十二味，捣细罗为散。每服，以温酒调下一钱，不计时候频服。

治从高坠损，车辗马坠，筋骨蹉跌，甚者大小肠不通，皆被瘀血，与卫气不和，致令不通。宜服葵根散方。葵根一两　木通（锉）三分　瞿麦三分　甘草（炙微赤，锉）半两　川大黄（锉碎，微炒）三分　粗葱叶并根一两。上六味，捣粗罗为散，每服四钱。以水一中盏，煎至六分，去滓。不计时候，温酒调下滑石末一钱。

治从高坠下，落马车辗，一切伤折，理血止痛。附子散方。附子（炮裂，去皮脐）一两　没药一两　蒲黄一两　当归一两　芎䓖一两　姜黄一两　赤芍药一两。上七味，捣细罗为散，不计时候，以温酒调下二钱。

治从高坠损，骨折伤筋。宜服接骨草散方。接骨草二两　紫葛根（锉）一两　石斛（去根，锉）一两　巴戟一（二）两　丁香一两　续断一两　阿魏（面裹，煨面熟为度）一两。上七味，捣粗罗为散，不计时候，以温酒调下二钱。

治从高坠下，车马诸伤，腕折疼痛不可忍，芎䓖散方。芎䓖二（一）两　延胡索一两　桃仁（汤浸去皮尖，双仁微炒）一两　泽兰半两　虎胫骨（涂酥，炙令黄）一两　肉桂（去粗皮）二两　当归（锉，微炒）二两　生干地黄一两　附子（炮裂，去皮脐）一两。上九味，捣细罗为散，不计时候，以温酒调下二钱。

治从高坠下，伤损筋骨，打破皮肉疼痛，没药散方。没药一两　当归（锉，微炒）一两　麒麟血一两　蒲黄一两　牡丹一两　骨碎补一两　橘仁（微炒）一两。上七味，捣细罗为散，不计时候，以温酒调下二钱。

治从高坠下，伤损，腹中血瘀滞疼痛。宜服桃仁散方。桃仁（汤浸去皮尖，生研令细）半两　当归（捣末）一分　牵牛子（生捣末）半两　琥珀末一分　腻粉一分。上五味，都研令匀，分为三服。生地黄二两，生姜一两切细，炒令紫色，入小便一小盏，酒一大盏，煎至一大盏，去滓，空心调下一服。当取下恶血，疼痛立定。

治坠落车马伤折诸方

治落马坠车，腕折骨碎，筋伤压损，疼痛不止。五骨散方。鲮鲤项骨一两　猕猴项骨一两　虎项骨一两　黄犬项骨一两　野猫项骨一两　天雄（炮裂，去皮脐）半两　肉苁蓉（酒浸一宿，刮去皱皮，炙干）半两。上五味骨细锉，用酒、醋各半升，浸一宿漉出，炙令黄色，候冷入二味药，同捣细罗为散，不计时候，用温酒调下二钱。又将黄米半升作糊，入散药八分，调令匀，涂贴骨折筋伤处，疼痛立止。

治一切搕损，落马车辗，失坠伤折疼痛。虎骨散方。虎胫骨（涂酥，炙令黄）二两　桂心一两　牛膝（去苗）一两　菴䕡子一两　续断一两　栗子（壳炒，令黄）二两　泽兰一两　郁李仁（汤浸去皮，微炒）一两。上八味，捣细罗为散，不计时候，以温酒调下二钱。

治落马坠车诸伤，腕折，遍身疼痛。宜服当归散方。当归（锉，微炒）一两　附子（炮裂，去皮脐）半两　桂心半两　泽兰半两　芎䓖一两　槟榔一两　甘草（炙微赤，理）半两　川椒（去目及闭口者，微炒，去汗）半两。上八味，捣细罗为散，不计时候，以温酒调下二钱。

治坠落车马伤折，内损疼痛。赤芍药散方。赤芍药一两　买子木三分　夜合花一分　当归（锉碎，微炒）三分　骨碎补三分　芎䓖一两　桂心一两　质汗一两。上八味，捣细罗为散，不计时候，以温酒调下二钱。

治坠车落马伤损，筋骨疼痛，皮肉破裂，出血不止。牡蛎散方。牡蛎（一个，以湿纸裹后，却以泥更裹，候干，用大火烧通赤）一两　白矾（烧令汁尽）三两　黄丹三两　腻粉一两　雄黄（细研）一两　雌黄（细研）半两　麝香（细研）二钱　麒麟血一两。上八味，都细研为散，仍于烈日中摊晒半日，后入瓷瓶子中盛。如有坠损及骨折筋断，用生油稠调涂之。如已成疮，干敷之。立效。

治踠折破骨伤筋诸方

治坠车落马，踠折筋伤，骨碎，瘀肿疼痛，黄芪散方。黄芪（锉）三两　赤芍药三两　川椒（去目及闭口者，微炒，去汗）一两　干姜（炮裂，锉）一两　川大黄（锉碎，微炒）一两　当归（锉，微炒）二两　续断二两　川乌头（炮裂，去皮脐）半两　附子（炮裂，去皮脐）二两　桂心二两　熟干地黄二两　木通（锉）二两。上十三味，捣细罗为散，不计时候，以温酒调下二钱。

治踠折骨碎筋伤，宜服接骨补筋，腽肭脐散方。腽肭脐（酒刷，炙微黄）一两　熟干地黄一两　芸薹子一两　桂心半两　桑根白皮（锉）一两　没药一两　当归（锉，微炒）一两。上七味，捣细罗为散，不计时候，以温酒调下二钱。

治踠折筋骨疼痛，延胡索散方。延胡索一两　橘子仁一两　蒲黄一两　虎胫骨（涂酥，炙令黄）一两　芸薹子一两　桂心半（一）两　牵牛子（一半微炒，一半生用）三分　当归（锉，微炒）一两。上八味，捣细罗为散，不计时候，以温酒调下二钱。

治踠折，筋骨伤损疼痛，桂附散方。桂心一两　附子（炮裂，去皮脐）一两　白僵蚕（微炒）一两　蒲黄一两　茅根（锉）一两　古铜末一两　当归（锉，微炒）一两。

治踠折伤损，落马坠车蹉跌，筋骨俱碎，黯肿疼痛，烦闷。宜服补筋骨，益精髓，通血脉，止疼痛，沉香丸方。沉香一两　肉苁蓉（酒浸一宿，刮去皱皮，炙干）一两　牛膝（去苗）一两　当归（锉，微炒）一两　虎胫骨（涂酥，炙令黄）二两　栗子（去壳，微炒）二两　木香一两　骨碎补一两　附子（炮裂，去皮脐）一两　腽肭脐（酒刷，微炙）一两　甘草（炙微赤，锉）一分　续断一两半　熟干地黄一两　独活一两　白芷一两　刘寄奴一两　芎䓖一两　黄芪一两（锉）　桃仁（汤浸去皮尖，双仁麸炒，微黄）一两　牡丹一两　败龟（涂醋，炙微黄）一两　川大黄（锉碎，微炒）一两。上二十二味，捣罗为末，炼蜜和捣三二百杵，丸如梧桐子大，不计时候，以温酒下三十丸。

治伤折踠损，及理血，补骨髓。琥珀丸方。琥珀一两　鳖甲（涂醋，炙令黄，去裙襕）一两　牛膝（去苗）三分　白芍药三分　白蒺藜（微炒，去刺）三分　当归（锉，微炒）一两　黄芪（锉）一两　附子（炮裂，去皮脐）三分　桂心三分　菴蔄子三分　鹿茸（去毛，涂酥，炙微黄）二（三）分　川大黄（锉碎，微炒）三分。上十二味，捣罗为末，炼蜜和捣三二百杵，丸如梧桐子大，不计时候，以温酒下三十丸。

治踠折伤筋损骨，疼痛不可忍，宜用接骨膏方。猕猴项骨二两　水獭骨一两　猫儿项骨二两　龟壳二两。上诸骨等，都细捣，入瓶子内，不得透气，烧为灰，碾为末，入腽肭脐末半两，每用二钱，以小黄米粥相和，摊在油单子上，裹伤折处，三日一易。

曾有人伤折，宜用生龟，寻捕得一龟，未用之间，患人忽然睡，梦见龟告言曰：勿相害，吾有奇方可疗。于梦中龟授此方。生地黄（切）一斤　藏瓜姜糟一斤　生姜（切）四两。上三味，都炒令匀热，以布裹伤折处，冷即易之，极妙也。

……

治踠折，四肢骨碎筋伤，蹉跌疼痛方。豉三升。上以水五升，渍豉一宿，取汁，温服一中盏，日三服效。又方：以鹿角，不限多少，用桑柴灰汁煮，令微软，滤出曝干，捣罗为散，每服，以暖酒调下二钱，日三服。

治踠折骨损，痛不可忍方。以大麻仁根及叶，捣取汁，饮半升。无生麻，煮干麻汁服，亦主坠损打扑瘀血，心腹烦满短气良。

治踠折，四肢骨碎，及筋伤，蹉跌疼痛。以生地黄，不限多少，熟捣，用醋熬令热，乘热摊于所伤处，以帛系，每日换之。

治压笮坠堕内损诸方

治被重物压笮，伤筋骨，疼痛，瘀血不散。没药散方。没药二两　虎胫骨（涂酥，炙黄）二两　当归（锉，微炒）二两　延胡索二两　补骨脂一两　白芷一两　生干地黄（微炒）一两　川大黄（锉，微炒）一两　蒲黄（微炒）二（一）两　独头栗子黄（干者）一两。上十味，捣细罗为散，不计时候，以温酒调下二钱。

治被压笮损，瘀血在腹中，疼痛不出，心胸短气，大小便不利，宜服此方。荆芥半两　川大黄（锉碎，微炒）一两　芎藭一两　当归（锉，微炒）一两　蒲黄二两　桂心一两　木通（锉）一两　桃仁（去皮尖，双仁微炒）四十枚。上八味，捣细罗为散，不计时候，以温酒调下二钱。

治压笮伤损筋骨，或坠堕内损，血瘀攻令（心）腹胀满，闷乱，下恶血。芸薹子散方。芸薹子一分　川大黄（锉碎，微炒）半两　没药一分　蒲黄一分　水蛭（炒令微黄）七枚　腻粉一分　生地黄汁四合　生姜汁一分（合）　酒二合。上六味，除汁药外，捣细罗为散，研入腻粉令匀。先将地黄、生姜等汁及酒，同煎两三沸，调散药二钱，空心服之，当转下恶血，疼痛立定。又方：硼（硇）砂（研入）三分　腻粉（研入）二钱　虻虫（去翅足，炒微黄）七枚　水蛭（炒令微黄）七枚　干漆（捣碎，炒令烟出）半两　灶突墨半两。上六味，捣细罗为散，不计时候，以温酒调下二钱。

治或为兵杖所加，木石所伤，血在胸背，及腹胁中痛，气息出入有妨，宜服此方。青竹茹（鸡子大，炒令焦）二枚　乱发（鸡子大，烧灰）二枚。上二味，捣细罗为散，以酒一盏，煮二味（三沸）放温，和滓服，日三服。

治刀刃所伤，内损大肠及两胁肋，并腹肚伤破，大便从疮口中出，并中大箭透射，伤损肠胃，及治产后伤损，小肠并尿囊破，小便出无节止，此方神验。饵至一服，其药直往损处，补定伤痕。隔日开疮口看之，只有宿旧物出，即无新恶物出。疮口内用长肉散子，作烬子引散药入疮里面，候长肉出外，其痕自合，宜服地榆绢煎方。地榆（洗净，捣罗为末）八两　绢（小薄者）一匹。上件绢，用清水洗净绢糊，用炭淋清汁二斗，煮绢，以灰汁尽为度。绢已烂熟，擘得成片，段五寸至三寸，即取出压尽灰汁，入于清水内，洗三五度，令去灰力尽，重入锅内，以水二斗，入地榆末煎。煮熟烂，以手指捻看，不作绢片。取入砂盆研之，如面糊得所。分减二服，用白粳米粥饮调，空心服之，服了仰卧，不得惊动转侧言语。忌一切毒食，只得食熟烂黄雌鸡、白米软饭，余物不可食之。其余一服，至来日空心，亦用粥饮调服。其将养一月内，切须慎护。如是产后所伤，服此药绢一匹，分作四服，每服有粥饮一中盏，调服之，日三服，此方济命神验。

治从高坠下，及为木石所筝。凡是伤损血瘀，凝积气欲绝者，皆治之方。上取净土五升，蒸之令溜，分半，用故帛裹，以熨伤损之上，勿令太热，恐熨破皮肉，冷则易之，取瘥乃止。凡有损伤，皆以此方治之神效，气欲绝不能言者亦瘥。

治一切伤折恶血不散诸方

治伤折，下瘀血。当归散方。当归（锉，微炒）三分　蒲黄半两　芸薹子半两　生姜汁一合　好酒五合　生地黄汁三合　腻粉一分。上四味，捣罗为末。先煎生姜、地黄汁，并酒等，三两沸，然后都下药末，和调令匀，分为三服，每日空心服之，当转下腹内恶血了，便宜服补药。

治伤折，化瘀血为水。白马蹄散方。白马蹄（烧令烟尽）三两　栗子黄（阴干）一两　桂心三分　蒲黄一两　龟壳（涂酥，炙微黄）二两。上五味，捣细罗为散，每服，以温酒调下二钱，日三服。

接筋骨，通瘀血，止疼痛。槟榔散方。槟榔一两　刘寄奴一两　桑寄生一两　熟干地黄一两　赤芍药三分　当归（锉，微炒）三分　龟壳（涂酥，炙令微黄）一两　桃仁（汤浸，去皮尖，双仁，麸炒微黄）一两。上八味，捣细罗为散，不计时候，以温酒调下二钱。

接骨化瘀血。琥珀散方。琥珀一两　生玳瑁一两　当归（锉，微炒）一两　蒲黄一两　生干地黄一两　京三棱（煨，锉）一两。上六味，捣细罗为散，不计时候，以温酒调下二钱。

治伤折内损，瘀血不散，麒麟血散方。麒麟血一两　败蒲（烧灰）一两半　牡丹一两　蒲黄一两　当归（锉，微炒）一两　桂心一两　芎藭一两　赤芍药一两　没药一两　骨碎补一两。上十味，捣细罗为散，每日以温酒调下二钱，日三服。

治伤损，内有瘀血不散，疼痛。令内消方。生银（捣碎，细研）一两　雄黄（细研）一分　婆娑石（细研）一两（分）。上三味，都研令细，不计时候，以温酒调下半钱。

治伤损，腹内、膈上、四肢，瘀血不散，恶闻人声，气塞不通。蒲黄散方。蒲黄一两 当归（炒，微黄）一两 桂心一两 续断一两 白芷一两 甘草半两（炙微赤，锉） 藕节二两 生干地黄二两。上八味，捣细罗为散，不计时候，以温酒调下一（二）钱。

治扑损筋骨，恶血不散，迷闷疼痛，小便血下。芍药散方。赤芍药一两 当归（锉，微炒）一两 续断一两 白芷一两 生干地黄一两 黄芩一两 甘草（炙微赤，锉）一两 牛膝（去苗）一两 蒲黄一两。上九味，捣细罗为散，不计时候，以温酒调下二钱。

接骨续筋，散瘀血，止疼痛。通神散方。羊胫炭（烧令遍赤，入醋蘸，如此七遍）五两 木香一两 没药一两 当归（锉，微炒）一两 生干地黄一两 刘寄奴一两 桂心一两 补骨脂（微炒）一两 黑豆（炒熟）二合 赤芍药一两 桑根白皮（锉）一两 川大黄（锉，微炒）一两 败龟（涂醋，炙微黄）一两。上十三味，捣细罗为散，不计时候，以温酒调下二钱。

治大伤损后，化恶血，理好止疼痛。牛黄散方。牛黄（细研）一分 琥珀一两 珍珠（细研）一分 牡蛎（烧为灰）一两 龙脑（细研）一分 朱砂（细研，水飞过）一两 麝香（细研）半两 金箔（细研）五十片 银箔（细研）五十片 桂心一两 当归（锉，微炒）一两 蒲黄一两。上十二味，捣细罗为散，都研令匀，不计时候，以桃仁汤调下二钱。

治伤损后，腹中疼痛，瘀血不出，令人短气，大小便不通。荆芥饮子方。荆芥一两 川大黄二两（锉碎，微炒） 芎䓖一两 蒲黄一两 当归（锉，微炒）二（一）两 桂心一两 甘草（炙微赤，锉）半两 䗪虫（去翅足，微炒）三十枚 桃仁（汤浸，去皮尖双仁，麸炒微黄）一两。上九味，细锉和匀，分为十服。每服，以水一大盏，煎至五分，去滓。每于食前温服，候下尽恶血为度，后便服补益丸散方。

治伤折内损，瘀血不散。败蒲散方。败蒲（烧灰）一两半 牡丹一两 当归（锉微炒）一两 芎䓖一两 赤芍药一两 豉心一合 蒲黄半两 生干地黄一两 川朴硝一两 陈橘皮（汤浸，去白瓤，焙）半两 桃仁（汤浸去皮尖，双仁麸炒，微黄）一两。上十一味，捣粗罗为散，每服四钱。以水一中盏，煎至六分，去滓，不计时候温服。

治从高坠下，及落车马，胸腹中有恶血，喘息不得。桃仁散方。桃仁（汤浸去皮尖，双仁麸炒，微黄）一两 蒲黄一两半 川大黄（锉碎，微炒）一两 川硝石一两 甘草（炙微赤，锉）一两。上五味，捣粗罗为散，每服四钱。以水一中盏，入枣二枚，煎至六分，去滓，不计时候温服。

治伤损后，腹内有恶血不散，疞刺疼痛。大小便不通。桃仁散方。桃仁（汤浸，去皮尖，双仁麸炒微黄）一两 川大黄（锉碎，微炒）一两半 虻虫（去翅足，微炒）十枚 水蛭（炒，令微黄）十枚 川朴硝一两半 桂心一两 当归（锉，微炒）一两 甘草（炙微赤，锉）半两。上八味，捣粗罗为散，每服三钱。以水一中盏，煎至六分，去滓，不计时候温服，以利下恶物为效。

治伤损，瘀血不散疼痛方（此处有缺文，按原本缺一页计二十六行）。

治从高坠损，心胸恶血不散。杉木节散方。杉木节（细锉）七两　苏枋木（细锉，以水一斗煎取一升去滓，醋五合入于苏枋木汁内）五两。上两味，将杉木于一砂盆内，以慢火炒，旋滴苏枋木醋汁相和。炒令汁尽，停冷，捣细罗为散。每服，以童子热小便调下三钱，日三四服。化下恶血，醒醒神效。

治从高坠损，恶血攻心，胸膈烦闷。宜服松节散方。黄松木节（细锉）五两。上用童子小便五合，醋五合，于砂盆内，以慢火炒，旋滴小便并醋，以尽为度，炒令干。捣细罗为散。每服，以童子热小便，调下二钱，日三四服。

治从高坠所伤，心下瘀血。法炼红花散方。红蓝花（以好醋二升浸二宿，滤出，火焙令干，又入醋内又焙令干，以醋尽为度）一十两。上一味，捣罗为末。每服，用童子热便，调下三钱，日三服。兼治妇人月经不匀，产后诸疾，血晕闷绝，或狂语者。并与二服，便心胸爽利，开眼识人，神效。

治坠损，瘀血不散，肉色青黑方。深掘灶中心取好黄土三升，于铛中，以水拌熬热。以青布裹于痛处熨之，冷即频易。

治骨折筋伤后，恶血攻，筋骨疼痛不止。白僵蚕丸方。白僵蚕（微炒）一两　当归（锉，微炒）一两　桂心一两　补骨脂（微炒）一两　神曲（炒令微黄）一两　芎䓖半两　薯蓣半两　半夏（汤洗七遍，去滑）一两　槟榔一两　白附子（炮裂，半两）　赤芍药一两　芫花（醋拌炒，令干）半两。上十二味，捣罗为末，炼蜜和捣三二百杵，丸如梧桐子大。每服，以温酒下二十丸，日三服。

治伤折，止疼痛，散瘀血。神曲丸方。神曲（捣碎，以醋少许拌，炒微黄）三两　肉苁蓉（酒浸一宿锉，锉去皱皮，炙干）一两　虎胫骨（涂酥，炙微黄）二两　海桐皮（锉）一两　白僵蚕（微炒）二两　芎䓖一两　半夏（汤洗七遍，去滑）一两　红蓝花一两。上八味，捣罗为末，炼蜜和捣三二百杵，丸如梧桐子大。每服，以温酒下三十丸，日三服。

治诸伤折，腕损蹉跌，筋骨疼痛，散瘀血。泽兰丸方。泽兰二两　赤芍药一两　当归（锉，微炒）一两　白芷一两　蒲黄二两　芎䓖一两　细辛一两　延胡索一两　牛膝（去苗）一两　天雄（炮裂，去皮脐）一两　桃仁（汤浸，去皮尖，双仁，麸炒微黄）一两　桂心一两　川大黄（锉碎，微炒）半两　生干地黄一两　续断一两　皂荚（去皮，涂酥，炙令焦黄，去子，别捣罗为末）一两。上十六味，捣罗为末，用酒、醋各一升，先将皂荚末煎成膏，入前药末和丸，如梧桐子大，不计时候，以温酒下三十丸。

治伤折疼痛诸方

治伤折疼痛，青肿滞血，宜服当归散方。当归（锉，微炒）一两　桂心一两　败蒲（烧灰）一（二）两　没药一两半　赤芍药一两　骨碎补一两半　桃仁（汤浸去皮尖，双仁麸炒，微黄）一两　川大黄（锉碎，微炒）一两。上八味，捣细罗为散。每服，以温酒调下二钱，日三四服。

治伤损筋骨，疼痛不可忍，宜服止痛，麒麟血散方。麒麟血一两　没药一两　当归（锉，微炒）一两　白芷二两　赤芍药一两　桂心一两。上六味，捣细罗为散。每服，以温酒调下二钱，日三四服。

治伤折疼痛，接骨散方。栗黄（晒干）一斤　雄黑豆（炒熟）半斤　桑根白皮（锉）一斤　没药二两　麝香（细锉）半两。上五味，捣细罗为散。每服三钱，以醋一中盏，煎至半盏，用浆水二合。解服不通，三服疼痛立止。

治伤折疼痛，接骨止痛。桃仁散方。桃仁（汤浸，去皮尖，双仁，麸炒微黄）一两　桂心一两　当归（锉，微炒）一两　延胡索一两　川大黄（锉碎，微炒）一两　阿胶（捣碎，炒令黄燥）二两　乱发（如鸡子大）　生干地黄一两　芎䓖一两　川椒（去目及闭口者，微炒，去汗）半两。上十味，捣罗为末。用酒二升，先煎发并阿胶如糖，用绵滤去滓，然后下诸药末。调令匀，焙干，捣细罗为散。每服，以温酒调下二钱，日三四服。

治一切伤折，疼痛不可忍。附子散方。附子（炮裂，去皮脐）一两　败龟（涂酥，炙微黄）二两　虎胫骨（涂酥，炙微黄）二两　当归（锉，微炒）一两　芎䓖一两　桂心一两　没药一两　泽兰一两　乱发灰一两　甘草（炙微赤，锉）半两　麝香（细研）一分　槟榔一两。上十二味，捣细罗为散。入麝香，研令匀。不计时候，以温酒调下二钱。

治伤折，辟外风，止疼痛。海桐皮散方。海桐皮（锉）一两　防风（去芦头）二两　黑豆（炒熟）一两　附子（炮裂，去皮脐）一两。上四味，捣细罗为散。每服，以温酒调下二钱，日三四服。

治伤折疼痛不可忍。呷蛇龟酒方。呷蛇龟一枚　糯米（蒸作酿饭）五斤（升）　好酒二斗。上细锉龟，酿饭，同入酒瓮中，牢封一七日后，即每暖一中盏服之，日可三五服。

治伤折疼痛，筋骨未合，肌肉未生，宜服延胡索散方。延胡索一两半　桂心一两半　没药一两半　黄芪（锉）一两半　当归（锉，微炒）一两　白蔹一两　桑寄生一两　熟干地黄一两半。上八味，捣粗罗为散。每服四钱，以水一中盏，煎于五分，去滓，温服，日三四服。

治伤折疼痛，不可忍痛方。当归一两半　白芷一两　桂心一两　吴茱萸一两。上四味，捣细罗为散。锉生龟一枚，入散。捣令匀，用封裹伤折处。

治伤折，筋骨疼痛。内固接骨丹方。古字钱（先于火内烧，令通赤，醋内淬，如十度）二两　自然铜一两　硫黄一两。以上三味，都捣罗为末，后入告车瓶子内，以坯子泥封口，候干。倒下瓶子，簇火烧令通赤，候冷取出，捣罗。入水银一两同研，水银星尽后，使白薄纸裹药，似球子。后用盐一斤，入臼内，滴水烂捣。裹药球候干，入糠火内烧七日，冷了出之，细研，后入：朱砂末一分　麝香末一分　犀角末一分。上都研令匀，取生地黄，研绞取汁，于银器中熬为膏。和前药末，丸如酸枣大。如有患者，以温酒半盏，入地黄膏一钱，搅令匀，下药一粒，服了如吐清绿水，或泻清绿水三二合，勿怪，是病出也，更宜频服，好瘥为度。

治伤折筋骨后，疼痛不止，宜服散瘀血，理新血，续筋骨，止疼痛也。地黄金粉煎方。生地黄（净洗令干，切入酒内，浸二复时，取出，纸袋盛，火焙令干，为粉）一（三）斤　天雄（炮裂，去皮脐）二两　桂心一两　当归一两　芎䓖一两　桃仁（汤浸去皮尖，双仁微炒）一两。上六味，捣罗为末，入金粉内和令匀，用酒二（一）斗，以文火煎成稠煎，每日空心，午前夜卧时，各以温酒调下一匙头。

治伤折处疼痛方。上以麸和醋，蒸过，裹所伤之处，痛立止。

金疮论

夫金疮失血，其人当苦渴，然须忍之。常令干食，可与肥脂之物，以止其渴。又不得多饮粥，则血溢出，杀人也。又忌嗔怒及大言笑，思想阴阳，动作劳力。若食咸酸饮酒……失血性休克的临床表现。

治金疮诸方

治金疮。或肌肉断裂方。

上剥取新桑皮，作线缝之，又以新桑皮裹之，又以桑白汁涂之，极验。小疮但以桑皮裹之便瘥。如断筋，取旋复根捣封之，即续。开放损伤缝合法。

治金疮血不止诸方

治金疮疼痛，止血灭瘢，麒麟血散方。去疤痕、止血。

麒麟血（一两）　突厥白（一两）　密陀僧（四两）　小鹰粪（二两）　锻石（一斤，以小便五升浸三日后飞淘曝干）　上五味，捣细罗为散，瓷器中贮，封闭，勿令尘土污之。但是金刃伤损，浓敷散，以帛子封裹，勿令通风，及沾水，三日后即开，不见瘢痕。凡金刃所伤，不令着风即瘥矣。

第五节　《圣济总录》

【作者介绍及成书背景】

《圣济总录》是宋徽宗在位时朝廷组织人员编撰而成的一部方书。经现代学者研究，政和年间（1111年—1118年）宋徽宗敕命开始编纂该书，重和年间（1118年—1119年）或宣和年间（1119年—1125年）成书。北宋时期生产关系与生产力都取得了长足的进步，促使科学技术与文化高度发展，且此时国家一直处于比较动乱的时期，宋、辽、西夏分立的形势使得宋朝边境人民一直处于战乱之中，各地疫病频发，使得皇帝更加关注医学，加上宋徽宗赵佶对医学颇有兴趣，《政和圣济总录》得以诞生。由于《政和圣济总录》还未刊行就因靖康之变为金朝朝廷所掠，之后在金朝大定年间（1161年—1189年）发行，后又于大德四年（1300年）进行了第二次修补刊行，改名为《大德重校圣济总录》，此为存世最早版本。

宋徽宗赵佶（1082年—1135年），号宣和主人，宋朝第八位皇帝（1100年—1126年在位），书画家，宋神宗第十一子、宋哲宗之弟，先后被封为遂宁王、端王。元符三年（1100年）正月宋哲宗病逝，无子，太后向氏于同月立赵佶为帝，次年改年号"建中靖国"。其在位期间，穷极土木，遵奉道教，自称教主道君皇帝，于绍兴五年（1135年）崩于五国城。其人虽然为政昏庸，但极其重视医学，敕撰《圣济经》十卷，于重和年间颁布于世，以作为考核医生的范本；还敕修《证类本草》《圣济总录》等医书，皆对后世影响极大。

【现存版本】

1. 圣济总录 /（宋）赵佶敕编；王振国，杨金萍主校，中国中医药出版社，2018年。

2. 大德重校圣济总录善本缀合 /（宋）赵佶敕纂；周斌，陈红梅，李尚学主编，四川人民出版社，2018年。

【主要内容】

《圣济总录》现存200卷，共66门，每门下又分若干病证，每种病证先述病因病机，次论方药治疗、服法、禁忌等情况，内容涉及内、外、妇、儿、五官、针灸、养生等，载方二万余首。该书内容丰富，既有理论，又有临床实践。理论多引自《黄帝内经》等经典，并结合当时医家的学术见解。

其中一百三十九卷和一百四十卷为《金疮门》，前者阐述了金疮总论、金疮后出血不止、伤中筋骨、烦闷及发渴、中风水及痉、金刃肠出等病证，后者阐述了毒箭所伤及箭镞金刃入骨的诊治方法。

一百四十三卷和一百四十五卷为《伤折门》，前者探讨伤折总论、伤损后出现的肿痛、恶血不散、筋骨疼痛、腹中瘀血、伤折风肿等病证的诊治方法，后者论述了打扑损伤、腕折、倒仆蹴损、被伤绝筋、伤堕致损吐唾出血、头伤脑髓出及诸骨蹉跌等。

【学术思想】

1. 深入阐述伤科疾病的病因病机，从而推动了骨伤科理论的进展。《伤折恶血不散》中说："脉者血之府，血行脉中，贯于肉理，环周一身，因其肌体外固，经隧内通，乃能流注，不失其常；若因伤折，内切经络，血行之道，不得宣通，瘀积不散，则为肿为痛，治宜除去恶瘀，使气血流通，可以复完也。"

2. 明确阐述了伤折瘀结的病理过程及治疗原则。《论伤折腹中瘀血》中说："伤折腹中瘀血者，因高坠下，倒仆颠仆，气血离经，不得流散，瘀在腹中，速宜下之。"

3. 在治疗筋骨伤折方面，不仅强调要"除去恶瘀"，还强调祛瘀之后更当"以养血脉，续筋骨之药服之，则其效速矣"，可促使伤折及早修复。对开放性骨折，提出"重在气血未寒，即施治法"的早期处理原则。

4. 增加了一些骨折的固定法，强调了骨折复位的重要性，讨论了附骨疽与附骨痈的病理与辨证。

5. 对骨科解剖的认识取得了进步，在折伤门中明确提出了四肢的运动功能必须依靠筋肉、关节、骨骼的"联结缠固"，如果失去这种正常的结构，就会丧失功能。这一认识的进步对骨折、脱位的治疗具有重要的指导意义。

6. 对开放性损伤的治疗取得了进步，强调要尽早清创，清理碎骨块，以防止伤口感染、不愈合，功能障碍等并发症。

【后世影响】

该书是一部既有理论，又有实践的医学巨著。在理论方面博采众长；在方药方面收集不少民间良方和医家验方，是一部研究骨伤科的重要医学书籍。书中关于治疗骨折的论述虽然比较零散，却是宋代骨伤科内容较多且现存唯一的文献，为明清时期骨伤科进入鼎盛时期奠定了基础。

【原文选读】

卷第一百三十九——金刃伤中筋骨

论曰金刃所中。至于筋骨，所伤深矣，然折骨绝筋，亦可接续，要在乘血气未寒，急施治法。若不乘热，则风冷易人，疮纵暂愈，后必不仁。亦致痛烦而终身不完。至于小碎之骨，即当出之，不尔则脓血不绝，肌亦不敛矣……开放性损伤，伤及筋骨，急症应行清创缝合，肌腱吻合术，如果有碎骨块应及时清理；若处理不当可能会使伤口感染、不愈合或遗留功能障碍。

卷第一百三十九——金疮烦闷及发渴

论曰金疮烦闷者，以血出太甚，经络空虚而发热躁也。《内经》所谓阴虚生内热，阳虚生外寒者如此，其有发渴者，亦以经络乏竭，津液枯燥，故欲引饮……对金刃所伤，根据病变部位不同，是否伤及经络，症状急缓、轻重，宜"观变动之形，察微妙之脉"。结合脉诊，"其脉虚细小者生，微缓而迟者生"。金疮，即金刃所伤，出血是最常见的症状。若出血不止，同时脉象洪大，则难治。治则以止血为第一要务，同时配以定痛、灭瘢等治法。金刃伤及筋骨导致折骨绝筋，宜"乘血气未寒，急施治法"，否则风冷之邪侵袭机体，预后不好，伴有终身痛烦；取出小碎之骨，否则脓血不散，肌肉不敛。治则以续筋骨、敛血止痛为主。金疮后出血太多，会导致经络空虚，出现烦闷、发渴，或伴大便不利，采用内补、止烦之法，若伴大便不利，则下之（大黄丸主之）。

卷第一百四十三——伤折统论

论曰诸脉从肉，诸筋从骨。骨三百六十有五，连续缠固。手所以能摄，足所以能步，凡厥运动，罔不顺从。若乃仓卒之际，坠堕倒仆，折伤蹉跌，患生不测，讵可殚举，究图疗治。小则消肿而伸挛，大则接筋而续骨，各有方剂存焉。

卷第一百四十三——从高坠下伤损肿痛（摘录原附方5首）

论曰：凡坠堕伤损肿痛，轻者在外涂敷可已，重者在内当导瘀血养肌肉，宜察浅深以治之。

治坠堕损伤筋骨皮肉，发热疼痛，没药散方。没药（研）　泽泻　当归（切，焙）　桂（去粗皮）　槟榔（剉）　甘草（炙，剉）　白芷　蜀椒（去目并闭口者，出汗）　附子（炮裂，去皮脐）　芎䓖各一两。右一十味，捣罗为散，每服三钱匕，温酒调下，不拘时。

治从高坠堕，伤损筋骨，发热肿痛，续断散方。续断（剉）　生干地黄（焙）　当归（切，焙）　芎䓖　附子（炮裂，去皮脐）　桂（去粗皮）各一两　泽兰叶　蜀椒（去目并闭口，炒出汗）　甘草（炙，剉）各半两。右九味，捣罗为散，每服三钱匕，温酒调下，不拘时。

治从高坠堕，伤损肢体，发热疼痛，当归汤方。当归（切，焙）四两　大黄（生，剉）二两　生干地黄（焙）五两。右三味，粗捣筛，每服五钱匕，水一盏半，煎至七分，去滓温服，不拘时，微利为效。

……

治从高坠堕，伤折手足疼痛，阿胶汤方。阿胶（炙，燥）　芍药各一两半　生干地黄（焙）　芎䓖　当归（切，焙）　艾叶各一两　干姜（炮）　甘草（炙，剉）各半两。右八味，粗捣筛，每服三钱匕，水一盏，煎至七分，去滓温服，不拘时。

……

续骨丸方：腊月猪脂十两　蜡（炼过）半斤　铅丹（重罗）　自然铜（煅，醋淬七遍研）　密陀僧（研细）各四两　白矾十二两　麒麟竭　没药　乳香　丹砂各一两，研。右一十味，新鼎中先熔脂冷，下蜡，出鼎于冷处，入密陀僧、铅丹、自然铜，缓火再煎，滴入水中不散，更出鼎于冷处，下诸药，用柳篦搅匀，泻入瓷盆内，不住手搅至凝，丸如弹子大，再用笋皮之类衬之，极冷收贮。凡折伤用一丸，入少油，火上化开，涂伤痛处，以油纸帛护之，甚者以灯心裹木夹之。更取一丸，分作小丸，热葱酒下，痛即止。如药力尽，再觉痛，更一服，痛止即已。骨折者，再上便安。牙痛甚者贴之即止……

卷第一百四十三——折伤恶血不散

论曰：脉者，血之府，血行脉中，贯于肉理，环周一身，因其肌体外固，经隧内通，乃能流注，不失其常。若因伤折，内动经络，血行之道，不得宣通，瘀积不散，则为肿为痛，治宜除去恶瘀，使气血流通，则可以复完也……伤折的病机在于瘀血内停、气血凝滞，症状以肿痛多见，治则以活血化瘀，宣通气血为主，治法有服食、淋熨、贴等。

治伤折恶血凝滞肿痛，黄芪汤方。黄芪　芍药　生干地黄（焙）　附子（炮裂，去皮脐）　当归（切，焙）　续断　桂（去粗皮）各半两　干姜（炮）　蜀椒（去目并闭口者，炒出汗）　大黄（生）各一两。右一十味，剉如麻豆，每服三钱匕，水一盏，煎至七分，去滓温服，不拘时候。

治伤折恶血瘀结不散，芎䓖汤方。芎䓖　大黄（生）　桂（去粗皮）　菴䕡子　朴硝各一两　荷叶（烧灰）十片。右六味，粗捣筛，每服三钱匕，水一盏，煎至七分，去滓温服，不拘时候。

治伤折血瘀不散，虎杖散方。虎杖（剉）二两　赤芍药（炙）一两。右二味，捣罗为散，每服三钱匕，温酒调下，不拘时候。

……

治伤折恶血不散，肿痛不消，芍药汤方。赤芍药　黄芪　附子（炮裂，去皮脐）　当归（切，焙）　续断　桂（去粗皮）　羌活（去芦头）　蜀椒（去目并闭口者，炒出汗）各一两。右八味，剉如麻豆大，每服三钱匕，水一盏，煎至七分，去滓温服，不拘时候。

……

治伤损腹内瘀血不散，不欲闻人声，胸中气塞，便利出血等，蒲黄散方。蒲黄一合　当归（切，焙）　桂（去粗皮）　续断　白芷各一两　甘草（炙，剉）半两　生干地黄（焙）二两。右七味，捣罗为散，空心温酒调服一钱匕，日再服……

卷第一百四十三——筋骨伤折疼痛（摘录原附方5首）

论曰人之一身，血荣气卫，循环无穷。或筋肉骨节，误致伤折，则血气瘀滞疼痛。仓卒之间，失于调理，所伤不得完，所折不得续。轻者肌肤焮肿，重者髀臼挫脱。治法宜先整其骨，裨其所折，后施贴熁封裹之剂。

治筋骨损伤疼痛，麒麟竭散方。麒麟竭　没药（研）　自然铜（煅，醋淬七遍研）　赤芍药　当归（切焙）　白芷　蒲黄　大黄（生用）各半两　桂（去粗皮）　细辛（去苗叶）各一两　骨碎补（去毛，炒）二两　干荷叶三分。右一十二味，捣研为散，每服二钱匕，温酒调下，不拘时。

……

治闪肭打扑，伤损，疼痛不可忍，附子散方。附子（炮裂，去皮脐）　败龟（醋炙，去裙襕）　虎脑骨（醋炙）　栗楔　千金藤（剉，炒）　补骨脂　白芷　骨碎补（去毛，炒）　自然铜（煅三遍，醋淬，研）　续断　赤芍药　当归（切，米炒）　桂（去粗皮）　牛膝（酒浸一宿，焙）　乌药各半两　没药（研）　乳香（研）各一分。右一十七味，捣研为细散，每服二钱匕，苏枋木酒调下，日进三五服。

治伤折筋骨，接骨散方。自然铜（火烧三度，醋淬，研）一两　木炭（火烧，醋蘸二度）半斤　白丝（烧灰）三两。右三味，捣研为细散，每服一钱匕，煎苏木酒调下。病甚损伤折骨者，服讫，绵衣包裹了，次服没药丸。

……

治筋骨损折，八骨散方。虎骨（醋炙）　牛骨（醋炙）　龙骨（碎研）　鸡骨（炙）　狗骨（炙）　兔骨（炙）　猪骨（炙）　羊骨（炙）　枫香脂（研）　自然铜（火烧，醋淬二七遍）。右一十味等分，捣研为散，每有伤折处，掺药在疮上，用黄米粥匀摊帛上，裹疮口，用帛裹软绳缚之……

卷第一百四十三——伤折腹中瘀血（摘录原附方5首）

论曰伤折腹中瘀血者，因高坠下，倒仆颠仆，气血离经，不得流散，瘀在腹中，速宜下之。迟即日渐瘀滞，使人枯燥，色不润泽，久则变痿瘁血瘕之病。

治因坠堕内损，血结不行，蒲黄散方。蒲黄 当归（切焙） 芍药（剉） 桂（去粗皮）各二两。右四味，捣罗为散，每服二钱匕，温酒调下，不拘时。

……

治因打扑内伤，瘀血在腹，大黄散方。大黄（剉，炒） 当归（切，焙） 芎䓖（剉）各半两。右三味，捣罗为散，每服二钱匕，空心日午临卧，温酒调下。

……

治伤损瘀血在腹，地黄酒方。生地黄汁半升 酒一升 桃仁（去皮尖，双仁，炒） 牡丹（去心） 桂（去粗皮）各一两。右五味，以后三味捣罗为细末，与前二味一处煎熟，去滓温饮一盏，不拘时。

……

治因坠堕内损，瘀血在腹，使人瘦瘁，牡丹汤方。牡丹皮 大黄（切，焙） 桂（去粗皮） 鬼箭羽 朴硝（碎） 蒲黄 芍药 当归（切炒）各一两。右八味粗捣筛，每服三钱匕，水一盏，煎至七分，空心日午卧时，去滓温服。

……

治伤损瘀血在内，攻注刺痛，活血散方。蝙蝠（炙干）一枚 当归（切，焙） 骨碎补（去毛） 桂（去粗皮） 补骨脂（微炒）各半两 大黄（剉，炒）二两。右六味，捣罗为散，每服三钱匕，空心温酒调下，薄荷醋汤下亦得……

卷第一百四十三——伤折风肿

论曰：凡肢节伤折，皮肉破裂，久而未合，为外风所触，则令肌肉受寒，既不得收敛，又与血气相搏，不得消散，故为风肿，风肿不散，即变脓血败坏之疾。

治伤折风肿，荆芥散方。荆芥穗 当归（切，焙） 续断 芎䓖（剉），各一两。右四味，捣罗为散，每服二钱匕，温酒调下，不拘时候。

……

治伤折风肿，杏仁膏方。杏仁（汤浸，去皮尖、双仁，炒）三两。右一味，细研如膏，涂肿处，外以帛缚之，频易。

……

治伤折风肿疼痛，黄蜡膏方。黄蜡五两 桂（去粗皮） 吴茱萸（炒为末）各一两 盐（火烧）一分。右四味，捣罗三味为细末，熔黄蜡并麻油五两，与药末同煎数沸搅匀，倾出瓷合收。每用看所伤大小摊贴，频易之……筋骨伤折后，气血瘀滞会引起疼痛，宜整骨为先，后敷封裹之剂；伤折后，瘀血停积于腹中，则采用下法，否则瘀滞日久，使人面色枯槁，成痿痹血瘕之病。伤折后，复感风邪，致使其与血气相互搏结，症见风肿疼痛。

卷第一百四十五——打扑损伤

论曰：凡打扑损伤，或为他物所击，或乘高坠下，致伤手足腰背等处。轻者气血凝滞，随处疼痛，重则聚为瘀肿，痛甚不可忍，当察其内外轻重以治之。引起伤折的病因。

治伤扑疼痛，蓬莪茂汤方。蓬莪茂（煨）　白僵蚕（炒）各一两　苏杭木（剉）二两　没药（研）半两。右四味，粗捣筛，每服二钱匕，水一盏，煎至七分，去滓温服，日三服。若捣为细末，热酒调下，亦得。

……

治打扑伤损疼痛，乳香丸方。乳香一两　桂（去粗皮）　安息香　没药各半两　地龙（炒）　补骨脂（炒）各一两　当归（切，焙）　白芷各半两　五灵脂二两。右九味，各捣罗为末。将乳香、没药、安息香三味，用酒研如糊，和余药丸如龙眼大，每服一丸，酒磨温服，不拘时。

治打扑伤损疼痛，延胡索散方。延胡索　桂（去粗皮）　没药（别研）　黄芪（剉）　当归（切，焙）　白蔹　桑寄生　熟干地黄（焙）各一两。右八味捣罗为散，每服三钱匕，温酒调下，不拘时候服。

……

治打扑内损疼痛，摩膏方。蓖麻子（去皮，研）一两半　草乌头（生，为末）半两　乳香（研）一钱。右三味，一处和匀，量多少，入炼成猪脂，研为膏，每取少许，涂伤处，炙手摩令热仿效。如痛甚不可摩，即涂肿痛处。

……

治筋骨伤折，接骨。知母裹方：知母（焙）　贝母（去心）　白及　白蔹　桂（去皮）　乳香（研）各半两。右六味，捣研为细末，用好酒调如糊，摊药在新帛子上，裹所伤处，三五日一换……

卷第一百四十五——腕折

论曰：凡举动不慎，为物所击，致腕折者，筋骨损伤，血气蹉跌，或留积成瘀，瘀肿疼痛，宜速治之，外则敷贴肌肉，内加调养荣卫之剂，则肢体可完矣。对打扑伤损，轻者，气血凝滞导致伤损处疼痛；重者，聚为瘀肿，痛不可忍，当审其内外病症及轻重缓急而治之。举动不慎或为物所击导致"腕折"，造成体内筋骨损伤、气血停滞，以肿痛等症多见，治法当外用敷贴，内服调养荣卫之剂。

治腕折，手足热肿疼痛，骨碎补散方。骨碎补（去毛）　当归（切焙）　芎䓖（剉）　桂（去粗皮）　蒲黄　蜀椒（去目并闭口，炒出汗）各一两　泽兰叶　没药（研）各半两。右八味，捣罗为散，每服二钱匕，温酒调下，不拘时。

治腕折，筋骨疼痛，延胡索散方。延胡索　橘子仁　蒲黄　芸薹子　当归（切焙）　虎胫骨（酥炙）各一两　桂（去粗皮）半两　牵牛子（一半生，一半炒）三分。右八味，捣罗为散，每服二钱匕，温酒调下，不拘时……

治腕折，气血瘀滞疼痛，黄芪散方。黄芪（剉）　生干地黄（焙）　当归（切，焙）各二两　桂（去粗皮）　乌头（炮裂，去皮脐）　续断（剉）　附子（炮裂，去皮脐）　芍药各半两　蜀椒（去目并合口，炒出汗）一分　干姜（炮裂）　大黄（剉，炒）　木通（剉）各一两。右一十二味，捣罗为散，每服二钱匕，温酒调下，不拘时。

……

治腕折伤损，附子膏方。附子（生，去皮脐为末）　猪脂四两。右二味，先炼猪脂去滓，入附子末拌匀，酒少许调如膏，摊伤处，日一易。

……

治腕伤折，乳香膏方。乳香三两　没药（二味剉如皂子大，用生绢袋盛，内黄米内蒸如胶，候冷别研）　铜钱四十九文（火煅醋淬数遍，捣末）　密陀僧　雄黄各半两　甜瓜子　当归（切，焙）　骨碎补　虎骨（酥炙）　黑狗头骨　牛骨　人骨　木鳖子　麒麟竭各一分。右一十四味，捣研为末，拌匀，入绢袋子内蒸如饧。以瓷器盛。如有伤折者，旋取丸如豌豆大，每服二十丸，温酒下。

卷第一百四十五——倒仆蹙损（摘录原附方5首）

论曰：或因乘车马，或登陟危险，误多倒仆。轻则蹉跌，筋脉蹙损，不能伸屈，甚者乃至折筋骨。治宜速以养血脉，续筋骨之剂服之，则其效速矣。

治倒仆蹙损，筋骨疼痛，虎骨散方。虎骨（酥炙，别为末）一两　酒一升　生地黄汁一升。右三味，将地黄汁并酒煎沸，入虎骨末，同煎数沸，每服一盏，温服，不拘时候。

治倒仆蹙损，筋骨疼痛，当归汤方。当归（切炒）　芎䓖各二两　熟干地黄（焙）四两。右三味，粗捣筛，每服三钱匕，水一盏，煎至七分，去滓温服，不拘时候。

治倒仆筋脉蹙损，芍药散方。赤芍药　黄芪　附子（炮裂，去皮脐）　当归（切，焙）　续断（剉）　桂（去粗皮）　羌活（去芦头）　虎骨（酥炙）　蜀椒（去目并闭口者，炒出汗）各一两　乌头（炮裂，去皮脐）半两。右一十味，捣罗为散，每服二钱匕，温酒调下，不拘时候。

……

治倒仆筋蹙，不得舒展，地黄酒方。生地黄（洗，切，研）八两　酒三升。右二味，共煎数沸去滓，每服一盏，温服，不拘时候。

治倒仆诸筋蹙损，槐子煎方。槐子（炒为末，用酒一升浸一宿）　桂（去粗皮）　秦艽（去苗土）　白术（剉，炒）　续断　附子（炮裂，去皮脐）各一两。右六味，除槐子外，捣为粗末，将槐子酒先煎，次入猪脂半斤再煎沸，即入药末再煎熟，绞去滓，瓷合盛，每服一匙，温酒调服，不拘时候……

卷第一百四十五——被伤绝筋

论曰：凡肢体为物所伤，致筋断绝不相续者，使荣卫失道，血气留瘀而为肿痛，宜治以活血续筋之法。论曰：被伤绝筋者，须观其轻重治之，接续之法，要在气血未冷之际，外用续筋止痛药敷裹。内兼服药调治，庶几可救缓，则风冷入于里，则难治矣。选自《四库全书·文渊阁本》。

治被伤筋断，益母草方。益母草汁二升　生地黄汁半升　白蜜（生用）二两。右三味和匀，以绵绢滤去滓，入银石器中，慢火煎，不住手搅，候如稀饧，以瓷合盛，每服一匙，用温酒化下，不拘时……倒仆后，轻则蹉跌，伤及筋脉，屈伸不利；重则折伤筋骨。治宜速养血脉、续筋骨。被物伤筋者，导致"筋断"，会引起荣卫运行失其常道，气滞血瘀而见肿痛，治宜以活血续筋之法。

卷第一百四十五——头伤脑髓出

论曰：凡脑为物所击，伤破而髓出者，治疗宜速。盖头者诸阳所会，囟者物有所受命，若脑破髓出，稽于救治，毙不旋踵，宜速以药封裹，勿为外邪所中，调养荣卫，安定精神，庶几可活，其证戴眼直视不能语者，不可治……脑为外物所击导致头伤脑髓出，治法宜速以药封裹，同时调养营卫，但预后较差。

卷第一百四十五——诸骨蹉跌

论曰凡坠堕颠仆，骨节闪脱，不得入臼。遂致蹉跌者，急须以手揣搦，复还枢纽，次用药调养，使骨正筋柔，荣卫气血，不失常度，加以封裹膏摩，乃其法也。论曰诸骨蹉跌者，坠堕倒扑伤折，致诸骨蹉跌，治之须扶骨对正，用止痛生肌接骨之剂封裹。内服药调治。倘骨碎者，便当出之，否则脓血不绝，肌肉亦不能收敛，则难愈也。选自《四库全书·文渊阁本》。

治诸骨蹉跌，补绝伤，地黄散方。生干地黄（焙）　桂（去粗皮）　干姜（炮）　芎䓖　甘草（炙，剉）　当归（切，炒）　芍药各一两。右七味，捣罗为细散，每服二钱匕，温酒调下，不拘时候。

治诸骨蹉跌，补伤绝，大豆汤方。大豆（炒，去皮）　大黄　生干地黄（焙）　桂（去粗皮）各一两。右四味，粗捣筛，每服三钱匕，水酒共一盏，煎至七分，去滓温服，不拘时候。

……

治诸骨蹉跌，脱臼疼痛，乌头膏方。草乌头（去皮尖，炒）　细辛（去苗叶）　独活（去芦头）　蛇床子（炒）各半两　吴茱萸（洗，焙炒）一两　葱二十茎　生姜四两。右七味，捣罗前五味为末，次将生姜、葱二味研细，后入药末，同和令匀，乘湿摊绢帛上，裹所损处，日一易。

……

治骨节蹉跌，内伤疼痛，地黄敷方。生地黄（洗研）二斤　芥菜子（研）四两。右二味，细研和匀，入酥四两，同煎沸，乘热敷损处，或以帛子系之，日一易。

……

治骨出臼蹉跌，不复疼痛，当归膏摩方。当归（洗切，焙） 续断（剉） 细辛（去苗叶） 木通（剉） 白芷（切） 芎劳（剉） 甘草（剉） 蜀椒（去目及闭口者） 牛膝（去苗） 附子（去皮脐，生切）各一两。右一十味，粗捣筛，用猪脂半斤，先煎取油，次下诸药，煎如膏，以绢绞去滓，瓷合盛，每用少许抹损处，热手摩之。坠损倒仆，心气被扰，荣卫气血运行停滞，若伤及胸胁，则"气留肓膜，损血入胃"，症见咳唾吐血，治则以调营卫、缓其中、逐瘀血为主。蹉跌者，乃是坠堕跌仆等导致骨节闪脱、不得入臼，治法宜先手法复位，次用药物调养，配以封裹膏摩之法。

第六节 《永类钤方》

【作者介绍及成书背景】

李仲南，又作李中南，又名乃季，号栖碧，元代安徽黟县人。仲南无世俗之嗜好，曾问道士习方术，后悟曰："丹之道远矣。庶几明方脉，以寿吾母耳。"遂广集古人医籍，择其精要，编辑成书，复钤以图。名医孙允贤与仲南相友来，允贤觉此书于治法有略，故为之补订加详，至顺二年（1331年）著成《锡类钤方》二十二卷。时仲南母已殁，衔哀茹痛，故改名《永类钤方》，刊刻于世。

【现存版本】

1. 中医非物质文化遗产临床经典名著永类钤方 /（元）李仲南著；刘洋校注，中国医药科技出版社，2014年。

2. 永类钤方 /（元）李仲南撰；王均宁等整理，人民卫生出版社，2006年。

【主要内容】

《永类钤方》，1331年成书，初由李仲南集成，后经孙允贤补订，原名"锡类钤方"，后改名"永类钤方"。该书卷一为诊脉图诀，风、寒、暑、湿四中四伤钤田方论；卷二~七列伤寒、杂病证治内容；卷八为《南阳活人书伤寒集要方》；卷九~十为《和剂局杂病方集要》；卷十一~十四辑录宋元间诸医亲病治验方；卷十五~十七为妇科证治方论；卷十八~十九为产科证治方论；卷二十~二十一为儿科学证治，内存《全婴总要》；卷二十二为骨伤科证治方论。书中以图散形式对比论述伤寒与杂病两大证候的脉、病、证、治等内容，并以三因之说加以阐发，纲目清晰明了，骨伤科病证中，载录了多种骨折、脱臼、整复、夹板固定法，若干医疗器械、方药等内容。

《永类钤方》是我国古代一部实用价值较高的大型综合性方书，书中包括痘疹、惊风等多种疾病的辨证、治则、方剂，还对各类骨折与关节脱位的整复手法做了较为详尽的记载。

李仲南认为治伤重在梳理气机，治疗外伤除当用手法整复外，亦强调以调气为先。

李仲南首创过伸牵引加手法复位治疗脊柱屈曲型骨折。《永类钤方》首次介绍了攀门伸张复位法治疗腰部损伤，"凡腰骨损断，先用门扇一片放地上，一头斜高些，令患人覆眠，以手伸上，攀住其门，用三人拽伸，医者以手按损处三时久"。脊柱胸腰部压缩性骨折患者在牵引的状态下，医者用两手重叠按压在患者背后凸起部，用力向下反复按压前推，借前纵韧带的张力向后挤压，使压缩性骨折得以复位。这是世界上首次对过伸牵引加手法复位治疗腰椎骨折的记载，丰富了创伤骨科的诊断治疗经验。

李仲南首次用"粘膝"与"不粘膝"作为髋关节前后脱位的诊断标准。髋关节脱位一般皆有跌打损伤史，有局部肿胀、疼痛、呈弹性固定、患肢活动功能障碍、不能站立行走等症状。今《中医伤科学》称之为"粘膝证"，"粘膝证阳性"为髋关节后脱位体征。

李仲南率先提出运用盘脚膝抵法治疗髋关节后脱位。髋关节脱位，手法整复宜早不宜迟。对髋关节后脱位，《永类钤方》先提出运用盘脚膝抵法治疗，"凡臀股左右跌出骨者，右入左，左入右，用脚踏进。如跌入内，令患人盘脚，按其肩头，用膝抵人，虽大痛一时无妨"。《普济方》《证治准绳》均继承此法。此法仅适用于髋关节后脱位，现在中医骨伤科临床仍在使用。

书中详细记载了关于肱骨近端骨折复位的方法及前臂骨折的夹板固定方法，和现代所用方法类似，并且提出了骨折复位、固定后应该功能锻炼的理念。

【后世影响】

李仲南用俯卧位过伸复位法，治疗脊柱骨折及以有无"粘膝证"（指患侧膝关节屈曲、内收与运动障碍）作为鉴别髋关节前、后脱位的主要依据等，均属首次记述，对后世正骨术的发展有一定影响。《永类钤方》对后世医学的发展有着积极影响，如李时珍的《本草纲目》就有不少内容取材于此。但由于《永类钤方》濒于绝迹，曾在一段时间内未能引起人们的重视，在骨伤科学术上的卓越贡献也未得到后人重视。现在，《永类钤方》是中医临床必读丛书之一。

【原文选读】

卷二十二　风损伤折
肩胛颈骨及手脉脱手盘手指骨伤

凡摔进颈骨，用手巾一条，绳一茎，系在枋上垂下来，以手巾兜缚颏下，系于后脑，杀缚接绳头，却以瓦罂一个五六寸高，看摔入浅深，斟酌高低，令患人端正坐于其罂上，令伸脚坐定，医用手采捺平正，说话不觉，以脚一踢，踢去罂子。如在左，用手左边掇出；在右边，右边掇出。又一法，令患人卧床上，以人挤其头，双足踏两肩即出。首创悬吊牵引复位法治疗颈椎骨折与脱位。

凡左右两肩或搣坠失落，若骨脑叉出在前，可用布袋腕系在前，如出在后，腕系手在背后，若左出摺向右肱，右出摺向左肱，骨即入。接左摸右髻，接右摸左髻……肱骨近端骨折复位方法。

凡手静腕骨被绷直拽出，医用手抬起手静腕，以患人本身膝头固定，医用手于颈肩处按下，其骨还臼，却用药敷贴。若手腕失落，或在上在下，用手拽伸，却使手捻住，方可贴药夹缚。若手静骨出，用圆大椅横翻向上，医用足踏定，将病手在椅横内校曲入腕内，以文书贴定平稳，用绢兜缚，兜时要手掌向上。若手盘出臼，不可牵伸，用衣服向下承住，用手搏按入臼，摇三次，却用夹缚，下用衬夹。凡手骨出向左，则医以右手拨入，骨出向右，则左拨之。一伸一折，摇动二三次。

凡手与脚骨皆有两胫，前一胫断可治，若皆断不可治。

凡手足骨断者，中间一坐缚可带紧，两头放宽些，庶气血流荫。又法，肿若如截竹断，却要两头紧，中间带宽，使血气聚断处。又，手盘出向下，将掌向上，医用手搏损动处，将掌面向外，用夹向背一片长，托在手背后，向面一片短，在掌按处，向小指一片长，在指曲处，向大指一片短，在高骨下，三度缚，却贴药。凡两手臂骨打断有碎骨，跌断骨无碎骨。

凡手指打碎，用油润，以薄笋箨管定，看冷热，用一黄散或黑龙散贴之。

胸胁肠伤

凡胸前跌出骨不得入，令患人靠突处立，用两脚踏患人两脚，却入手于其肩，搊起其胸脯，其骨自入。用药封缚，亦在随机应变。凡胸脯有拳槌伤，外有肿，内有痛，外用贴药，内服化血药。如刀伤，可用安骨定皮合口，外用贴药掺口，内用吃药。

凡胸骨肋断，先用破血，却用黄云膏贴。胸胁伤，血作不通，用生绿豆汁生姜自然汁和服，以一壮力，在后挤住，自吐出其血也。

凡肠出，可以病手搭在医肩背，随其左右狩起，以熟油润疮口整入腹，却打喷嚏一个，却用桑白皮为线，打曲针向皮内缝合，后用断血合口药同济，用绢袋缚定，再贴绢上再缚。若秋冬间有此证，先用断血合口药，后用狗仔一只，割取腹口皮贴疮口，割喉封药，联口同用。若肠上有损针鼻大，以灯火照之，肠中有气射灯不可治。又一法，肠出，吊起病人手，用醋煎山豆根汁，服一口至二口，却以针于病人颈上一刺，肠自入。

凡肠上必有黑紫斑及有曲缝痕者，乃肠也。如土有膏，一重黄，一重肉，更有胰子肉出也，肠若出，不可割，如实是膏，不得入，可割除，须详下认。

腰脚臀股两腿膝伤

凡腰骨损断，先用门扉一片，放斜一头，令患人覆眠，以手捍止下，用三人拽伸，医以手按损处三时久，却用贴药。病人浑身动作一宿，至来日患处无痛，却可自便左右翻转，仍用通贴药。若前后不便，听其施溺，更用内外住痛神授乳香散在后。腰椎过伸复位法。

凡臀股左右跌出骨者，右入左，左入右，用脚踏进。如跌入内，令患人盘脚，按其肩头，用膝抵入，虽大痛，一时无妨，却用贴药，以缓仰卧，用手捺衬入，再加贴药、吃药，患人未可翻卧，大动后恐损，腰腿伤，全用酒佐通气血药。

凡胯骨从臀上出者，用二三人捉定腿拔伸，仍以脚捺送入，如在裆内出者，则难整。凡脚骨伤，甚难整。

凡两腿左右或打或跌断者，多用葱，打断者不用姜葱，以手法整其骨，在上于前，在下于后，以手拽正，上拽七分，下拽五分，整定用贴药，后以杉皮夹缚，缚时先缚中，坐后缚上下，外用副夹竹绳。若上下有肿痛，毋虑，五日方可解外缚，约一七方可转动，解外缚未可换药，仍浑用酒服药。

凡辨腿胯骨出，以患人膝比并之，如不粘膝，便是出向内；如粘膝不能开，便是出外。粘膝证区别膝关节脱位类型。

凡脚盘出臼，用人以脚从腿上一踏一搬，双手一撑，摇二三次，却以药夹。

凡膝盖或左右损断，用手按直，用贴药夹一月。若肿痛，须用针刀去血，却敷贴用夹。或外胫踝骨兀折，左右脚盘，用脚踏直，或针患处，却敷贴，吃住痛药，不得令冷。

若膝头骨跌出臼，牵合不可大直，不可大曲，直则不见其骨棱，曲亦然，可半直半曲，以竹筅筅住，以帛缚之。

阴囊阴门伤

凡阴囊被人扯脱者，用合口封贴，绢袋兜缚。凡阴囊处有青肿紫黑色，不用姜汁，可用赤芍药细末，入贴损药内，仍加良姜、肉桂打和，用韭菜叶打烂，同药贴，如无韭叶，及葱亦可。仍服八正散利水道。

凡妇人腿骨出进阴门边，不可踏入，用凳一条，以绵衣覆之，移患人在上，以手拿患人脚，用手一撑上在好脚一边上，其腿自入。凡下近腿胯阴囊等处，不用通药，但贴不令血荫。

筋骨伤

凡断筋骨者，先用手寻採伤处，整顿其筋，如前方用贴药，及用正副夹，正用杉皮，副用竹片。采用正副夹板固定骨折，正夹板为杉树皮，副夹板为竹片。

凡骨断皮破者，不用良姜、肉桂，只用葱汁调贴。或损在内，可用童便、姜、葱、生油和通药服。如通气已过，只用顺气止血药。或余血在腹作胀，更进前药，无事后方用损药。仍看病人虚实，若骨断皮不破，整其骨，先用贴药，加良姜、肉桂在贴药内，葱姜汁调涂（以上皆郡氏口教）。

凡皮破骨出差爻，拔伸不入，撑捺皮相近三分，用快剀刀割开些，捺入骨，不须割肉，肉自碎了。可以入骨。骨入后，用黑龙散敷贴疮四旁，肿处留疮口，用风流散填之。若不破，用黑龙散敷贴；破用风流散贴。破者必有血出，用力整时，最要快便。

凡骨碎，看本处平正如何。大抵骨低是不曾损，左右骨高，骨定损，要拔伸捺平，用药敷贴，束缚要平正，捺正了，曲处要时时曲转，使活处不强。功能锻炼。

凡敷贴，用板子一片，就板子上，将皮纸或油单纸摊黑龙散在上，移在损处。皮内有碎骨，后来皮肉自烂，碎骨自生。若破断皮肉，用风流散填涂，用线缝合，用黑龙散敷贴。

凡拔伸捺正，要毡绢软物单正，仍拔伸骨近，在骨损处不得前去一节骨上，仍拔伸相度左右骨，有正拔者，有斜拔者，搏捺要手法快便，要皮骨相就平正，整拔亦要相度难易，或用一人、二人、三人（以上彭氏口教）。

束缚敷贴换药

凡束缚，夏二三日，冬五日或四日，缚处用药水泡，洗去旧药，不可惊动损处。洗了仍用黑龙散敷缚，束缚要杉木皮浸软，或如绵，或纸缠令软，约手指大片，疏排周匝，以小绳三度，缚时相度高下远近，使损续气血相通，有紧有宽，说见前，三日一次，洗换涂贴。定期调整夹板松紧度。

凡损大小便不通，未可便服损药，盖药热加酒，涩秘愈甚。看患人虚实，实者下大承气汤加木通，尚未通加芒硝。

凡损不可服草药，服之所生骨必大，不得入臼。损一月之内可整，久则难整。

凡损药必热，能生气血以接骨也。更忌用火炙。如治不效，服药亦不效。

凡损药用酒，用酒不问红白，忌灰酒，且重伤不可便用酒，反承起气作肠胀胸满。切记，此大口功。如稍定贴，却用酒水煎或汤浸酒……

凡用夹，须摊药于纸上，平两头，要带薄搭头，搭得不厚不碍肉，平坦者，无高低不匀之患。如四岸高低不匀，此上便有空缺，不着肉处生泡也，此大大口功。如换药，不可生脱药，用手巾打湿搭润，逐片取脱。如取脱一片，随手上药贴了，脱一片，上一片药，切不可经停一时，便生泡为害，此大节，病累遭害，切记，仍先摊下换药，应手用，切记。

凡用生姜一节，有用有不用，良姜解姜毒，故姜有毒，常能作梗。且如用姜，与同门在病家，治疗不可不用姜，讨姜一斤，砸烂分作数处，却以热汤泡开，令冷，候澄得滓在下，却以其滓调药，此热汤去其热，在上去了，不必虑其作梗，莫若不用姜为上。切记，切记。

凡伤重，其初麻而不痛，应拔伸捺正，或用刀取开皮，二三日后方知痛，且先匀气血。

凡打伤在两胁、两胸、两肋，却用通气通血药，又看病人虚实不同，虚者通药须兼补药，实者补药放缓，且用贴药在前，通药在后。凡用通药反不通者，后用顺气药，腹肚全无膨胀而得安，此为不于血作，乃是气闭不通。如腹肚果有血作，一通便下，亦须以顺气药兼之。庶胸膈腹肚不致紧闷，气顺后却用损药，无不愈，须先顺气药故也。有人醉卧跌未下，脾背疼痛，不可屈伸，损药不效，服刀豆酒数日愈，豆下气所损轻也。有小儿误跌凳角上，只用萝卜子煎汤愈，亦顺气也。

整作之法，除头脑上不可用药水洗，恐伤风，余可用油同药水避风洗之，且与住痛。整时，先用热酒调寻痛药，加草乌方整，整后气绝，用苏合香丸灌苏，未醒以大黑豆汁冷服，或淡豆豉煎，不可用盐解之，如吐加生姜汁。

用药次第发散寒邪，通气通血

用药先看病有轻重，若有破伤，未可便用洗药，恐成破伤风。被伤之进，岂无外感风寒之证。且先用三四服疏风顺气药，却看患人虚实，有何证候轻重。若伤重，气血潮作，昏闷胀痛，亦先通气，而后通血，盖血随气行。虚弱者药用温通，壮实者药可峻通，或通气血兼用，斟酌只在此。亦须看脉之强弱加减。《经》云：坠压内伤忧小弱，坚强之脉可求安。

《和剂》五积散：疏风顺气、五劳七伤及伤损头疼。伤风发汗，姜葱煎热服；下元有伤，可加木通、茴香、苏木、乌药、何首乌；弱者无汗，亦可三四服；伤重昏闷不省，酒调苏合香丸；壮者，热童便更佳。《和剂》七气汤亦匀气。

彭氏匀气散：治同上证。茴香、青皮、制厚朴、杜乌药、白芷各半两，陈皮、麦芽、前胡、桔梗、苍术、粉草、枣仁各一两，咬咀，姜枣煎。

郡氏用《和剂》乌药顺气散，每服加苏木、桃仁、生香附子饼、贴水败荷末一钱仲，水蛭一分，炒茴香一分，水煎服。停血胀，加毛蛇藤根生研自然汁，酒汤各半浸服。

若心头紧痛，通气通血，壮盛人，槐花散：槐花、黄连各半两，熟枳壳、生大黄各三钱，黄芩二钱，朴硝、苏木各一钱，咬咀，分作二服，灯蕊百茎滤后加清油一平钱。又姜、蜜、小便、酒入，空心服，即通。

若损血气并心不省：白芷一两，大黄、木通各一两，山栀十个，百草霜一钱，细末，每三钱苏木汤下。血作潮热，大艾煎醋汤调。

诸伤气血膨胀，大便不通，腹肚筑痛：雄黄、腻粉各一钱，巴豆十粒，五粒去油生用，五粒清油灯烧存性，真蒲黄一钱为末，饭丸绿豆大，每二丸冷茶下。过一时未通，用水边乌桕根研汁，吞十五丸即通。

诸伤小便不通：猪苓、滑石、车前子各半两，天花粉三钱，海金砂二钱半，细末，麦门冬煎汤。

大小便俱不通：生大黄末二钱，当归尾二钱、红花二钱、苏木三钱，熟枳壳半两，煎熟入大黄末，加童便酒煎，有潮热除酒用水。

《三因》鸡鸣散：治坠压内伤，血瘀凝积，痛不可忍，推陈致新。

大黄一两酒蒸，杏仁二七粒去皮尖。上研烂，酒一碗，煎六分，去浑，鸡鸣时服，至晓下瘀血愈。若气绝不能言，先擘开口，以热童便灌苏，加芎归芍药，酒煎更妙。

《济生》夺命散：治从高坠下，木石压损及刀刃伤，瘀血凝滞，心腹胀痛，大小便不通，欲死。红蛭石灰慢火炒令干黄色半两，大黄、黑牵牛头末各二两，细末，每二钱热酒调下约行四五里，再以热酒调牵牛末二钱，催之，即下恶血或块，以尽为度。

邵氏用水蛭、茴香各一两，先以茴香三分同水蛭炒，去茴香，又以茴香七钱，微炒，共为末，用水煎苏木，加酒和调乌药顺气散一贴，作三服。又一法：硇砂、水蛭、竹膜、丝头四味，将砂炒蛭，去砂用蛭，为末，竹、丝烧灰，和匀酒调服。《和剂》花蕊石散治证同上。

邵氏骗通之法：打扑伤损，得三五日，水食不入口者，用生猪肉二大钱，口中嚼烂，或用刀打烂，却以温水洗去血水；又再擂烂，用阴阳汤打和，却用半钱多入碗中，以鸡毛送入喉内，闭口，以阴阳汤灌下之。其食虫闻此肉香，窦开瘀血，寻上贪食，胸中自然开解，却用通药。此损血凝聚心间，其虫食血饱，病人心膈闷。食虫不来采，故用此治法。

敷贴药

《三因》集胡氏夺命散，又名玉真散：治打扑金刃伤及破伤风湿如痓者，至危、至效。南星、防风各等分，细末。疮口破伤风依上敷贴疮口，仍以温酒调服一钱。牙关紧闭，角弓反张，或死而心尚温者，热童便调下二钱。斗殴内伤坠压，并酒和童便调，速进三服苏，南星为防风所制，服之不麻，追出黄水尽为度。

《瑞竹堂方》治前证：又用黄蜡一块，热酒化开服立效，与玉真散一对，速服神效。

邵氏贴诸伤损：生独活一两，草乌三钱，南星半两，紫荆皮、粉葛、尖尾钱半，黄橙叶（又名木腊叶能散血），麦菜生者佳，蓝菜能住痛，此五味倍用，不拘等分。细末。如打损伤，有大紫赤色未破肉，可加良姜、山桂皮、生姜自然汁调贴，无姜水亦可；若紫黑色已退，除姜、桂、姜汁，却用后药煎汤泡洗。上用前药，以葱汁、茶清调放温贴；或有痛，可有饼酒麸调药，不用姜，痛肿即除，仍吃药消之。若伤损跌磕，骨酸痛，仍加前姜、桂坐热贴之，药气透骨痛止。

桃红散：贴损折筋骨肿痛。草乌三个去皮，见血者不可用，飞罗面半两，国丹二钱贝母半两，天南星半两，细末，生姜自然汁调贴，加作潮热，茶清调贴。如皮破见血者，去草乌，恐坏皮肉。若轻者血聚，以萝卜叶研罨患处，帛缚之。

骨断者，可用肥株去皮弦、子、膜，以童便煮，生姜二味，打烂，入飞罗面，加入前独活八味，打和，用纸、布、绢片，却用前后正副夹，须仔细整顿其骨，紧缚后，看上下肿痛消者，方可换药。肿痛未退，不可换药，仍服住痛药，且贴了此肥株一番，便如铁钳牢了，宜斟酌日子，看有无动作，方可换药。

诸伤至重，但不透膜者，以海味中咸白鳔，拣大片色白而有红丝者，成片铺在伤处，以帛札之，血即止。如膏脂出，不伤肉膜者，即剃去患人头心发，不令患人知，以热熨斗于顶上一熨，膏脂自入，以桑白皮线缝合，用血结草、木蜡叶、磁石为末，干掺之即合。

彭氏黑龙散：治诸扑伤损，筋骨碎断，差乆生田，先煎葱汤药水淋洗，整拨平正，看热冷，用姜汁或地黄汁调，或纸、或帛随大小裹贴，有破留口，别用敛药。如骨断碎，斟酌夹缚，三日一次、淋洗换药，不可去夹，以待骨续。如刀箭兽啮成疮坏烂，擦。磕肿痛，用姜汁和水调贴，有破留口。

穿山甲六两，丁皮六两，当归二两，百草霜，枇杷叶略用些，细末，姜汁和水调贴。

《经验方》走马散：治折伤接骨。生柏叶少用，生败荷叶，生皂角多用，骨碎补去毛，各等分，为末，整骨入臼平正，以姜汁调药，摊纸上，贴骨断处，却用夹缚，不得摇动。三五日后，依夹法取开，温葱汤洗，再贴再夹，七日后如痛，加入没药。

《澹寮》治打扑折伤手足。绿豆粉，新铁铫炒令紫色，以井水冷调敷，夹缚。

《百一选》治打扑接骨。夜合树即合欢花，越人呼为乌颗树，去粗皮炒黑四两，芥菜子炒二两，为末，酒调二钱，澄清，临卧服，以滓罨疮上，夹缚之。

一方用葱白、沙糖二味等分，烂研敷痛处，立止，仍无瘢痕。

《经验方》伤损打扑，伤筋骨。胡孙姜即骨碎补，石上生者补损，樟树上生者通气。治风损各用一半，研烂取汁，以酒煎或调服，留滓敷伤处。制法：去毛，切片微炒，常用煮酒，窨七日后饮之。

打扑有痕伤，瘀血流注：半夏末水调涂伤处一宿，不见痕。作潮热者，大黄末、姜汁调涂一夜，一次上药，一宿黑者紫，二宿紫者白矣。

指爪甲伤，擘裂：用炭火煨热葱汁，剥去皮，取其中忽涎涕，罨损处，仍陆续煨，易热者，痛止而安。

续筋：金沸草根研和滓汁，以筋相对涂而封之，即续。蜀儿逃走，多刻其筋，用之验。

金刃及打伤，血出不止：降真末，五倍子末，镜面上削下铜末，细研等分敷伤处。

金刃箭伤：桑叶阴干为末贴。

刀斧伤：隔年四月苎叶揉软覆伤处，缚定血即止，野苎叶亦可。又陈紫苏叶和血揉匀封缚，神效。五倍末亦佳。

伤损皮肉破及刀刃伤：急用未经水葱白细切，炒极热，裹伤处，血止痛定。或用晚蚕蛾为末，和石灰罨伤处，住痛止血合口。

伤筋肉骨痛楚，寻生龟取甲入损药，梦龟授方，用生地黄一斤、藏姜瓜旧糟一斤，生姜四两，赤小豆二斤，研烂同炒令热，以帛罨裹伤处，夹缚不过三日。《医说》。

胸胁诸骨伤断，黄云膏：木菖蒲炒，常用；红内消，如肿，加生者五两，即何首乌；白芷生用，风加一两；赤芍生，二两，痛亦加；土独活生三两，常用。为末，热酒调涂。

诸损敷贴：当归三两，白芷三两，肉桂半两，薰陆香，没药各一两，为末，姜汁调，白芷一味自佳。

欧阳氏贴损：白芷，赤芍，南星，天花粉，木蜡叶，牡丹皮少许。为末，姜汁调贴。

干掺药

彭氏风流散：石膏十两（泥固济，火煅），白矾二两，枇杷叶少许，松脂、黄丹各一两。为末。伤经久者，药水洗后用，疮干用油调敷，新破伤，忌风湿。

邵氏破伤血不止：真血竭（或用番降节油代亦可）三钱，五倍子一两，陈紫苏叶三钱，白芷半两，海金沙一两。细末掺之。军前急救，不可着水至效。

淋洗药

彭氏用生葱切、荆芥、杜当归等分，煎沸汤放温洗，或加连翘、防风、白芷、黄连。

邵氏用南蓼、杜独活、藁本、黄柏、生姜煎洗，如有口，除姜、蓼；损而青肿，用此二味。若肉冷痹痛，骨断而肿，不可洗伤口。有脓水，别用合口药，如前风流散。

凉血消肿：千金草（即荆芥）、山桂皮、藁本、石南藤、皂角、连根葱，煎水洗。

《御药院方》淋渫顽散：治诸坠压伤折筋骨，瘀血结痛，淋洗宜避风。顽荆叶半两，蔓荆子、白芷、细辛、防风、桂心、川芎、丁皮、羌活各一两。为末，每二两加盐半匙、葱（连根）五个、浆水五升，煎五七沸去滓，手淋痛处，冷却再温热。

又方：桑白皮，赤芍，白芷，乌药，左缠藤，臭橘叶。金疮去乌药，加荆芥、防风；如臭，加蕾香；如毒，加乌柏叶或柏根皮、黄桑叶；如有脓，去荆芥，加五倍子、白芷、黄连。

风损药

《和剂方》：花蕊石散、没药降圣丹、接骨散、补损当归散，四方见前《和剂方》。

《御药院方》没药乳香散：治打扑伤损，痛不可忍。白术（炒）五两，当归（焙）、甘草（炒）、白芷、没药（别研）、肉桂、乳香（别研）各一两。为末，每二钱温酒调下，不拘时。

《杨氏家藏方》紫金散：治诸伤，内损肺肝，呕吐不止，并瘀血停滞，心腹胀闷。紫金藤皮二两，番降油、续断、补骨脂、无名异（煅，酒淬七次）、琥珀（别研）、蒲黄、牛膝（酒洗）、当归（洗焙）、桃仁（去皮炒）各一两，大黄（煨）、朴硝（别研）各一两半。为末每二钱浓煎苏木当归酒调下，并进三服，利即安。

《本事方》打扑内损，筋骨疼痛：没药、乳香、芍药、川芎、川椒（去子及合口者）、当归各半两，自然铜（醋淬）半两。为末，黄蜡二两溶开入药末，不住手搅匀，丸如弹大，每一丸好酒煎开，热服，随痛处，卧片时，连进有效。

《杨氏家藏方》内托黄芪丸：治针灸伤经络，流脓不止。黄芪八两，当归三两，肉桂、木香、乳香（别研）、沉香各一两。为末，绿豆粉四两，姜汁煮糊丸梧子大，每五十丸，热水送下，不拘时。

《百一选》治老弱坠压折伤：当归、肉桂、甘草、川椒（炒去汗）各三分，川芎两半，附子（炮）、泽兰（炒）各一两。为末酒调，忌菘、葱、冷水等物。

《经验方》应痛丸：治诸伤损及损后为血气所侵，手足疼痛，忌热食二时。

生苍术一斤，破故纸（炒）斤半，舶茴（炒）二两，骨碎补（去毛）一斤，穿山甲（去膜以紫灰炒胀），生草乌（剉如麦大）一斤。上除草乌用生葱二斤、连皮生姜二斤擂烂，将草乌一处淹二宿，焙干，连前药焙为末，酒煮面糊丸，如梧子大，每三十丸，汤酒任下。

《经验方》治诸折伤：乳香、没药、苏木、番降节、川乌（去皮尖）、松明节、自然铜（醋碎，水飞过）各一两，地龙（洗净，略炒）、水蛭（油炒）、龙骨各半两，血竭四钱，土狗（油浸焙，《本草》名蝼蛄）十个。为末，每五钱酒调，看病上下，服此一身上下飒飒有声。

邵氏诸风损伤折：干姜（洗）一两半，僵蚕（生，水洗）二两，木鳖（水浸，去壳）

二两，杜独活三两，藁本二两，乳香（水浸）半两，没药（水浸，二味别研）一两，抚芎、制枳壳、赤芍、破故纸（炒）、续断（酒浸，炒）、黑牵牛（炒）、穿山甲（灰炒）各二两，白芷、肉桂、独活、良姜、净细辛、当归（酒浸）、川牛膝（酒浸，焙）各一两，草乌（去皮尖）三两半，羌活半两，骨碎补（炒去毛）三两，苍术（炒）半斤，海桐皮（酒浸炒）三钱，附子、川乌（炮）各一个，后二味看虚实加。上末，每药末一斤，用面二两，酒水煮糊丸梧子大，每二十丸，壮实者加二十五丸。有臂胛头痛，生葱、姜酒细嚼吞下；两胁腰腿疼痛，茴香、姜酒空心下；脚膝痛肿，木瓜姜酒下。四、五月加荆芥，春月去破故纸，夏月去牵牛。

治损接骨，活血住痛，虚弱及经久未定：附子八钱（炮），泽兰一两，川椒（去目及第二重皮炒，放冷）半两，甘草半两，当归、川芎、独活各半两，白芷一两，川乌八钱。细末，细嚼，生姜酒调。如刀伤，不用酒，骨断皮不破加乳、没浸酒调，体弱伤损气痛，茴香姜酒调，看虚实，每服加少草乌末。

脑上有伤，头痛不止：荆芥、川芎各半两，白芷一两，荜澄茄二钱。为末，热酒调。

诸损伤，草药捷径：毛蛇藤（有血瘀多加，打破）一两，大青根半两，化气，矮樟根半两，熟骨草半两，柞苏七寸长七茎（住痛多加），紫金藤，又名山甘草用一两，可加姜三两拌和，牛膝根半两（消血瘀加用），过路蜈蚣（即过墙枫）一两，松青一两，左缠藤、接骨草一两。上生研酒浸开，去滓加童便温服，体弱温热服，有瘀血在内，用麻油葱同酒后入，以滓合伤处，皮破出血者不用贴……

接骨散：诸伤筋折肿痛，服之住痛消肿。白芍二两，破故纸（炒）一两，自然铜（醋淬）、没药（别研）、羊胫骨炭各一两，白茯苓、骨碎补（去毛）各二两，川乌（炮）、木鳖（去壳并油煨）各半两，虎骨随多少（醋煮，别研）。上细末，每一大钱依前汤使调下。烧羊胫炭法：四、五月收集羊粪，用茅一层，又加粪一层，尽意烧之存性，合了烟令作炭，先姜汁童便，候炭成，将入汁内淬，晒干为末。

筋骨散：治新旧损，除痛壮筋骨，可常用。生地黄、赤芍、当归、石南藤各二两，杜白芷、骨碎补（炒去毛）各三两，五灵脂、肉桂、山桂皮、荆芥穗各一两，桔梗四两，川乌（炮）、草乌（制）各半两，雄黑豆（煮去皮）四两。为末，姜汁和酒调，妇人风损痹痛，煨葱酒调。

接骨续筋住痛生血。周竹心传，甚神秘之。内加玉真散二味，又胜诸方：

乳香，没药，自然铜（醋淬七次），南木香，生地黄，熟地黄，川羌活，川独活，川芎，当归，防风，南星，松嫩心（去毛），粉草，侧柏叶（醋煮，加倍用），草乌（制去皮尖数个，痛甚加作五十个）。柘木（糖火中偎存性作炭）。前药各等分，松心、侧柏、柘加倍用。细末，生姜自然汁调下，或蜜丸弹大，生姜汁和酒调嚼下。

应痛乳香丸：治诸损。乳香、没药、信米（别研）各半两，白胶香（同乳香溶）一两，草乌（制）四钱，石南藤二两，骨碎补（炒去毛），桔梗、白芍药各二两，熟地黄一两，川乌二钱，荆芥穗一两，暗松节（烧过存性）一两。细末，醋糊丸梧子大，每三十丸煨葱或葱或松节酒下。

神仙透骨丹：骨断八方，加用此药。当归二两，川独活二两，乳香（白胶溶过用）半两，生、熟地黄各一两，自然铜（醋淬）半两，侧柏叶（酒浸焙）四两，肉桂半两，石南藤二两。细末，糯米糊弹大，国丹为衣，每一丸炒松节或番降节酒下。看损上下服亦可梧子大丸，每三十丸，前药加松条、松节、好土朱、荆芥、桔梗各二两，脚气入骨痛，木瓜浸酒，黑豆炒烟起酒浸。

彭氏活血丹：治打扑伤损，折骨碎筋，瘀血肿痛烦闷，风痰、瘫痪、顽痹，妇人血风，产后败血浮肿，血气疠痛，风劳发动，四肢酸痛，孕妇勿服。青桑灰（好醋杀火）一斤，大栗间（焙）、骨碎补（制焙）、南星（生姜汁浸一宿，焙）、赤白芍（并焙）、牛膝（洗焙）、川乌（炮）、雄黑豆各一两六钱，自然铜（醋淬）、木鳖子肉（切和面炒赤）各八钱，净细辛（焙）一两，没药四钱，乳香（并别研）六钱，白胶香三钱，血竭（或番降节代）六钱。为末，糯米粉醋煮糊丸，杵千下，集手丸，缓则发裂，大丸重六钱湿，中丸三钱湿，候干，以漆搽手上，将两三丸挪漆为衣，收用。每半丸无灰酒磨化，渐煎三五沸，温服，无时。以纱葛袋收挂净处，经久不坏。

小红丸：治诸伤劳损，踒折筋骨，风湿挛拳，壮筋骨，活经络，生气血。

川乌，何首乌，苍术，蛇床子，五灵脂，白胶香，赤小豆，牛膝，当归各制净，一两，乳香二钱。酒糊丸，绿豆大，每三五十丸，酒下。

大红丸：治证同上。不问新旧经年诸伤损，孕妇勿服。

赤、白芍药兼用一斤，何首乌（焙）一斤，川乌（炮）一斤七两，南星二斤七两，当归十两，骨碎补（姜制）一斤，牛膝十两，净北细辛八两，青桑灰（或不用）三斤，赤小豆二升，自然铜（醋淬）二两。细末，醋糊丸，梧子大，信州朱为衣，每二十丸温酒下。

黑神丸：治证同上。白蔹一斤，白及四两，当归四两，白芍十两，制南星六两，川乌三两，骨碎补（制）八两，牛膝九两，百草霜半两，赤小豆一升。为末，醋糊丸梧子大，汤使同上。一方加细辛或白鲜皮。

当归散：治诸风损折伤，或作痈疽，或因损中风瘫痪，或劳役所损。泽兰、当归、牛膝、续断各十两，芍药、白芷、川芎、肉桂、细辛各五两，白杨皮（或不用）三两，为末，酒调下。

乳香散：治证同上。干姜、肉桂各三两，牛膝、羌活、川芎、杜细辛、姜黄、芍药、草乌、川乌各四两，骨碎补、当归、苍术、木鳖肉各六两，没药五两，何首乌十四两，桔梗十两，乳香半两，赤小豆一升，白芷二两，海桐皮（不用亦可）二两。为末，酒调。

鳖甲散：治五劳七伤，四时伤寒，壮热，骨节烦痛，痰嗽，岚瘴，心腹积气，一切风疰，妇人血风，产前产后诸疾并治。鳖甲（醋浸，炙令赤）、肉桂、紫菀、川芎、白芷、秦艽、羌活、当归、干姜、陈皮各四两，乌药、五味子、芍药、柴胡各七两，苍术一斤，川乌（炮）四十个，桔梗二斤半，拣净。细末，每二钱姜二片、乌梅半个煎，热服，伤寒加葱白，劳损加酒。

黑虎丹：治诸损，男女头风，手足麻痹。

川乌、木鳖肉各一斤，地龙（净洗去土）十两，黑小豆半斤，五灵脂二两。为末，以五灵脂同面糊为丸。一丸至三丸，温酒、薄荷茶皆可下。

何首乌丸：宽筋治风损。

何首乌十斤，生黑豆（同煎）半斤，薄荷二十两，青木香、牛膝各五两，皂角（烧存性）一斤，牵牛（炒取头末）七两，川乌（炮）二两，酒糊丸，葱汤、薄荷下三十丸。

欧阳氏治诸损，红黑二散：当归、川芎、白芷、陈皮、赤芍、牡丹皮、茴香、柳桂各一两，嫩松香（蒸过去毛）、杜当归各四两，生地黄（研细末）二两。草乌（酒醋炒）、自然铜（酒醋淬）各一两，苍术、良姜、骨碎补各二两，杜独活四两，柘木炭、松香（加倍）作黑末。二药各细末，随病轻重打和茴香汤或姜葱酒调，常合《和剂》石南丸兼服。

又方：草乌、细辛、羌活、独活、白芷、牛膝、白胶香、五灵脂、川芎、甘草、藁本、茴香、藿香各二两，石南藤、木瓜、自然铜、骨碎补、干姜、当归、肉桂等分。细末，酒调通用。如伤重，去石南藤，加杜当归。脚伤重，加木瓜。手伤重，加木鳖子。腰伤重加茴香、牵牛。夏月减姜桂，加百药煎、石南藤。

秋擒接骨散：姜黄，薄黄，骨碎补（炒），无名异（煅），生地黄，生姜各自然汁一两。为末酒调，外用，生癞蛤蟆一个研如泥，敷贴。

《集验》打伤肿痛：无名异末，热酒服。赶下手末，血皆散失。

四妙散：治打破跌损内伤。骨碎补（制），生姜，乳香，当归，擂酒热服，接骨加自然铜。

《本草》打伤，只以骨碎补末，和黄米粥裹伤处。打跌骨断，只白及一味为末，酒调服，神效，其功不减自然铜与古五铢钱。

《直指》打跌血滞腰胁疼：故纸、茴香各炒，辣桂等分。为末，热酒调。

小儿五足腿骨伤肿，小便少：当归尾煎汤，磨大黄通，仍用《和剂》泽兰散，姜酒调服安。

《集验拣要》治诸风损伤折，疏风顺气，匀血住痛。当归一两半，川芎一两，白芷、杜乌药、木瓜、牛膝各一两半，京芍、牡丹皮、净陈皮、净细辛、延胡索（炒）、川续断、茴香（炒）、破故纸（炒）、石菖蒲（洗炒）、浙术、穿山甲（蚌粉炒）各一两，交趾桂七钱，桃仁（炒去皮）半两，粉草一两，五加皮二两酒浸（或加入槟榔），枳壳（制）各一两。咬咀姜煎，酒浸，乳没各半两加入，或加老松节、炒乌豆、老姜，煮酒服。

《集要》治诸损丸子药，健筋骨，生气血，养百脉，疏风顺气，升降阴阳，虚弱常宜。长条川牛膝、宣瓜、天麻、苁蓉、当归、川续断（酒浸焙）、何首乌（酒蒸）、杜乌药、白芷、五加皮（酒浸）、狗脊（制）、淮乌（姜葱炒）、骨碎补（去毛，酒浸炒）、川独活各二两，净，大川乌、附子（炮）各一两，乳香、没药（别研）、嫩茸（酥炙）、自然铜（醋淬）、川芎（净）各一两，菟丝子（净淘，酒蒸）、杜仲（净，姜炒）四两，苍术（半生半熟），上三味各四两，全蝎（炒）半两，破故纸（酒浸）三两，虎骨（酥炙）、北五味、威灵仙（水洗，酒浸）、京芍药、穿山甲（蚌粉炒）、茴香（炒）、净细辛、龟板（酥炙）各一两半。细末，酒糊丸，常服即补下元药。破伤水方。糯米末生用三之二，甘草末三之一，用砂糖调搽肿处，先自肿赤尽处搽起，至疮口，水皆自疮口出，即安。

治诸伤瘀血不散：五六月收野芒、苏叶擂烂，金疮上。如瘀血在腹，用顺流水擂烂，服即通，血皆化水，以死猪血拭之可验。秋月恐无叶，早败。

伤紫眼：紫金皮小便浸一七，晒作末。眼青肿黑紫色，用生地黄、姜汁调；不肿用葱汁。

闪肭腰痛：神曲，火煅红，酒淬温服，或米醋和平胃散罨痛处，或杜仲制及时萝末酒调服。

杖疮：不问轻重，先逐寒邪，方治疮口，切不可与酒，则寒邪不散生他证，不能便愈。看老弱，先服香苏散丸；有热服败毒散三四服，然后服十宣散除桂。疮上用水调膏，用绿豆粉、清油、白水各半调涂。住痛用一黑散：赤龙鳞煅存性□ [1]，即古松皮。退肿用一黄散：郁金四钱，赤石脂三钱，白芷二钱，天花粉三两；肿甚加荆芥，一云红内消；如不用白芷，加独活，并用茶调，贴疮口，外留口。其他疮如无热，酒调贴；如有脓，姜汁三分、茶清七分调。杖疮，用乳香煎油调敷，疮口内外皆可用，仍加善应等膏药贴；肉溃烂用生肉药掺。或肿不消，用破血药，外以针刺去瘀血，用一黄散敷贴。一黄散逐时调，不可调下，则不验。如臭，洗药中加藿香。或杖后被人施毒药，急烧百沸汤，候温，以芒帚梗五六寸二百茎干净，一横一直磊病臀上，用二人于病腿上压出瘀血，扛出于熟冷水中洗净，至无血为度。忌毒食、行房、不净席卧、登厕薰触。或再杖后苦痛，只加乳没二药。

诸伤疮，封口住痛：白芷、五倍子（炒）、赤石脂、乌贼骨。生血封口需研极细末，不然反作痛不止。此药□治诸般恶气及脚上臁疮、蛇头指痛。一方加乳香、雄黄、白芷，一黑散为末，掺□□□□，清油蒸熟去滓，用鸡毛洗疮口，却用上药掺，用油调涂。治秽气，加国丹。

□□□肌，桃花散：国丹、白芷、滑石。兼上药味通用。疮口水不干：枯白矾、穿山甲（□灰炒焦），更加龙鳞掺。白芷一味，疮中圣药。

---

① 作者注：□字迹难辨。

第四章 明清时期

第一节 《普济方》

【作者介绍及成书背景】

朱橚（1361年—1425年），南直隶应天府上元县（今江苏南京市）人，明朝宗室，明太祖朱元璋第五子，明成祖朱棣同母弟，母为孝慈高皇后马氏，医学家。朱橚好学，喜医药学，组织编纂《袖珍方》，汇成《救荒本草》十四卷，与教授滕硕、专史刘醇等合撰《普济方》168卷，又《保生余录》2卷。洪熙元年（1425年）薨，享年64岁，谥号定，即周定王。

《普济方》是中国历史上最大的方剂书籍，也是我国现存最大的医方专著，载方达61739首。朱橚第一次被流放云南（洪武二十二年，1389年）后对民间疾苦、缺医少药的情况了解增多，深知编著方书的重要性与迫切性，返回开封（洪武二十四年，1391年）后，利用自身的政治、经济地位，组织刘醇、滕硕等学有专长的学者编纂本书，于15世纪初刊印。本书系明初编修的一部大型医学方书，集15世纪以前方书之大成，博引历代各家方书，兼采笔记杂说及道藏佛书等，汇辑明以前的医籍和其他有关著作，包括方脉、药性、运气、伤寒、杂病、妇科、儿科、骨科、针灸及本草等多方面内容。本书成书刊刻后，早经散佚，仅存残卷19卷，此外尚存明抄本残卷35卷。清乾隆年间编纂《四库全书》，得范氏天一阁藏本，得收录其全，并将原书168卷改编为426卷。《四库全书总目提要》评价："是书于一证之下备列诸方，使学者依类推求，于异同出入之间得以窥见古人用意，因而折衷参伍，不至为成法所拘。"对所述病证均有论有方，各种方证资料非常丰富。

【现存版本】

普济方·针灸门/（明）朱橚等编；杨婧，杨光，王桂玲等点校，北京科学技术出版社，2018年。

【主要内容】

《普济方》是中国古代方剂编辑史上最大的一部中医方剂书，也是一份宝贵的中原文化遗产。它广泛搜集明初以前各种医学典籍中的有关方剂，并兼收其他传记杂说、道藏及佛书中的有关记载，保存了不少宋元名医散佚的著作。原作 168 卷，后来改为 426 卷，分成 217 类，共 788 法。全书有图 239 幅。内容包括总论、脏腑身形、伤寒杂病、外科、妇科、儿科、骨科、针灸等。卷 1 ～ 5 为方脉，卷 6 ～ 12 为运气，卷 13 ～ 43 为脏腑，卷 44 ～ 86 为身形，卷 87 ～ 250 为内科杂病，卷 251 ～ 267 为杂治，卷 268 ～ 272 为杂录和符禁，卷 271 ～ 315 为外伤科，卷 316 ～ 357 为妇科，卷 358 ～ 408 为儿科，卷 409 ～ 424 为针灸，卷 425 ～ 426 为本草。卷 309 ～ 312 四卷为折伤门，所述为骨伤科内容。书中记载了许多疾病的治法，如汤药、按摩、针灸等，堪称我国 15 世纪以前方剂书的编辑集大成之作，方剂书编辑的标志性工程和具有"品牌"性质的出版产品。

卷 302 ～ 303 两卷辑录了 15 世纪以来的治伤方药和方法，是自古以来收录最为完备的文献。卷 309 ～ 312 四卷为折伤门，所述为骨伤科内容。详细记载十二个部位骨折、脱位的治疗方法，十五种骨折、脱位的复位固定方法，还强调各部位整复后的内外用药。

关于中药制剂，详细记录了每一方药的制作剂型要求与制作工艺，如《肝虚论》中的黄芪汤，由黄芪、防风、石斛、当归、木香等 11 味药物组成，制法中记载"锉如麻豆，每服三钱，水一盏，枣一枚擘破，煎一两沸去渣，空心食前服"。

关于中药炮制，《普济方》所收集的每个方中，除了记载方名、药物组成、方药制剂要求以外，每方每药的加工炮制要求的记录也非常详细，如半夏在有的方中要求"制碎姜汁浸透炒"，有的要求"水浸七日，每日早换水，日足取出切，曝干"，还有的要求"汤浸去滑焙干为末，姜汁和作曲焙干"。

该书内病外治的治法也很有特色，有鼻腔给药法、药物敷脐法、摩顶涂顶法、手足给药法、药物塞耳法。

【后世影响】

《普济方》作为中国古代方剂编辑史上最大的一部中医方剂书，保存了大量古籍中的医方，许多今已亡佚的医籍秘方实赖之以传，因而具有重要的历史文献价值。此外，编纂者创造性地采用了"论""类""法""方""图"五种相互结合的编辑形式，对中医古方剂进行了一次大规模、高水平的编次整理和再加工，丰富了方剂学文化与内容，使其达到了历史的新高度。《普济方》折伤门专述骨科内容，共四卷。我国历史上有不少论述骨折的方书原著已遗失，因《普济方》的收集使其得以流传。《普济方·折伤门》不但详细记载十二个部位骨折、脱位的治疗方法，十五种骨折、脱位的复位固定方法，还强调各部位整复后的内外用药，是明以前骨伤科医疗经验的总结。

【原文选读】

金疮门
金刃所伤

夫金刃所伤，疮有微甚，生死所系，要在原经络所在，观变动之形，察微妙之脉。昔人谓天窗、眉角、脑户、臂里跳脉、髀内阴股、两乳上下、心鸠尾、小肠，及五脏六腑腧，皆不可伤。此所谓原经络所在也。破脑出血，戴眼直视，不能语言，咽中沸声，口急唾出，两手妄举，肌肉不生，按之干急，或青黄汁出，或疮边寒清，肉消臭败。或前出赤血，后出黑血，或血出不止，白汁随出，此所谓观变动之形也。诊其脉虚细小者生，微缓者、迟者生，反此谓难愈，此所谓察微妙之脉也。三者兼得，则治药庶几矣。

夫金疮有久不瘥，脓汁不绝，肌肉不生者，其疮内有碎骨、断筋、伏血、腐肉、缺刃、竹刺。久而不出者，令疮不愈。喜出清汁，当破出之，疮则愈矣。

治金疮者，无大小冬夏。及始初伤血出，便以石灰厚敷裹之，既止痛又速愈。无石灰，灰亦可。若疮甚深，未宜速合者，内少滑石令疮不时合也。

金疮血不止

夫血行脉中，周行灌溉而无穷矣。金刃所伤者，深则其流湍激，若海沸河决，御之至难，要在杜其冲溢之势，外观其形，内诊其脉之如何。若血出不断，其脉大而止者为难治。若血出不止，前赤后黑，或黄或白，肌肉腐臭，喘急者，亦为难治。不可不察也。

夫金疮去血，其人若渴，然每忍之，常勿干食并肥之物以止渴，慎勿咸食。若多饮粥辈，则血溢出杀人，不可救也。又忌愤怒、大言笑、思想阴阳、行动作劳。勿多食咸酸饮酒，热羹粥辈，皆使疮痛肿发，甚者即死。疮差后犹尔，出百日半年，乃稍常耳。凡金疮伤天窗、眉角、脑户、臂里跳脉、髀内阴股、两乳上下、心鸠尾、小肠及五脏六腑腧，此皆是死处，不可疗也。又破脑血出不能言语，戴眼直视，咽中沸声，口急唾出，两手妄举，亦皆死候，不可疗。若脑出而无诸候者可疗。又疮卒无汗者，中风也，疮边自出黄汗者，中水也。并欲作痓候，可急疗，不可止。前赤后黑，或白肌肉腐，自寒冷坚急者，其疮难愈，亦死也。口血出不止，则用方中止血药傅之。如洗开后疮孔大甚，且先用降真香、龙骨、没药掺之，肉即生上疮孔。须用油单贴，待脓血汁出，莫待蔽塞。如夏月用药，以薄荷叶贴疮孔。一日一度汤洗，又用药掺。如肉上满疮口，用手搨不痛，如好肉一般，即用收疮口药傅上，却莫贴，待风稍，疮口立收。若未生实肉，切不可先收疮口，里面恐为患也。

夫金疮血出不断，其脉大而止者，三七日死。金疮血出不止，前赤后黑，或黄或白，肌肉腐臭，寒冷强急者，其疮虽愈，亦难疗也。

夫金刃中于经络者，出血必多。腑脏空虚，津液竭少，无血气以荣养，故次补之也。

折伤门
总论

夫诸脉从肉，诸筋从骨，骨三百六十有五，联续缠固，手所以能摄，足所以能步，凡厥运动，罔不顺从。若乃仓卒之际，坠堕倒仆，折伤蹉跌，患生不测，讵可殚举。究图疗治，小则消肿而舒挛，大则接筋而续骨，各有方剂存焉。

凡从高坠下，伤损肿痛，轻者在外，涂敷可已；重者在内，当导瘀血，养肌血，宜察浅深以治之。若损伤恶血不散，脉者血之府，血行脉中，贯于肉理，环周一身。因其肌体外固，经隧内通，乃能流注不失其常。若因伤折，内动经络，血行之道，不得宣通，瘀积不散，则为肿为痛。治宜除去恶瘀，使气血流通，则可复完也。伤折腹中瘀血者，因高坠下，倒仆颠仆，气血离经，不得流散，瘀在腹中，速宜下之。迟则日渐瘀滞，使人枯燥。色不润泽，痿瘁血痕之病。骨节损折，肘臂腰膝出臼蹉跌，须用法整顿归元，先用服麻药，使不知痛，然后可用手治。

凡脚手各有六出臼，四折骨。手有六处出臼，四折骨。脚亦三处出臼。手掌根出臼，其互交骨相锁。或出臼则是剉出锁骨之外，须是搦骨相锁，骨归窠；或出外则须搦入内；或入内则须搦入外，方归窠臼。若只用手拽，断难入窠，十有八九成痼疾也。手六出臼，四折骨。手臂出臼，此骨上段是臼，下段是杵，四边筋脉锁定，或出臼亦到损筋，所以出臼。此骨须拽手直，一人拽须用手把定此间骨，搦教归窠，看骨出那边，用竹一片，夹定一边，一边不用夹，须在屈直处夹。才服药后，不可放定。或时又用拽屈，拽此处筋多，吃药后，若不屈直，则恐成疾，日后曲直不得。肩肿上出臼，只是手骨出臼归下，身骨出臼归上，或出左，或出右。须用春杵一枚，小凳一个，令患者立凳上，用杵撑在下出臼之处。或低用物垫起，杵长则垫凳起。令一人把住手尾拽去，一人把住春杵，令一人抱住患人，于身从上坐落骨节已归窠矣，神效。若不用小凳，则用两小梯相对，木棒穿从两梯股中过，用手定定木棒正后，在出臼腋下骨节蹉跌之处，放身从上坠下，骨节自然归臼矣。

脚六出臼，四折骨。或脚拔上交口处出臼。用一人拽去自然手摸其骨节，或骨突向外，须用力拽归内，用手止从此骨头拽归外；或骨突向外，须用力拽归内，则归窠，若只拽不用手整入窠内，误人成疾。脚大腿根出臼，此处身上骨是臼，脚根是杵。或出前或出后，须用一人手抱住患人身，一人拽脚，用手尽力搦归窠，或是剉开，又可用软绵绳，从脚倒吊起，用手整骨节，从上坠下，身直其骨便自归窠……

接骨

夫正骨续筋方法，备急非虞。断筋折骨之疼，喝讹闷肭稍止。相当覆涂之药，绵缠水温净息，永通玄府，开舒汗隙，药归肿散痛消，血脉旋流，布周荣卫，省身爱力，以时中养气，痊平余月而已。

接骨手法

下颏骨脱落法

令人低坐，用一手帕裹两手大拇指，插于病人口里。内外捏定大斗根，往左右、上下摇动。令病人咽唾一口，往下送之入臼腮。外用膏药贴之，再用一手帕往上兜之。内服没药、乳香散。痛者黄芪散。忌硬物十数日。

缺盆骨损折法

令病者正坐，提起患人胳膊，用手揣捏骨平正，用乳香消毒散数贴，以软绢卷如拳大，兜于腋下，上用一薄板子，长寸阔过半，软纸包裹按定，只用膺爪长带子拴缚定，七日换药，内服乌金散定痛，疼肿破消后，次伸舒起指，以后骨可如旧。锁骨骨折复位及固定方法。

肩胛骨脱落法

令患人服乌头散麻之，仰卧地。左肩脱落者，用左脚蹬定；右肩落者，右脚蹬定。用软绢如拳大，抵于腋窝内，用人脚蹬定。拿病人手腕近肋，用力倒身扯拽，可再用手按其肩上，用力往下推之。如骨入臼，用软绢卷如拳大，垫于腋，用消毒散贴，内服降圣丹。痛者黄芪散，三日一换药。定痛肿消，换膏药贴之。常以伸舒演习如旧。提出肩关节复位后功能锻炼的方法。

臂膊骨伤折法

令患人正坐，用手拿患人胳膊伸舒，揣捏平正。用消毒散数贴。外用薄板片纸裹，绢带子缚定。内服接骨乌金散。痛者乳香黄芪散。二七日定可。换药依前扎缚，痊可为妙。尺、桡骨骨折的复位方法。

胳膊骨伤折法

令患人正坐，用手按捏骨正，依前法用药扎缚，凡病人手面于仰看可为妙。

肋肢骨折损法

令患人服乌头散麻之，次用手按捏骨平正。用乳香消毒散数贴服之。导滞散并复元活血汤下之，以利为度。再用接骨乌金散、降圣丹调治，后用膏药贴之。以后骨可如旧。

膝骨脱落法

令病人服乌头散麻之。仰卧仰倒以两腿膝盖高者，蹉在下也。一手拿定脚腕，右蹉在下，往上动摇送之。若蹉在上，往下伸舒扯拽。如骨入臼，再用比双脚根齐。用走马散贴。内服降圣丹、没药乳香散。如痛定肿消，用膏药贴之。后次演习行步。将髌骨脱位分为向上脱位和向下脱位，并通过对比双下肢长度来判断髌骨脱位是否复位。

腿胫伤折法

令病人仰卧倒，比根齐，恐胯骨出臼。用手拿病人膝下，一手拿脚腕，伸舒扯拽脚根对齐。如骨折处，再用手按捏骨平正。用消毒散敷贴。外用长板子纸包裹，绢带子扎缚。里外用砖靠定，勿令腿摇动。脚头抵正，二七日方可。换药时轻手解开，用葱椒汤软绢揾洗。再敷药，用铜匙柄穿带子，勿令腿动。以后伸舒演习行步。捏法用来整复肱骨、前臂骨折脱位，胫骨、腓骨、尺骨、桡骨发生骨折时，骨折断端因受骨间膜及肌肉的牵拉而呈"背靠背"靠拢，整复骨折时，采用此手法可使骨间膜紧张，靠拢的骨折端分开，从而复位骨折。

膝曲盖损破骨法

令病人正坐，用一竹篾比膝盖大小，上用软纸缠圈。如皮破者，用玉真散敷贴破处，并敷贴药，用纸蒐圈、绢带子缚定。内服乌金散、黄芪散。如不破者，五七日一换。如破者，待疮口成脓，香油润起，用葱椒汤洗敷，绢揾洗用敷贴药定疼痛肿消。常以演习行步，方得完全。"抱膝圈"固定髌骨骨折，并提出髌骨脱位复位后膝关节的固定位置宜半屈曲位，即膝关节休息位，这种固定角度可使膝关节处于最放松、舒适的位置，至今仍为临床所应用。

臁肕骨伤折法

令病人正坐，一手拿病人膝下，一手拿脚腕，用力伸舒扯拽，揑骨平正。如皮破者，玉真散贴之，上用敷贴饵，外用薄片纸包裹，绢带子扎缚。过三五日，待疮口成脓，香油润起，用葱椒汤揾洗，上用生肌散并太乙膏贴之。后扎缚留疮口，恐有脓血出。内服乌金散、加味通圣散。膝下软衣垫之。如太破者，二七日一换药。用砖里外靠定，勿令腿动，痊可为妙。

破伤骨折法

如破伤折骨，服乌头散麻之。如骨折签出皮者，用铜匙柄挑起皮，皮破如旧用玉真散敷贴。如骨折低者，往上抬之；如骨折高者，往下按之。揣揑骨平正，用油擦皮肤，或蜜亦可，用敷药干掺，揾洗，用行肌散并太乙膏贴之，初服导滞散下之，后服止痛祛风药方，并接骨药托里散调治。如皮破骨折者，髓血相混成脓，接不正，以后次演习行步，终不得定完成全。

脚腕蹉跌出臼法

令病人正坐倒，一手拿病人脚腕，一手拿脚大腿，扯拽摇动，按揑骨入臼平正，用走马散敷贴，外用长片板子，绢带缚于脚腕并小腿上，恐脚不正，用软衣垫之。内服降圣丹、乳香散。以后演习行步，痊可为妙。这也就是现在所用的摇摆触碰法，是指通过对骨折远端摇摆振动，寻找近折端对合。经摇摆手法复位后骨折断端可能仍存在间隙，再通过叩击骨折远端，使骨折断端嵌插更加紧密，复位更加稳定，此法多适用于横断型和锯齿型骨折。

……

用药汤使法

凡药皆平汤使，所使方先，但用清心药煎，后用童便一盏同服。或止痛重伤者，则用姜汤灯心汤，调二十五味药服之，薄荷汤亦可。凡伤或刀伤，及损内脏腑，恐作烦闷崩血之患。如折骨者，用姜汤酒服接骨药敷之。如骨碎破，重打重颠，重木石压者，皆用先服汤使法，并用酒服。如轻颠仆损伤，则用姜酒调下二十五味药，立效。

凡碎进颈骨，用毛巾一条，绳一根，系在房上，垂下来，以毛巾兜缚颏下，系于后脑壳，缚接头，却以瓦罂一个，五六寸高，看碎捽入深浅，斟酌高低，令患人端正坐于罂上，令伸脚坐定，医用手采擦平正，说话令不知觉，以脚患脚一踢，踢去罂子，如在左，用手左边掇出左，右边掇出右。又一法令患人卧床上，以人擦其头，双足踏两肩即出。

凡左右两肩或颠坠失落，若其骨脑叉出在前，可用布袋腕系在胸前，如出在右，用腕系手在背后，若在摺向右肱，右出左肱，骨即入。接左摸右鬓，接右摸左鬓。

凡背上被打伤处带黑，单调肉桂末贴热肿。用一黄散，血不出内疼痛者，乳香没药酒调一黄散贴，却不用破血药。

凡手胻腕骨痕绷直拽出，医用手抬起手胻腕，以患人本身膝头垫定。医用手于颈项肩处，按下其骨还臼。用药敷贴。若手腕失落，或在上在下，用手拽伸，却使手捻住，方可贴药夹缚。若手胻骨出，用圆椅横翻向上。医用足踏定，将病手在横椅校曲入腕内，以文书贴定平稳，用绢兜缚。兜时要手向上，若手盘出臼，不可牵伸，用衣服向下承住，用手搛按入臼，摇三次，脚用夹缚，下用衬夹。凡手骨出向右，则医以右手拔入；骨出向左，则左拔之。一伸一折，摇动二三次。凡手与脚骨，皆有两筬，前一筬断可治，若皆断不可治。凡手足骨者，中间一坐缚可带紧，两头放宽些，庶气血流阴。又法肿若如截竹断，却要两头系中间带宽，便益气血聚断处。又手盘出向下，将掌向上，医用手搛损动处，将掌曲向外，向背一片长，托在手背后；向面一片短下，在掌按处；向小指一片长下，在指曲处；向大指一片短下，在高骨下三度缚之，却贴药丸。两两手臂骨打断有碎骨，跌断骨无碎骨。小夹板超关节固定桡骨远端骨折的方法。

凡手指打碎，用油润，以薄笋箨管定。看冷热，用一黄散或黑龙散贴之。凡腰骨损断，先用门扇一片，放斜一头，令患人覆卧，以手捍上下，用三人拽伸，医以手按损处，三时久，却用贴药。病人浑身动作一宿，至来日患处无痛，却可自便。左右翻转，仍用通贴药。若前后不便，听其施溺，更用内外住痛神授乳香散在后。

凡臀盘左右跌出骨者，左人左，右人右，用脚踏进。如跌入内，令患人盘脚，按其肩头，医用膝抵入，虽大痛一时无妨。却用贴药。从缓仰卧，用手捺衬，再加贴药、吃药。未可翻卧，大动后恐成损。腰腿伤全用酒佐通气血药。

凡胯骨从臀上出者，用三二人捉定腿拔伸，仍以擦送入。如在裆内出者，则难整。凡脚骨伤甚难整。

凡两腿在左右，或打或跌者，多用葱。打断者，不用姜葱。以手法整其骨，左上于前，右于后，以手拽正，七分不拽，五分整定，用贴药后，以松皮夹缚时，先缚中，坐后缚上下，外用副夹竹绳。若上下有肿痛，无虑，五日方可解；外缚约一七，方可转动，解外缚，未可换药，乃浑用消服药。凡辨腿胯骨出，以患人比并之，如不粘膝，便是出臼内；如粘膝不能开，便是出身。这种鉴别膝关节前后脱位的方法是科学而准确的，至今仍在应用，较现代医学所用的 Allis 检查法早了 500 多年。

凡脚盘出臼，用人以脚从腿上踏，一搬，双手一搛，摇二三次，，以药夹。凡膝盖或左右损断，用手按直，用贴药夹一月。若肿痛，须用针刀去血，却敷贴用夹。或外胫踝骨兀折，左右脚盘用脚踏直，或针患处，却敷贴，吃住痛药，不得令冷。若膝盖跌出臼，牵合不可太曲，直则不见其骨积，曲亦然可半直半曲，以竹箍住，以帛缚住。

凡胸前跌出骨不得入，令患人靠实处，立用两腿踏患人两脚，却以手于其肩，搊起其胸膛。有拳槌伤，外有肿内有痛，外用贴药，内用化血药。如刀伤，可用刀安骨定，皮合口，外用贴药掺口，内用吃药……

凡断筋损骨者，先用手寻揣伤处，整顿其筋如前方贴药及药，用正副夹正，用杉皮，副用竹片。

凡骨断皮破者，不用良姜、肉桂，只用葱汁调贴。或损在内，可用童便、姜、葱、生油和通药服。如通以过，只用顺血上气药。瘀血在腹作胀，更进前药无事。一方用损药，仍看病人虚实，若断骨皮不破，整其骨，先用贴药。加良姜、肉桂在贴药内，以葱汁调涂。

凡皮破骨差出爻，拔不入，搏擦皮相近三分，用快剐尖刀割开此，擦入骨，不须割肉，内自破了，不可入骨。即用黑龙散敷贴疮四旁肿处，留疮口，用风流散填之。若不破，用黑龙散敷贴之，用风流散。破者血出用力整肘，最要快便。

凡骨碎看本处平正如何，大抵骨低是不曾损，左右高骨定损，要拔抻捺平，用药敷贴，束缚平正。曲处要时时曲转，使活处不强。

凡敷贴用板子一片，就板子上将皮纸或油单纸摊黑龙散在上，移在损处。皮肉有碎骨，后来皮肉自烂，碎骨自生。若破断皮肉，用风流散填涂，用线缝合，用黑龙散敷贴。

凡脑骨伤碎，轻轻用手搏擦平正。若皮不破，用黑龙散敷贴。皮若破，用风流散填涂疮口，用绢帛包。不可见风着水，恐成破伤风。如水及风入脑，成破伤风，必发头疼，则难治，急用玉真散贴服。

凡脑骨伤碎，在硬处可治，若伤太阳穴不可治。如在发际，须剃去发，用药纳入。看皮破不破，依上用药服或填。若欲洗，只可用熟油洗。髓出多用脑麝末掩。

凡脑及两角后伤，或两眉有伤可治，眼睛伤不突，瞳仁不碎可治，头顶心有损伤难治。

搓滚舒筋法。道人詹志水者，信州人，初应募为卒，录镇马军，二十二岁。因习骁骑，坠马，右胫折为三，困顿欲绝，军帅令舁归营医救，凿出败骨，半年稍愈，扶杖缓行，骨空处皆生，独脚生筋挛缩不能伸，既落军籍，沦于乞丐。经三年遇朱道，亦旧在辕门，问曰：汝伤未复，初何不就医？对曰：穷无一文，岂能办此。朱曰：正不费一文。但得大竹管长尺许，钻一窍，系以绳，挂于腰间，每坐则置地上，以足搓滚之，勿计工程，久当有效。詹用其说，两日便觉骨髓宽畅，试猛伸足，与前日差远，不越两月，病筋悉舒，与坠时等。又顷见丁子章，以病足卒故，作转轴脚踏用之，其理正同，不若此为简便，无力者立可办也……

续筋

被伤绝筋，论曰：凡肢体为物所伤，致筋断绝体不相续筋，养之。

伤损止痛生肌

凡肢节为所伤，皮肉破裂，久而疼痛不止，肌肉不生者，以寒冷搏之。荣卫不行，津液不养故也。

打扑损伤

凡打扑损伤，或为他物所击，或乘高坠下，致伤手足腰背等处，轻者气血凝滞，随处疼痛；重则聚为瘀肿，痛甚不可忍，当察其内外轻重以治之。折伤者谓其有所伤于身体者也，或为刀斧所刃，或坠堕地打扑身体，皆能使出血不止。又恐瘀血停积于脏腑，结而不散，去之不早，恐有入腹攻心之患。治疗之法，须外用敷贴之药，散其血，止其痛，内则用花蕊石散之类，化其瘀血，然后旋旋调理生肌，或因折伤而停郁其气，又当顺之。

闪肭

凡举动不慎，为外物所击，致使折腕者，筋骨损，血气蹉跌，或留积，或瘀肿疼痛，宜速治之。外则敷贴肌肉，内加调养荣卫之剂，则肢体可完矣。

伤折疼痛

凡筋骨伤折疼痛，人之一身，血荣气卫，循环无穷。或筋肉骨节误致伤折，则血气瘀滞疼痛。仓卒之间，失于条理，所伤不得完，所折不得续，轻者肌肤瘀肿，重者髀臼挫脱。治法宜先整其骨折之所，然后施贴燺封裹之剂。

伤折恶血不散

夫脉者，血之府，血行脉中，贯于肉理，环周一身，因其肌体外固，经隧内通，乃能流注不失其常。若因伤折，内动经络，血行之道不得宣通，瘀积则为肿为痛。治宜除去恶瘀，使气血流通，则可以伤完也。

伤折腹中瘀血

夫伤折腹中瘀血，因高坠下，倒仆颠仆，气血滞经，不得流散，瘀在腹中，速宜下之，迟即日渐疼滞，使人枯燥，色不润泽，则变痿瘁血瘕之病。

伤折风肿

凡肢节伤折，皮肉破裂，久而未合，为外风所触，则令肌肉受寒，既不得收之，与血气相搏，不得消散，故肉为风肿，不散即变脓血败坏也。

头伤脑髓出

凡脑为物所击，伤破而髓骨出者，制药宜速。盖头者，诸阳所会；脑者，物所受命。若击破髓出，稽于救治，毙不旋踵，宜速以药封裹，勿为邪所中。调养营卫，宜定精神，庶几可活。若其证戴眼，直视不能者不可治。

坠堕致伤吐唾出血

凡堕坠打扑，内动心气，荣卫气血不至，为患多矣。若暴损胸胁，气留肩膜，损血入胃，停积不去，甚者咳唾吐血。治法当调其荣卫，缓其中，逐去损血。

诸骨蹉跌

凡坠堕颠仆，骨节闪脱不得入臼，遂致蹉跌者，急须以手揣搦，还复关纽，次用药调养，便骨正筋柔，荣卫气血，不失常度，加以封裹膏摩，乃其法也。

从高坠下

黄帝曰：中风有所堕坠，恶血留内。若有所大怒，气上而不行，下积于胁则伤肝。

又中风及有所击仆，若醉入房，汗出当风则伤脾。又头痛不可取于腧者，有所击堕，恶血留滞于内，不分十二经络，圣人俱作风中肝经，留于胁下，以中风疗之。血者皆肝之所主，恶血归于肝，不问何经之伤，必留于胁下，盖肝主血故也。痛甚必有自汗，但人有汗出皆为风症，诸痛皆属于肝经，况败血凝结，从其所属，入于肝也。从高坠下，逆其上之血气，非肝而何？伤寒无汗，既自汗必是风化也，以破血通经药治之。夫肝胆之经，俱行于胁下，经属于厥阴、少阴，宜以柴胡为引用为君；以当归活血脉。又急者，痛也，甘草缓其急，亦能生新血，阳生阴长故也，为臣；穿山甲、栝楼根、桃仁、红花破血润血为之佐；大黄酒制，以荡涤败血为之使。气味相合，使血气各有所归，痛自去矣。

坠车落马

夫或因乘车马，或登陟危险，误多倒仆，轻则蹉筋脉，蹴损不得伸屈，甚者乃至蹉折筋骨。治宜速以养血脉续筋骨之剂，服之则及效速矣。

治诸伤折淋熨贴熁

凡伤折者，有轻重浅深久新之异。治法亦有服食淋熨贴熁之殊，当详所损之势。而药之去毒散滞，生肌长肉，亦各有序，无致差紊，乃明伤折之本末也。

第二节 《跌损妙方》

【作者介绍及成书背景】

异远真人，明代僧人，医学家，精伤科，生活于 16 世纪，具体生卒年限及何方人氏尚待考证。据《募刻跌损妙方启》及《跌损妙方书后》记载，清代道光癸巳夏（1833 年）孙应科折其左肱，道光癸巳秋"至高邮宿晓云山房，晤江右黄君"，黄君"侨寓于巳之南二十五里神庙，少遇异人，授秘书一卷，疗折伤甚验"，孙氏"乞其书阅之"，认为"询济世之金丹，渡人之宝筏也"，并录稿归，"依方调治，勤以奏功"。因此孙氏于清道光乙未入秋始，"至道光丙申立秋借为厘定付梓"，"书眆于明嘉靖二年（公元 1523 年），署名异远真人"。

【现存版本】

1. 救伤秘旨跌损妙方 /（明）异远真人著；（清）赵廷梅辑，上海科学技术出版社，1982 年。

2. 清嘉庆二十二年（1817 年）刊本，1955 年上海千顷堂、1956 年上海卫生出版社据嘉庆原刻本影印。

【主要内容】

《跌损妙方》，伤科著作，一卷，明代僧人异远真人所著，是现存最早的伤科少林派著作。全书首列治法总论；次列用药歌、血头行走穴道歌、左右论及药中禁忌；再根据不同损伤部位及病因分列全身、头面、身中、脊背、腿足、金疮、通行七门。在治法总论中总结了前人的气血学说，提出治伤先论气血、寒热。在用药歌中将跌打损伤常用药物以歌诀的形式概括介绍。血头行走穴道歌介绍了十二个时辰气血传注十二个穴道的规律。左右论介绍了查明验伤法。药中禁忌中阐述了伤科用药的禁忌，又根据损伤部位及病因分为七门。书中记载 57 个穴道，102 首方药，记载了 10 种不同部位骨折、脱位的治疗方法。

本书在疗伤方面首先根据受伤穴位及严重程度，结合望闻问切，尤重望诊，从而判断预后如何。全书共列出"不治"或凶险之证 18 种。其中有几种损伤，如颅骨骨折、囟门损伤致致脑浆进出者，就现代医学来说也无回天之力。

首倡察目验伤之法。既然目可与全身各脏腑相联系，所以认为内伤后必表现于目而出现报伤眼征，主要根据五轮所属进行内伤的病位诊断，这一方法虽然朴素，对后世却产生了深远的影响。

首开按穴论治先河，书中载血头行走穴道歌，从而首创血头行走穴道论。他认为人身气血运行始终有"血头"（气血交注某经之始）相牵，"血头"运行十二个时辰，分别经过十二个不同的穴道，存在规律性，注重按时取穴，逐步形成了经络辨证、穴位辨证的治疗体系。这是针灸经络学中子午流注在骨伤科中的具体应用。

重视局部及全身检查，根据四诊所得资料，并结合所伤穴道以及察目验伤等综合分析而做出明确诊断。真人还强调不可被体表伤迷惑，而应全面仔细地检查。

强调治疗宜早，不可拖延，以免贻误病情；且认为新伤易治，宿伤难医。"治宜及早，半月后才医，瘀血已固，水道不通，难为力矣。"体现出其治疗损伤早期用药平和而能药达病所、起活血散瘀之功的特点。

《用药歌》是异远真人依据《内经》及李东垣"恶血必归于肝"的理论，把明以前伤科用药情况进行归纳总结而成。《用药歌》十分注重肝经药物的应用，以归尾、生地、槟榔、赤芍四味药为主药以疏肝理气，活血散瘀。同时《用药歌》还十分重视引经药物的应用，根据不同受伤部位及受伤后的临床症状加味。这既是武术伤科派治疗骨伤科疾病的方药基础，又是引经药在骨伤科应用的典范。

【后世影响】

该书是最早的伤科少林学派著作，对伤科少林学派的形成和发展产生了极为深刻的影响，为丰富中医伤科学术流派作出了积极的贡献。《跌损妙方》不重理论，而重实践，首倡察目验伤之法，开创按穴论治先河，促进了伤科少林学派按时取穴、按穴治伤特色的发展，判断创伤预后的经验在当时乃至现在都有一定的临床实用价值。对损伤的治疗，方法灵活多样，不拘一格，总体可分为内治法与外治法两大类；对危重创伤的救治，也有独特的见解和方法。这些认识及治疗方法既科学，又符合实际。其中介绍的颞颌关节脱位、股骨干骨折的复位等手法，简朴实用，至今仍为临床广泛应用。此外，其所编用药歌，既是数百年来少林派治伤方药的基础，又是伤科临床应用引经用药的典范。少林派作为中医骨伤科一个重要的学术派别，它依据"血头行走穴道"理论，以经络、穴位为诊断方法，以活血散瘀为治疗法则，按时辰、穴道的不同而施治，是因时施治在骨伤科的具体运用。其跌打点穴治伤法，在临床跌打损伤疾病的治疗方法上又有所创新，在骨伤科疾病的防治方面具有非常积极的作用，为骨伤科的发展及完善作出了巨大贡献。

【原文选读】

治法总论

大跌打损伤，气血不流行，或人事昏沉，往来寒热，或日轻夜重，变作多端。昧者不审妄投猛剂，枉死多人，诚可惜也。治宜及早，半月后才医，瘀血已固，水道不通，难为力矣。既表不可复表，要仔细看明，随轻重用药。强调治疗宜早，不可拖延，以免贻误病情；且认为新伤易治，宿伤难医。青肿转红色，血活将愈；若牙关紧闭，不能进药，万无生理。坐卧避风，忌一切生冷，牛肉缩筋，猪肉发病，亦不宜食。遇有重伤，解衣谛视遍身，血道形色若何，诊脉调和与否，脉绝不至者死，沉细者生。山根好，阴囊有子，可治；肾子入小腹，无治。顶门一破，骨陷难存；囟门被伤，髓出即死。心胸紧痛，青色胜裹心，乃偏心受伤，可治；红色胜裹心，乃心口受伤，不治。上心口青肿，一七即死。伤小腹而不及肚，可治。若阴阳不分，粪下不止，气出不收，则肚伤矣。食管虽断，在饱食之后，延二日不死者，可治。若鼻孔黑色，舌大神昏，则脏腑绝矣。耳后为致命之处，脊骨无续断之方，男子乳伤，犹非重症；妇人乳伤，却是危机。正腰受伤，笑者多凶。小腹受伤，孕妇最忌。以上姑述其大者，并列各方于后。

用药歌

归尾兼生地，槟榔赤芍宜。四味堪为主，加减任迁移。乳香并没药，骨碎以补之。头上加羌活，防风白芷随。胸中加枳壳，枳实又云皮。腕下用桔梗，菖蒲浓朴治。背上用乌药，灵仙妙可施。两手要续断，五加连桂枝。两胁柴胡进，胆草紫荆医。大茴与故纸，杜仲入腰支。

小茴与木香，肚痛不须疑。大便若阻隔，大黄枳实推。小便如闭塞，车前木通提。假使实见肿，泽兰效最奇。倘然伤一腿，牛膝木瓜知。全身有丹方，饮酒贵满卮。苎麻烧存性，桃仁何累累。红花少不得，血竭也难离。此方真是好，编成一首诗。庸流不肯传，无乃心有私。

血头行走穴道歌

周身之血有一头，日夜行走不停留。遇时遇穴若伤损，一七不治命要休。子时走往心窝，丑时须向泉井求。井口是寅山根卯，辰到天心巳凤头。午时却与中原会，左右蟾宫分在未。凤尾属申屈井酉，丹肾俱为戌时位。六宫直等亥时来，不教乱缚斯为贵。阐述了人体气血运行的规律，即"血头"运行十二个时辰，分别经过十二个不同的穴道，存在规律性，主张治伤必须按时取穴，按穴用药。

左右论

凡受伤不知左右，若有吐血症，见血自明。血黑者左受伤，血鲜者右受伤，若无血吐出看眼珠，亦可知其定所。乌珠包丑者伤在左。白珠包丑又加红大者伤在右。左属肝，右属肺。乌珠属肝，白睛属肺，瞳仁属肾。常见右边受伤，发时左边便痛。不可单治一边，必左右兼治，其病始愈。目可与全身各脏腑相联系，所以内伤后必表现于目而出现报伤眼征。

药中禁忌

乳香、没药二味，方中屡用，务要去油，若不去油，恐其再发。小儿骨一味，方中亦间用之，其法以初生小儿盛入蒲包，系桥柱下急流水，数夜冲刷，皮肉净尽，只存骸骨，取回焙干，研末备用。余谓小儿何辜，甫离母腹，骨化形销，以人治人，残忍殊甚。大造丸有紫河车，张景岳以为戕厥子之先天，劝人少用，何况儿骨乎？余辑诸方，见有用此者，悉行裁去，以猴骨代之。

穴名药名

《灵枢·经脉篇》言穴名甚详，徐氏、滑氏皆有歌诀。滑氏《十四经发挥》，图与注益明。是篇间取新奇，出《灵》《素》之外，未知何本。濒湖李氏《本草纲目》一千六百余种，备矣，异名同物，一一注明。其有未收者，散见编内，仍依原本载入，俟考。

第三节 《正体类要》

【作者介绍及成书背景】

薛己（公元 1487 年—公元 1559 年），字辛甫（一作新甫），号立斋，明代吴县（今江苏苏州）人。弘治年间（公元 1488 年—公元 1505 年）太医院医士薛铠之子。幼承家学习医，长而好学不倦，兼通内、外、妇、儿诸科，驰誉于时。约正德元年（公元 1506年）其父殁于京师，薛己守孝三载，于正德三年（公元 1508 年）袭补太医院医士，六年（公元 1511 年）升太医院吏目，九年（公元 1514 年）擢太医院御医，十四年（公元1519 年）迁南京太医院院判。嘉靖九年（公元 1530 年）以奉政大夫南京太医院院使致仕归里，著书立说并出诊于嘉兴、苏州一带，时年四十四岁。嘉靖三十七年（公元 1558

年），患疡，因年老体衰，诸药无用，次年病逝，享年 71 岁。薛氏自幼好学博览，并未记载其拜师经过，推测其医书都为研究前人医书，加之从小耳濡目染所得。其著述甚富，今存者有《内科摘要》二卷、《女科撮要》二卷（上二书又作《家居医录》)、《本草约言》四卷、《保婴金镜录注》(又作《过庭新录》)、《外科枢要》四卷、《外科心法》七卷、《外科经验方》一卷、《疠疡机要》三卷、《正体类要》二卷、《口齿类要》一卷。此外，薛氏还曾校注、增补大量前贤医书，主要有《明医杂著注》《校注陈氏小儿痘疹方论》《校注钱氏小儿药证直诀》《校注外科精要》《校补原机启微》《校补痈疽神秘灸经》《校注妇人良方》等。万历年间（公元 1573 年—公元 1620 年），秀水沈氏汇编薛己著述，刊刻丛书《薛氏医案》七十八卷，盛行于世。

【现存版本】

1. 正体类要 /（明）薛己著；曹炳章校订；丁继华，王宏整理，人民卫生出版社，2023 年。

2. 中医古籍珍本集成　外伤科卷　正体类要外科百效全书 / 周仲瑛，于文明总主编，湖南科学技术出版社，2014 年。

【主要内容】

《正体类要》，2 卷，明代薛己著，成书于 1529 年。上卷为正体主治大法、扑伤之证治验、坠跌金伤治验和汤火所伤治验 4 门，下卷附诸伤方药。全书记载内伤证治 19 条大法和治验医案 65 则（85 例），方剂 71 首。书中强调体表与脏腑相关，主用八纲辨证及气血辨证，重脉理，轻部位；重内治，反对单纯用手法和外治法；主张平补，反对应用寒凉药物；治气以补气为主，治血则以补气养血与活血化瘀为主；重点突出脾胃肝肾在伤科病中的重要意义，其重视脾胃不亚于东垣，重视肝肾有异于丹溪。常用方剂有四物汤、补中益气汤、八珍汤、六味地黄丸等。

《正体类要》中对骨伤科疾病的辨证施治、理法方药探讨较为全面。根据《内经》"有诸内必形诸外"的辨证思想，薛己提出外伤可以引起内在脏腑气血病变，而脏腑功能变化也可影响外伤的恢复进程。

全书骨伤科疾病内治的辨证思想论述较为全面，主要包括气虚、血虚、气血两虚及气滞血瘀等证。书中记载："余治百余人，其杖后血气不虚者，惟此一人耳。"可见气血虚在骨伤科极为常见。薛氏认为瘀血是外伤或内伤后脏腑功能失调、气血运化无权而出现的病理产物，在处理骨伤科疾病时也应重视对瘀血的处理。对此补气养血活血类方药也很多，主要有八珍汤、十全大补汤、独参汤、四物汤、圣愈汤、当归补血汤和归脾汤等。薛氏认为补益气血是治疗骨伤科疾病的基础，注重补气养血的同时，也注意活血，即瘀血不去，新血不生。治瘀不忘扶正是《正体类要》中提出的重要治则。

薛氏还提出了理肝化瘀、滋补肾命、壮脾健胃等治则。薛氏很重视肝肾脾胃，因为肝藏血，凡损伤瘀血留内，不分何经，从其所属，必凝滞于肝，强调外伤要重视顾护脾胃，脾胃运化水谷，精微营养五脏六腑，滋养皮肉筋骨。若用克伐之剂，则虚者益虚、滞者益滞，不利于外伤愈合。脾胃乃气血生化之源，气血旺盛，会促进外伤康复。治疗骨伤科疾病时，薛氏也十分重视补益肾气。大凡脾肾两虚之证，选用补中益气汤加补肾之方治之，比如肝肾之气伤者，在选用六味地黄丸的同时，根据患者体质配合补养气血之品而治。

薛己是一名全科医家，在伤科疾病诊疗过程中，将整体观念和辨证论治全面地应用到伤科，对伤科的中药内治体系建立做出巨大的贡献。现代医学的疾病诊疗讲究望、触、叩、听、动、量，传统医学讲究望、闻、问、切，薛己在疾病诊断过程中注重整体观念，四诊合参。"肢体损于外，则气血伤于内，营卫有所不贯，脏腑由之不和，岂可纯任手法，而不求之脉理，审其虚实，以施补泻哉。"由此可见，薛己已经发现外伤可能会引起全身脏腑、气血的变化，在疾病诊疗过程中注重局部的变化，也通过脉象发现全身脏腑、气血的变化，这一点和现代医学的认识相契合，也是现代中医骨伤临床中所广泛应用的。在疾病治疗过程中注重辨证论治，辨证辨病相结合。对内伤内证的治疗，主张气血俱伤，以气为先，内伤脏腑以肝为主，次壮脾胃，后补肾命；对肿、痛的主要症状和特点进行辨证论治，把肿胀分为四类：气虚型，表现为青肿不消，治以补中益气汤；气滞血瘀型，表现为肿黯不消，治以加味逍遥散；血虚内热型，表现为焮肿胀痛，瘀血作脓，治以八珍汤加白芷；气血两虚型，表现为肿不消、青不退，治以八珍汤，葱熨法。薛己还把疼痛分为四类：血虚型，表现为痛胀重坠，色青黑或发热，日晡甚，治以四物汤或八珍汤加五味子、肉桂、骨碎补；气滞型，表现为肌肉间痛，胸胁胀痛，治以复元通气散或小柴胡汤加青皮、山栀；血瘀型，表现为胸胁胀痛拒按，腰脊扭挫伤，治以四物汤加柴胡、山栀、桃仁、红花或地龙散，葱熨法；肝肾虚型，表现为筋骨间痛久痛，治以六味地黄丸，没药降圣丹，葱熨法。薛己针对外伤后所表现出的肿痛的治疗，体现了同病异治的特点。薛己善于总结经验教训，在《正体类要》中反对一味地行气下血，列出行气之非、下血之非；反对过用寒凉之药，论述了寒药之非；反对当砭不砭，指出了不砭之非；反对当补不补，论述了不补之非。所谓他山之石可以攻玉，薛己吸取他人失败的经验和教训，在处方用药时根据具体病情中病即止，重新辨证，取得良好疗效。

【后世影响】

薛己开创了骨伤科疾病内治的先河，受到《黄帝内经》、李东垣及钱乙学术思想的影响，形成了气血脏腑辨证思想，提出了"伤诸外必损于内"的学术观点，强调外伤以气血失调及肝肾脾胃等脏腑损伤为主，治疗骨伤科疾病应重视整体观念和八纲辨证施治。

此书气血辨证和脏腑辨证的论治思想，对后世伤科的内治有比较深远的影响。主要根据外伤后气血失调的病机，分为气虚、血虚、气血两虚及气滞血瘀等证，进行治疗，尤其重视补气养血。其脏腑辨证论治思想，突出强调脾胃肝肾的作用，主张清泻肝火、健脾益胃、培元固本。所用方剂也多为平补之剂，其治法被后世称为平补法。清代《医宗金鉴·正骨心法要诀》即以此书为蓝本。

《正体类要》中的治瘀法分期而治、标本同治，对临床也有重要的参考价值。先期活血祛瘀，外部瘀血以外科方式处理，内部瘀血以攻下逐瘀为用；中后期培补元气，补养气血，同时注重脏腑关系。总体上以补养气血，适时祛瘀，随"邪"治之为治疗原则。深入学习书中的理论知识，总结其证治规律，不仅可以指导临床工作，更有助于今后开展相应的科研工作。

【原文选读】

序

世恒言：医有十三科，科自专门，各守师说，少能相通者，其大较然也。然诸科方论，作者相继，纂辑不遗，而正体科独无其书，岂非接复之功，妙在手法，而按揣之劳，率鄙为粗工，而莫之讲欤。昔我毅皇帝因马遗伤，诸尚药以非世业莫能治，独吾苏徐通政镇侍药奏效，圣体如初，而徐亦由此遭际，擢官至九列，子孙世以其术仕医垣。此其所系，岂小小者而可以弗讲也！且肢体损于外，则气血伤于内，营卫有所不贯，脏腑由之不和，岂可纯任手法，而不求之脉理，审其虚实，以施补泻哉！太史公有言：人之所病病疾多，医之所病病道少。吾以为患在不能贯而通之耳。秦越人过琅琊，即为带下医，过洛阳即为耳目痹医，入咸阳即为小儿医，此虽随俗为变，岂非其道固无所不贯哉！立斋薛先生，以痈疽承家，而诸科无所不治。尝病正体家言独有未备，间取诸身所治验，总而集之，为《正体类要》若干卷，极变析微，可谓详且尽矣。而处方立论，决生定死，固不出诸科之外也。然则学者，又岂病道之少乎？先生尝著《外科枢要》，余既为之序以刻矣。将复刻是书，备一家言，余叹其用心之勤，乃复为缀数语卷首，使后世知先生之术，固无所不通，而未尝不出于一也，学者其勿以专门自诿哉。先生名己，字新甫，官位出处，详《外科枢要》序中，兹不更列。重视内治，提出了"伤诸外必损于内"的学术观点，强调外伤以气血失调及肝肾脾胃等脏腑损伤为主，治疗骨伤科疾病应重视整体观念和辨证施治。

正体主治大法

胁肋胀痛，若大便通和，喘咳吐痰者，肝火侮肺也，用小柴胡汤加青皮、山栀清之。若胸腹胀痛，大便不通，喘咳吐血者，瘀血停滞也，用当归导滞散通之。《内经》云：肝藏血，脾统血。盖肝属木生，生火侮土，肝火既炽，肝血必伤，脾气必虚。宜先清肝养血，则瘀血不致凝滞，肌肉不致遍溃；次壮脾健胃，则瘀肉易溃，新肉易生。若行克伐，则虚者益虚，滞者益滞，祸不旋踵矣。瘀血主肝说，跌扑损伤，恶血内流，以肝为主。

肚腹作痛，或大便不通，按之痛甚，此瘀血在内也，用加味承气汤下之。既下而痛不止，按之仍痛，瘀血未尽也，用加味四物汤补而行之。若腹痛按之不痛，血气伤也，用四物汤加参、芪、白术补而和之。若下而胸胁反痛，肝血伤也，用四君、芎、归补之。既下而发热，阴血伤也，用四物、参、术补之。既下而恶寒，阳气伤也，用十全大补汤补之。既下而恶寒发热，气血俱伤也，用八珍汤补之。既下而欲呕，胃气伤也，用六君、当归补之。既下而泄泻，脾肾伤也，用六君、肉果、破故纸补之。若下后，手足俱冷，昏愦出汗，阳气虚寒也，急用参附汤。吐泻手足俱冷，指甲青者，脾肾虚寒之甚也，急用大剂参附汤。口噤手撒遗尿，痰盛唇青体冷者，虚极之坏症也，急投大剂参附汤，多有得生者。

肌肉间作痛，营卫之气滞也，用复元通气散。筋骨作痛，肝肾之气伤也，用六味地黄丸。肌肉间作痛，气滞血瘀说。内伤下血作痛，脾胃之气虚也，用补中益气汤。外伤出血作痛，脾肺之气虚也，用八珍汤。大凡下血不止，脾胃之气脱也，吐泻不食，脾胃之气败也，苟预为调补脾胃，则无此患矣。

作痛，若痛至四五日不减，或至一二日方痛，欲作脓也，用托里散。若以指按下复起，脓已成也，刺去其脓，痛自止。若头痛时作时止，气血虚也。痛而兼眩属痰也，当生肝血补脾气。

青肿不溃，用补中益气汤以补气。肿黯不消，用加味逍遥散以散血。若焮肿胀痛，瘀血作脓也，以八珍汤加白芷托之。若脓溃而反痛，气血虚也，以十全大补汤补之。若骨骱接而复脱，肝肾虚也，用地黄丸。肿不消，青不退，气血虚也，内用八珍汤，外用葱熨法，则瘀血自散，肿痛自消。若行血破血，则脾胃愈虚，运气愈滞。若敷贴凉药，则瘀血益凝，肉腐益深，致难收拾。以肿为主症，辨证论治。

发热若出血过多，或溃脓之后脉洪大而虚，重按全无，此阴虚发热也，用当归补血汤。脉沉微，按之软弱，此阴盛发躁也，用四君、姜、附。若发热烦躁，肉瞤筋惕，亡血也，用圣愈汤。如汗不止，血脱也，用独参汤。其血脱脉实，汗后脉躁者难治，细小者易治。《外台秘要》云：阴盛发躁，欲坐井中，用附子四逆汤加葱白。王太仆先生云：凡热来复去，昼见夜伏，夜见昼伏，不时而动者，名曰无火，此无根之虚火也。

作呕，若因痛甚，或因克伐而伤胃者，用四君、当归、半夏、生姜。或因忿怒而肝伤者，用小柴胡汤加山栀、茯苓。若因痰火盛，用二陈、姜炒黄连、山栀。若因胃气虚，用补中益气汤、生姜、半夏。若出血过多，或因溃后，用六君子汤加当归。

喘咳，若出血过多，面黑胸胀，或胸膈痛而发喘者，乃气虚血乘于肺也，急用二味参苏饮。若咳血衄血者，乃气逆血蕴于肺也，急用十味参苏饮，加山栀、芩、连、苏木。

作渴，若因出血过多，用四物参术汤。如不应，用人参、黄芪以补气，当归、熟地以养血。若因溃后，用八珍汤。若因胃热伤津液，用竹叶黄芪汤。胃虚津液不足，用补中益气汤。胃火炽盛，用竹叶石膏汤。若烦热作渴，小便淋涩，乃肾经虚热，非地黄丸不能救。

出血，若患处或诸窍出者，肝火炽盛，血热错经而妄行也，用加味逍遥散，清热养血。若中气虚弱，血无所附而妄行，用加味四君子汤，补益中气。或元气内脱，不能摄血，用独参汤加炮姜以回阳；如不应，急加附子。或血蕴于内而呕血，用四物加柴胡、黄芩。凡损伤、劳碌、怒气、肚腹胀闷、误服大黄等药伤经络，则为吐血、衄血、便血、尿血。伤阴络，则为血积、血块、肌肉青黯。此脏腑亏损，经隧失职，急补脾肺，亦有生者。但患者不司此理，不用此法，惜哉！

手足伤损，若元气虚弱，或不戒房劳，或妄行攻伐，致死肉上延；或腐而不痛，黑而不脱者，当大补元气，庶可保生。若手足节骱断去者，无妨。骨断筋连，不急剪去。若侵及好肉，则不治。若预为调补脾气，则无此患。大凡脓瘀内烁者，即针之而投托里散。或口噤遗尿而似破伤风者，急用十全大补汤加附子，多有生者。

腐肉不溃，或恶寒而不溃，用补中益气汤。发热而不溃，用八珍汤。若因克伐而不溃者，用六君子汤加当归。其外皮黑，坚硬不溃者，内火蒸炙也，内服八珍汤，外涂当归膏。其死肉不能溃，或新肉不能生而致死者，皆失于不预补脾胃也。

新肉不生，若患处夭白，脾气虚也，用六君、芎、归。患处绯赤，阴血虚也，用四物、参、术。若恶寒发热，气血虚也，用十全大补汤。脓稀白而不生者，脾肺气虚也，用补中益气汤。脓稀赤而不生者，心脾血虚也，用东垣圣愈汤。寒热而不生者，肝火动也，用加味逍遥散。晡热而不生，肝血虚也，用八珍、牡丹皮。食少体倦而不生，脾胃气虚也，用六君子汤。脓秽而不生者，阴虚邪火也，用六味地黄丸。四肢困倦，精神短少而不生者，元气内伤也，用补中益气汤，如夏月用调中益气汤。作泻用清暑益气汤，秋令作泻，用清燥汤。

伤重昏愦者，急灌以独参汤。虽内瘀血，切不可下，急用花蕊石散内化之，恐因泻而亡阴也。若元气虚甚者，尤不可下，亦用前散化之。凡瘀血在内，大小便不通，用大黄、朴硝。血凝而不下者，急用木香、肉桂末三二钱，以热酒调灌服，血下乃生。如怯弱之人，用硝、黄，须加肉桂、木香同煎，假其热以行其寒也。

大便秘结，若大肠血虚火炽者，用四物汤送润肠丸，或以猪胆汁导之。若肾虚火燥者，用六味地黄丸。肠胃气虚，用补中益气汤。

伤损症用黑羊皮者，盖羊性热能补气也。若杖疮伤甚，内肉已坏，欲其溃者贴之，成脓固速，苟内非补剂，壮其根本，毒气不无内侵；外非砭刺，泄其瘀秽，良肉不无伤坏。若受刑轻，外皮破伤者，但宜当归膏敷贴，更服四物、芩、连、柴胡、山栀、白术、茯苓。又疗痂不结，伤肉不溃，死血自散，肿痛自消。若概行毡贴，则酝酿瘀毒矣。

跳跃捶胸闪挫，举重劳役恚怒，而胸腹痛闷喜手摸者，肝火伤脾也。用四君、柴胡、山栀。畏手摸者，肝经血滞也，用四物、柴胡、山栀、桃仁、红花。若胸胁作痛，饮食少思，肝脾气伤也，用四君、芎、归。若胸腹不利。食少无寐，脾气郁结也，用加味归脾汤。若痰气不利，脾肺气滞也，用二陈、白术、芎、归、栀子、青皮。若切牙发搐，肝旺脾虚也，用小柴胡汤、川芎、山栀、天麻、钩藤。或用风药，则肝血易伤，则肝血益伤，肝火益甚；或饮糖酒，则肾水益虚，肝火愈炽。若用大黄等药，内伤阴络，反致下血。少壮者必为痼疾，老弱者多致不起。

扑伤之证治验

行气之非

有一患者，服行气之剂，胸痞气促，食少体倦，色黯脓清，此形气俱虚之症也。先用六君、桔梗二剂，胸膈气和。后用补中益气，去升麻，加茯苓、半夏、五味、麦门治之，元气渐复而愈。若用前剂，戕贼元气，多致不救。提出行气下血之非，反对一味行气下血。

下血之非

有一患者，去其患处瘀血，用四物、柴胡、红花治之，焮痛顿止，但寒热口干，饮食少思。用四物、白术、茯苓、柴胡、黄芩、花粉，四剂寒热即退。用六君、芎、归、藿香，而饮食进，腐肉虽溃，脓水清稀。以前药倍用参、芪、归、术、茯苓，二十余剂，腐肉俱溃，脓水渐稠。误服下药一盅，连泻四次，患处色黯，喜其脉不洪数，乃以十全大补倍加肉桂、麦门、五味数剂，肉色红活，新肉渐生。喜在壮年，易于调理。又月余而愈，否则不救。凡杖疮跌扑之症，患处如有瘀血，止宜砭去，服壮元气之剂。盖其气已损，切不可再用行气下血之药，复损脾胃，则运气愈难，营达于下而反为败证，怯弱者多致夭枉。提出行气下血之非，反对一味行气下血。

寒药之非

有一患者，肿痛敷寒凉之药，欲内消瘀血，反致臀腿俱冷，瘀血并胸腹痞闷。余急去所敷之药，以热童便酒洗患处，服六君、木香、当归，敷回阳膏，臀腿渐温。又以前药去木香，加川芎、藿香、肉桂，四剂瘀血解，乃刺之。更以壮脾胃，养气血得痊。盖气血得温则行，得寒则凝，寒极生热，变化为脓，腐溃深大，血气即败，肌肉无由而生。欲望其生难矣。提出寒药之非，反对一味使用寒凉药物。

不砭之非

有一患者，发热烦躁，用四物、黄芩、红花、软柴、山栀、花粉，烦热已清，瘀血深蓄，欲针出之，不从。忽牙关紧急，患处刺痛，始针去脓血即安，用托里养血，新肉渐长。忽患处瘙痒，此风热也，用祛风消毒之剂而痊。提出不砭之非，反对当砭不砭。

不补之非

有一患者，臀腿胀痛，发热烦躁。刺去死血，胀痛少宽，热燥愈甚。此血脱，邪火旺而然也，急用独参汤补之，少愈。又以健脾胃养气血药治之，腐肉渐溃遂愈。大抵此症宜预调补，以顾收敛，切不可伐其气血，不行补益，以至不能收敛矣。提出不补之非，反对当补不补。

第四节 《证治准绳·疡医》

【作者介绍及成书背景】

王肯堂（1549年—1613年），字宇泰，一字损仲，号损庵，自号念西居士，金坛（今属江苏）人，律学家、医学家。兵部主事，谏阻武宗南巡，臬之孙，樵之子。右都御史，赠太子少保，谥恭简。万历年十七年（1589年）举进士，与松江董其昌同科。选庶吉士，授翰林院检讨。倭寇犯朝鲜，他疏陈十议，愿假御史衔，练兵海上。言不见纳，遂引疾归里。归而研医，为人治病，以著述自乐。复以荐补南京行人司副，终福建参政。损庵好读书，在医学、经学、律学等诸方面均有造诣。在医学上，能采取各家之长，各不偏主，其著作有《证治准绳》《古今医统正脉全书》《医论》及法医学著作《洗冤录笺释》。

《证治准绳》又作《六科证治准绳》，数百年来一直为医家所推崇，成书于明万历三十六年（1608年）。全书共44卷，历时11年完成，是王肯堂对中医学贡献最大的一部著作。该书博涉古今，论述翔实，内容丰富，包括杂病、类方、伤寒、疡医、幼科、女科六部。所述病证皆以证治为主，不仅总结了历代著名医家的治疗经验，并根据自己的从医经验，阐述本人见解，诊断精准，治疗方法详细，通俗易懂，用药遣方实用，受到后世医家的一致推崇，公认其"博而不杂，详而有要"，以致300年来承学之士奉《六科证治准绳》为宝山玉海，流传极广。

《证治准绳·疡医》六卷，其中提出了骨骼数目与形态的重要性，并载有多种手术方法，有些是外科史上最早的记载，如气管吻合术、耳郭整形术、唇舌整形术等，还提到了肿瘤推之移动者可手术，固定不移者不能手术。

【现存版本】

1. 1935年上海扫叶山房石印本。

2. 1912年上海鸿宝斋石印本。

3. 清光绪二十五年（1899年）西蜀善成堂刻本。

4. 清光绪十九年（1893年）图书集成印书局铅印本。

5. 清光绪十八年壬辰（1892年）许虚年广州石经堂校刊本。

6. 清咸丰十年（1860年）海宁许楣刊本。

7. 清乾隆五十八年癸丑（1793年）修敬堂金氏刻本。

8. 清乾隆十四年己巳（1749年）戴月楼刻本。

9. 清康熙三十八年己卯（1699年）金坛虞氏修补刻本。

10. 清康熙十四年乙卯（1675年）金坛虞氏刻本。

11. 日本宽文朝1670年铜驼书林刻本。

12. 明万历十三年乙酉（1585年）初刻本。

【主要内容】

《证治准绳》全书以临床各科证治为主，包括《证治准绳·杂病》八卷，《证治准绳·类方》八卷，《证治准绳·伤寒》八卷，《证治准绳·疡医》六卷，《证治准绳·幼科》九卷，《证治准绳·女科》五卷。这是自《普济方》以来对古代医方的又一次总结。其中《证治准绳·疡医》的部分，卷一为痈疽总论及肿疡；卷二溃疡；卷三为头、面、项、肩、手、胸等部位痈疽；卷四为肋、腰、下肢部位痈疽；卷五为诸肿、石痈疽、多骨疽以及各种皮肤病、结核、瘰疬等；卷六为损伤门，包含了跌打损伤以及金创外伤等各种创伤性疾病。《证治准绳·疡医》载方123首，其中跌扑伤损篇载方75首，包含正骨麻药1剂，外用药28剂，内服方46首；金创篇载方48首。《证治准绳·疡医》损伤门首列《黄帝内经》和《正体类要》的论述，次列骨骼名称，按照重症、急症、轻症、缓症记载了5项开放性损伤，5项骨折损伤证候；记载了15种骨折脱位的治疗方法，并且明确记载了骨折的治疗原则：先外治，敷药夹缚，再内治。

《证治准绳》在骨伤科方面具体的贡献如下：

1. 记载了开放性脱位的处理方法。卷六筋骨伤中记载了开放性损伤的处理方法："凡皮破、骨出差臼，拔伸不入，搏捺皮相近三分，用快刀割开些，捺入骨，不须割肉，肉自破了可以入骨，骨入后，用补肉膏敷贴。疮四旁肿处留疮口，用补肌散填之，皮肉不破，用接骨膏、定痛膏敷贴。"开放性损伤骨折断端突出皮外后，应为骨折断端被污染，不可直接还纳皮内，书中记载了将骨折断端污染部分截出以防止伤口感染的方法。

2. 脊柱骨折脱位的复位方法。王氏对颈椎损伤的复位方法，沿用了《普济方》兜颈坐磬法、牵头推肩法。腰椎骨折采用牵引加局部按压法以及悬吊复位法。

3. 四肢骨折脱位的诊疗。记载了肩关节、髋关节脱位，髌骨骨折、踝关节骨折等损伤的诊疗方法，并且对于固定夹板有着详细的要求。

4. 记载、引用了《黄帝内经》《普济方》《正体类要》《世医得效方》等书的内容，对创伤的方药进行了归纳整理。

【后世影响】

《证治准绳·疡医》是自《普济方》之后200多年对创伤骨科古代方药疗法的高度总结，对创伤的方药疗法进行了由博而约的归纳整理。其中方药治疗原则和处方一直为后世所遵循。可以说《证治准绳·疡医》使得我国古代医学对骨折创伤的方药疗法趋于通用。

【原文选读】

跌扑伤损

瘀血停积论

《素问》云：人有所坠堕，恶血留内，腹中满胀，不得前后，先饮利药。此上伤厥阴之脉，下伤少阴之络，刺足内踝之下，然骨之前血脉出血。刺足附上动脉，不已；刺三毛上各一□，见血则已，左刺右，右刺左。善悲惊不乐，刺如右方。

缪刺论

《灵枢》云：有所堕坠，恶血留内，有所大怒，气上而不行下，积于胁下，则伤肝。又中风及有所击仆，若醉入房，汗出当风，则伤脾。又头痛不可取于腧者，有所击堕，恶血在内，若肉伤，痛未已，可侧刺不可远取之也。

邪气脏腑及厥病篇

东垣《医学发明》论曰：夫从高坠下，恶血留于内，不分十二经络，医人俱作中风肝经，留于胁下，以中风疗之。血者皆肝之所主，恶血必归于肝，不问何经之伤，必留于胁下，盖肝主血故也。痛甚则必有自汗，但人人有汗出，皆属风证，诸风皆属于肝木，况败血凝泣，逆其所属入于肝也，从高坠下，逆其上行之血气，非肝而何？非伤寒无汗。既曰：汗必自风化之也，故以破血行经药治之。

亡血过多论

《灵枢》又云：身有所伤血出多，反中风寒，若有所坠堕，四肢懈惰不收，名曰体惰。取小腹脐下三结交。阳明、太阴也，脐下三寸关元也。寒热篇三结交者，即关元穴是也。

刘宗厚曰：打扑金刃损伤，是不因气动而病生于外，外受有形之物所伤，乃血肉筋骨受病，非如六淫七情为病，有在气、在血之分也。所以损伤一证，专从血论，但须分其有瘀血停积，而亡血过多之证。盖打扑坠堕皮不破而内损者，必有瘀血，若金刃伤皮出血，或致亡血过多，二者不可同法而治。有瘀血者，宜攻利之，若亡血者，兼补而行之。又察其所伤，有上下、轻重、浅深之异，经络气血多少之殊，唯宜先逐瘀血，通经络，和血止痛，然后调气养血，补益胃气无不效也。顷见围城中，军士被伤，不问头面、手足、胸背轻重，医者例以大黄等药利之；后大黄缺少，甚者遂以巴豆代之，以为不于初时泻去毒气，后则多致危殆，至于略伤手指，亦悉以药利之。殊不知大黄之药惟与有瘀血者相宜，其有亡血过多，元气胃气虚弱之人，不可服也；其巴豆大热有毒，止能破坚逐积，用于此疾，尤非切当。所以有服下药过后，其脉愈见坚大，医者不察，又以为瘀血未尽而后下之，因而夭折人命，可不慎欤。

脉法

《内经》云：肝脉搏坚而长，色不青，当病堕。若搏因血在胁下，令人呕逆。《脉经》云：从高颠仆，内有血，腹胀满，其脉坚强者生，小弱者死。

《金匮》云：寸口脉浮微而涩，然当亡血，若汗出。设不汗者，其身有疮被刀斧所伤，亡血故也。《脉经》云：金疮血出太多，其脉虚细者生，数实大者死。金疮出血，脉沉小者生，浮大者死。砍疮出血一二石，脉来大者，二十日死。砍刺出血不止者，其脉止，脉来大者七日死，滑细者生。

上破伤之脉，若瘀血停积者，坚强实则生，虚细涩则死。若亡血过多者，虚细涩则生，坚强实则死。皆为脉、病不相应故也。

治法

戴院使云：仆踣不知曰颠，两手相搏曰扑，其为损一也。因颠仆而迷闷者，酒调苏合香丸灌之；因颠仆而损伤，宜逐其恶血，酒煎苏木调苏合香丸，或鸡鸣散，或和气饮加大黄，入醋少许煎，或童便调黑神散，不用童便，用苏木煎酒调亦得。颠仆伤疼，酒调琥珀散极佳，乌药顺气散亦可。

大法固以血之瘀失，分虚实而为补泻，亦当看损伤之轻重。轻者顿挫气血，凝滞作痛，此当导气行血而已，重者伤筋折骨，此当续筋接骨，非调治三四月不得平复，更甚者，气血内停，沮塞真气不得行者，必死。急泻其血，通其气亦或有可治者焉。《伤损论》曰：夫伤损必须求其源，看其病之轻重，审其损之浅深，凡人一身之间，自顶至足，有斫伤、打伤、跌伤及诸刃伤者，皆有之。凡此数证，各有其说，有当先表里，而后服损药者，为医者当循其理治之。然医者意也，不知意者非良医也，或者禀性愚昧，不能观其证之轻重，明其损之浅深，未经表里通利，先服损药，误人多矣，有因此痰涎上攻，有因此大小脏腑闭结，差之毫厘，谬以千里，所谓医不三世，不服其药信哉！此论治损伤之大纲也，然用药固不可差，而整顿手法，尤不可孟浪。今以人之周身，总三百六十五骨节，开列于后……

头目鼻耳伤

凡脑骨伤破，轻手搏捺平正，若皮不破者，用退肿膏敷贴，若皮破肉损者，先用封口药掺之，外以散血膏贴之，若皮破血流者，用止血散掺之，若肿痛者，用葛叶、毛藤叶、枫叶尾砍烂敷之。不可见风着水，恐成破伤风。凡脑骨伤碎，在硬处可治，若伤太阳穴不可治。如在发际须剪剃去发，看皮破不破，依上用药敷，若欲洗，宜用熟油和药水洗，或和温茶洗之。凡面目伤，青黑色，用一紫散敷，或紫金膏贴，伤重者，用补肉膏敷贴。凡脑两角及后枕，或两眉有伤可治，眼睛伤，瞳神不碎可治。或眼胞伤，紫黑色，用一紫散敷贴，或紫金膏敷贴，伤重者，用补肉膏敷贴，或头顶心有损则难治。凡鼻两孔伤，凹者可治，血出无妨，鼻梁打扑跌磕凹陷者，用补肉膏敷贴，若两鼻孔跌磕伤开孔窍，或刀斧伤开孔窍，用封口药掺伤处，外以散血膏贴之，退肿。凡耳斫跌打落，或上脱下粘，或下脱上粘，内用封口药掺，外用散血膏敷贴及耳后，看脱落所向，用鹅翎横夹定，却用竹夹子直上横缚定，缚时要两耳相对，轻缚住。

舌唇口喉齿腮伤

凡唇口刀斧斫磕跌堕等伤，破皮伤肉者，先用桑白皮线缝合，却以封口药涂敷，次以散血膏敷贴，牵住所封药，不令开落，仍少言语。凡跌破唇耳鼻而拔缺者，即以封口药掞，外以散血膏敷贴。若缺唇缺耳，先用麻药涂之，却以剪刀剪去外些皮，即以绢线缝合，缺耳作二截缝合，缺唇作三截缝合。以鸡子黄油涂，次以金毛狗脊毛薄掺些于上，次以封口药涂抹之，次日，以茶轻洗就掞末，一日换一次，至八日剪去线，又掞末。凡腮、颊、颧刀斧斫磕跌堕等伤，破皮肉者，用封口药填疮口，外以散血膏敷贴，或跌磕损伤未破皮肉者，用补肉膏敷贴。凡刀斧斫磕跌破上唇而拔缺者，用绢片一小条从脑后缚向前来缚合缝定，次掞封口药，外以散血膏敷贴。如下唇整法却以绢片从下颏兜缚，及如前法整顿，次掞末敷药，或无肿不须敷药。凡偶含刀在口内戏要，误割断舌头未全断者，用封口药敷，一日换二三次药，七八日全安。凡两脸涎囊被刀斧斫磕跌堕等伤，伤开涎囊者，用绢线缝合却以封口药涂敷，外以散血膏敷贴，七八日接住肉，剪去线，掞封口药。凡牙齿被人打跌砍磕，去了牙齿者，只用补肌散掺及封口药掞，服破血药止痛药，并用水煎药服，不宜用酒煎药，须知此法乃大有功。凡牙龈跌磕斫伤，牙齿未动者，用芙蓉膏末掺：如齿动者，用蒺藜根烧存性为末，常揩搽之即牢。凡割喉者，用脚骑患人头项，以丝线先缝内喉管，却缝外颈皮，用封口药涂敷，外以散血膏敷贴换药。或喉被人打歪，以手摇正，却以前膏敷贴，若结喉伤重，软喉断不可治，以汤与之，得入肠者可治，若并出者不可治。

颈骨肩胛胁肋伤

凡高处跌堕，颈骨撺进者，用手巾一条，绳一条系在枋上，垂下来以手兜缚颏下，系于后脑杀，缚接绳头，却以瓦礶一个，五六寸高，看掞入浅深，斟酌高低，令患人端正坐于其礶上，令伸脚坐定，医者用手擎掞平正，说话令不知觉，以脚一踢，踢去礶子，如在左用手左边掇出，如在右用手右边掇出，却以接骨膏、定痛膏敷贴。又一法，令患人卧床上，以人挤其头，双足踏两肩即出。颈椎骨折脱位复位治疗的两种方法。

凡左右两肩骨跌堕失落，其骨又出在前，可用手巾系手腕在胸前，若出在后，用手巾系手腕在背后，若左出折向右肱，右出折向左肱，其骨即入。接左摸右鬓，接右摸左鬓，却以定痛膏、接骨膏敷之。凡肩井骨及胁下有损，不可束缚，只掞令平正，用补肉膏、接骨膏、定痛膏敷贴，两肋骨亦然。凡肩胛骨出，相度如何整，用椅一个，令患人于椅后伸两手于椅手圈住，及以软衣被盛垫胁下，使一人捉定，两人拔伸，却坠下手腕，又着曲手腕，按掞平正，却以定痛膏、接骨膏敷贴，绢片缚之。肩关节脱位复位方法。

手伤

手有四折骨六出臼，凡手臂出臼，此骨上段骨是臼，下段骨是杵，四边筋脉锁定，或出臼亦剉损筋，所以出臼，此骨须拽手直，一人拽，须用手把定此间骨搦，教归窠，看骨出那边，用竹一片夹定一边，一边不用夹，须在屈直处夹，才服药后不可放定，或时又用拽屈拽直，此处筋多，吃药后若不屈直，则恐成疾，日后曲直不得。强调桡骨远端骨折固定后要尽早功能锻炼，否则易遗留功能障碍。肩胛上出臼，只是手骨出臼归下，身骨出臼归上，或出左或出右，须用春杵一枚，矮凳一个，令患者立凳上，用杵撑在于出臼之处，或低用物垫起，杵长则垫凳起，令一人把住手，拽去凳，一人把住舂杵，令一人助患人放身从上坐落，骨节已归窠矣神效。若不用小凳，则两小梯相对木棒穿，从两梯股中过，用手把住木棒正棱，在出臼腋下骨节蹉跌之处，放身从上坠，骨节自然归臼矣。肩关节脱位复位方法。

凡手静手腕骨脱绷直拽出，医用手抬起手静腕，以患人本身膝头垫定，医用手于颈项肩处，按下其骨还窠，却用定痛膏、接骨敷贴。若手腕失落，或在上、在下，用手拽伸，却使手捻住，方可用前膏，敷贴药夹缚。若手静骨出，用圆椅横翻向上，医用足踏住椅，将病人手在椅横内，校曲入腕，内以小书簿，上下夹定平稳，却用前膏敷贴，用绢布兜缚，兜缚时要掌向上。若手盘出臼，不可牵伸，用衣服向下承住，用手搏按动摇，挪令平正，却用前膏敷贴夹缚，下用衬夹。凡手骨出向左，则医以右手拔入；骨出向右，则医用左手拔入，一伸一缩，摇动二三次，却用接骨膏、定痛膏敷贴夹缚。凡手脚骨，只一边断则可治，若两手脚骨皆断者，不可治。凡手足骨断者，中间一坐缚可带紧，两头放宽些，庶气血流荫；若如截竹断，却要两头紧，中间放宽些，庶使气血聚断处。若接缚手者，前截放宽缚些，使血散前去，若按足者，下截放宽些，使气血散下去。凡手盘出向下，将掌向上，医用手搏损动处，将掌曲向外捺令平正，用前膏贴，再用夹向背一片，长下在手背外，向面一片，短下在掌按处，向小指一片，长下在指曲处，向大指一片，短下在高骨处，三度缚之。凡两手臂骨打断者，有碎骨，跌断者，则无碎骨此可辨之。皆可用定痛膏、接骨膏敷贴之。凡手指跌扑刀斧打碎，用鸡子黄油润，次掺封口药末，外以散血膏敷贴，绢片缚定，若跌扑咬伤者，用泽兰散敷之，若有寒热者用退热散敷之，寒热退即去之。凡手掌根出臼，其骨交互相锁或出臼，则是锉出锁骨之外，须是搦锁骨下归窠，出或外则须搦入内，或入内则须搦出外，方入窠臼，如只用手拽，断则难入窠，十有七八成痼疾也。宜接骨膏、定痛膏敷贴夹缚，四折骨用杉皮、竹片夹缚，六出臼只宜以布帛包缚，不可用夹，要时时转动，不可一时不动，恐接直骨。强调功能锻炼的重要性，避免关节僵直。

胸腹伤

凡胸前跌出骨不得入，令患人靠实处，医人以两脚踏患人两脚，以手从胁下过背外，相叉抱住患人背，后以手于其肩搊起其胸膊，其骨自入，却用定痛膏、接骨膏敷贴。凡胸膊骨有拳槌伤，外有肿内有痛，外用定痛膏敷贴，内用破血药利去瘀血，次用消血草擂酒服。如刀伤，先宜安骨、定皮合口，挪令平正，却以封口药掺疮口，外以补肌散以鸡子清调敷贴，内服补损药、活血丹之类。凡胸骨筋断，先用破血药，却用定痛膏、接骨膏敷贴；皮破者，用补肉膏敷贴。凡胸胁伤重，血不通者，用绿豆汁生姜和服。一以壮力人在后挤住，自吐其血，次用破血药。肚上被伤，肚皮俱破，肠出在外，只肠全断难医，伤破而不断者，皆可治疗。凡肠出，可以病人手，搭在医人肩，随其左右收起，以麻油润疮口，整入腹，却以通关散，吹鼻打喷嚏，令肠自入，用桑白皮线向皮内缝合后，以封口药涂伤处，外以补肌散，以鸡子清调匀敷贴，或散血膏更妙。线上，以花乳石散敷之。肚皮裂开者，用麻缕为线，或槌桑白为线，亦用花乳石散敷线上，须用从里重缝肚皮，不可缝外重皮，留外皮开，用药掺待生肉。若肠上有小损孔，以灯火照之，肠中有气射灯，不可治。又一法：肠出吊起病人手，用醋煎山豆根汁，服一口至二口，却以针于病人颈上一刺，其肠自入。凡肚皮伤破，孔大肚肠与脂膏俱出，放入内则用缝，如孔小只有膏出，用手擘去膏，不用缝。此膏出者，已无用了，不可复入肚中，反成祸患，只须擘去不妨，此是闲肉，但放心去之。肚内被伤者，专用利大小肠，不可待秘，恐成重患。

腰臀股膝伤

凡腰骨损断，用门一片放地下，一头斜高些，令患人复眠，以手伸上扳住其门，下用三人拽伸，以手按损处三时久，却用定痛膏、接骨膏敷贴，病人浑身动作一宿，至来日患处无痛，却可自便左右翻转，仍用破血药。腰椎骨折拔伸、按压复位法。凡臀股左右跌出骨者，右入左，左入右，用脚踏进，搏捺平正、用药，如跌入内，令患人盘脚，按其肩头，医用膝脊人，虽大痛一时无妨，整顿平正，却用接骨膏、定痛膏敷贴，只宜仰卧，不可翻卧，大动后恐成损患。髋关节脱位复位方法。凡腰腿伤全用酒佐通气血药，俱要加杜仲。凡胯骨从臀上出者，用二三人捉定腿拔伸，仍以脚捺送入，却用前等膏敷贴，如在裆内出者，则难治。凡脚骨伤其难整，当临时相度，难泥一说。凡两腿左右打跌骨断者，以手法整其骨，以手拽正，上拽七分于前，下拽五分于后整定，用接骨膏、定痛膏敷贴，夹缚时，先缚中正，后缚上下，外用副夹，若上下有肿痛无虑，五日方可换药。凡辨腿胯骨出内外者，如不粘膝，便是出向内，从内捺入平正；如粘膝不能开，便是出向外，从外捺入平正，临机应变。凡脚盘出臼，令患人坐定，医人以脚从腿上一踏一搬，双手一搏捺，摇二三次，却用接骨膏、定痛膏或理伤膏敷贴。凡膝盖损断，用手按捺进平正后，用前膏敷贴，桑白皮夹缚，作四截缚之。其膝盖骨跌挫开者，可用竹箍箍定，敷药夹定，要四截缚之，膝盖不开也。若肿痛，须用针刀去血，却敷贴、用夹。若或内外踝骨，左右脚盘，挫跌损伤，用脚踏直拽正，按捺平正，却敷贴前膏。若膝头骨跌出臼，牵合不可太直，不可太曲，直则不见其骨棱，曲则亦然，只可半直半曲，以竹箍箍住膝盖骨，以绳缚之。髌骨骨折固定方法。凡骨节损折，肘臂腰膝出臼蹉跌，须用法整顿归元，先用麻药与服，使不知痛，然后可用手法治之。

脚伤

脚有六臼、四折骨。凡脚板上□交处出臼，须用一人拽去自用手，摸其骨节或骨突，出在内用手正从此骨头拽归外；或骨出向外，须用力拽归内则归窠，若只拽不用手整入窠内，误人成痼疾也。宜接骨膏、定痛膏敷贴，夹缚四折骨，用正副夹缚束。六出臼，只宜以布帛包缚，不可夹之。凡脚膝出臼，与手臂肘出臼同。或出内出外，只用一边夹缚定，此处筋脉最多，时时要曲直不可定放，又恐再出窠，时时看顾，不可疏慢，宜接骨膏、定痛膏敷贴夹缚。凡脚大腿根出臼，此处身上骨是臼，腿根是杵，或出前，或出后，须用一人手把住患人身，一人拽脚，用手尽力搦，归窠矣。或是挫开，又可用软绵绳从脚缚，倒吊起，用手整骨节，从上坠下自然归窠，却用接骨膏、定痛膏敷贴夹缚。

背脊骨伤

凡挫脊骨，不可用手整顿，须用软绳，从脚吊起，坠下身直。其骨使自归窠，未直则未归窠，须要待其骨直归窠，却用接骨膏，或定痛膏，或补肉膏敷，以桑皮一片，放在药上，杉皮两三片，安在桑皮上，用软物缠夹定，莫令曲，用药敷之。凡脚、手骨被压碎者，须用麻药与服，或用刀割开，甚者用剪刀剪去骨锋，便不冲破肉，或有粉碎者去其骨，免脓血之祸，然后用大片桑皮，以补肉膏或定痛膏，糊在桑皮上，夹在骨肉上，莫令差错。三日一洗，莫令臭秽，用药治之，又切不可轻易自恃有药，便割、便剪、便弄，须要详细审视，当行则行，尤宜仔细，或头上有伤，或打破，或刀伤，或压碎骨，用药敷贴缚之。凡敷缚之际，要于密室无风之所，勿使风入疮口，恐成破伤风之患，切记切记！*腰椎骨折悬吊复位法。*

筋骨伤

凡断筋损骨者，先用手寻揣伤处，整顿其筋骨平正，用接骨等膏敷贴，用正副夹缚定，正夹用杉皮，去外重皮，约手指大，排肉上，以药敷杉皮上，药上用副夹，用竹皮去里竹黄，亦如指大，疏排夹缚。凡骨碎断，或未碎断但皮破损肉者，先用补肌散填满疮口，次用散血膏敷贴。如骨折要接骨膏敷贴，夹缚。或皮破骨断者，用补肉膏敷贴。凡骨断皮破者，不用酒煎药，或损在内破皮肉者，可加童便在破血药内和服。若骨断皮不破，可全用酒煎损药服之，若只损伤，骨未折，肉未破者，用消肿膏或定痛膏。凡皮破、骨出差臼，拔伸不入，搏捺皮相近三分，用快刀割开些，捺入骨，不须割肉，肉自破了可以入骨。骨入后，用补肉膏敷贴，疮四旁肿处留疮口，用补肌散填之，皮肉不破，用接骨膏、定痛膏敷贴。若破者，必有血出，用力整时，最要快便。*开放性损伤处理方法。*凡皮里有碎骨，只用定痛膏、接骨膏敷贴，夹缚，十分伤害，自然烂开肉，其骨碎必自出，然后掺补肌散，外以补肉膏敷贴。凡骨碎，看本处平正如何？大抵骨低，是不会损，左右骨高，骨定损了。如折骨，要拔抻捺平正，用药敷贴，以正副夹束缚，勿令转动，使损处坚固。如出臼，曲处要时时曲转，使活处不僵。凡敷贴用板子一片，就板子上，将蕉叶或纸，被摊接骨膏、定痛膏在上，移在损处，皮内有碎骨，后来皮肉自烂，先掺补肌散，以敷补肉膏，碎骨自出。若破断皮肉，先以封口药填涂，用线缝合，外用补肉膏、散血膏敷贴。凡平处骨断、骨碎、皮不破者，只用接骨膏、定痛膏敷贴夹缚，若手足曲直等处及转动处，只宜绢包缚，令时数转动，不可夹缚。如指骨碎断，止用苎麻夹缚；腿上用苎麻绳夹缚。冬月热缚，夏月冷缚，余月温缚。凡拔伸捺正，要缠绢软物单正，仍拔伸当近在骨损处，不得前去一节骨上，仍拔伸相度左右骨，各有正斜拔者。凡搏捺，要手法快便，要皮肉相执平正，整拔亦要相度难易，或用三四人不可轻易。凡筋断，用枫香，以金沸草砍取汁，调涂敷，次用理伤膏敷贴。*重视对软组织的保护，体现筋骨并重的理念。*

束缚敷贴用药

凡束缚，春三日，夏二日，秋三日，冬四日，缚处用药水泡，洗去旧药，不可惊动损处，洗了仍用前膏敷缚。若束缚要杉木浸软，去粗皮；竹片去黄用青，共削约手指大片，用杉木皮为正夹，竹片为副夹，疏排周匝，以小绳三度缚，缚时相度高下远近，使损处气血相续，有紧有宽，说见前。二三日一次换药敷，直要缚一个月药，次以补损好膏贴之，亦要以杉皮夹住，令损处坚固，骨老方不夹之。其杉皮贴肉上，药敷杉皮上，纸被贴药上，竹片夹纸被上缚之。凡肿是血作，用热药水泡洗，次敷贴，等草药一时讨不及者，只用理伤膏贴最便。凡用夹，须摊药于纸上平，两头要带薄，搭头搭得不厚，不碍肉平坦者，无高低不均之患。若四岸高低不均，此上便有空缺不着肉处，即生疱，切记之！凡敷贴接骨等药，疼痛不止者，可加乳香、没药、枫香、白芷、肉桂、南星、独活等味，各量加些于药中敷贴，其肉温暖，疼痛即住。刀斧伤者，去肉桂、南星、独活。凡换药不可生换，用手巾打湿搭润，逐片取脱，随手荡洗换药，不可轻停一时，恐生肉疱，仍先摊药，随即应手换之，此大节病累遭害，切记之！凡伤重，其初麻而不痛，应拔伸捽正，或用刀取开皮，二三日后方知痛，且先匀气血。凡被杖打痛，肿而未破者，先用棱针出血；若破者不须出血，只用撒地金钱、山薄荷、生地黄、地薄荷、猪苎叶、泽兰叶、血见愁捣敷贴。若成杖疮，用黑膏药、白膏药、红膏药、太乙膏、牛脂膏贴之。凡刀斧伤者，看轻重用药，如轻者，只用补肌散揿，重者宜用封口药揿，紧缚住。如伤重，外用散血膏敷贴。

用药诀

打擦树木压或自高处擦下者，此等伤皆惊动四肢五脏，必有恶血在内，专怕恶心，先用清心药、打血药，及通大小肠药，次第先服，临服加童子小便入药内立效。专用大小肠泄利，恐作隘塞利害之甚，清心药加前方，通利大小肠药服之，自然俱通，无闷烦，无恶血污心，以次用止痛药，服之即止。颠仆伤、刀石伤、诸般伤损至重者，皆先服清心药，次服清小便三服去血药。或被伤者血未结，打从疮口出，或结在内，用药打入大肠时即泄。或被打、被擦、被木压，恶血未积者，用药打散四肢，或归脏腑者，或归上膈者，打从口中吐出，或归中膈，打入大肠泄出，先用此急救，次服止痛药，即二十五味药中加减用。凡药皆凭汤使所使方，先但用清心药，煎后用童便一盏同服或止痛；重伤者，则用姜汤、灯心汤调二十五味药服之，薄荷汤亦可。凡伤或刀伤及损内脏腑，恐作烦闷、崩血之患。如折骨者，同姜酒服，接骨药敷之，如骨碎，被重打、重擦、重木及石压者，皆用先服汤使法，并法用酒服。如轻颠仆损伤，则用姜汤调下二十五味药立效。凡打扑伤损，折骨出白者，便宜用何首乌散。若发热体实之人，用疏风败毒散，若恶寒体弱之人，用五积交加散，后用黄白红黑四味末子、补损丹、活血丹等药调治之。凡折骨出白者，不宜用下瘀血之药，及通利大便之药，只宜疏风、顺气、匀血、定痛、补损而已。凡打扑砍磕，从高跌坠，瘀血攻心不能言语者，用独圣散及破血药，下去瘀血即能言语，次宜临证详治之。凡打扑跌坠伤于胁下，瘀痛不可忍者，先用破血药及独圣散，次以复元活血汤调理。凡打扑跌坠，损破皮肉紫黑色者，先用破血药，次用独圣散，又次用清上瘀血汤，消下破血汤。凡打扑损伤，呕恶血汁者，先用独圣散，次用百合散，又次用生料四物汤，加硬骨、牛乳根，加减调理。凡打扑刀斧斫磕等伤，破皮损肉，血出去多，头目眩晕者，先用川当归、大川芎水煎服，次加白芍药、熟地黄、续断、防风、荆芥、羌活、独活、南星水煎，加童便和服则可，不可用酒。如血出少，内有瘀血者，以生料四物汤一半，加独圣散一半水煎服，未破皮肉者，上碗加酒和服。凡打扑刀斧斫磕等伤，破伤风痛不可忍，牙关紧急，角弓反张者，用生南星、防风等分为末，米泔调涂患处，又用热酒、童便各半调，连进三服即苏，次用疏风败毒散调治之。凡刀斧跌磕伤，破阴囊皮者，先服独圣散，次服止痛药，如内有宿血者，用破血药。凡刀斧伤破肚皮肠出者，先用清心药加童便和服，及用独圣散，次用止痛药。如血出过多，先用当归、川芎水煎服，次加白芍药、熟地黄、羌活、独活、防风、荆芥、白芷、续断水煎，调乳香、没药末，和服之。凡伤损药中，不可缺乳香、没药，此药极能散血止痛。凡刀斧跌磕，闪胕脱臼者，初时不可便用自然铜，久后方可用之。折骨者，宜便用之。若不折骨，不碎骨，则不可用。修合诸损药，皆要去之好，用自然铜，必用火烂，方可服之。然新出火者，其火毒与金毒相扇，挟香热药毒，虽有接骨之功，其燥烈之祸，甚于刀剑，戒之！凡坠伤内有瘀血者，必腹胀满而痛，或胸胁满也；宜用破血药及清心药通利之，自然而愈。痛不止者，用独圣散服之效验。如更不止，用止痛药服之，大效如神。凡金刃所伤，从高跌坠，皮肉破损，出血过多，此宜止痛兼补为先，宜当归补血汤。若皮肉不破损者，宜作瘀血停积治之，先以独圣散，次以破血药，随证加减。续后痛不止者，用止痛药调理。若胸膈疼痛，用开心草、雪里开、苏木，煎酒入童便和服即效。又方：单用苏木，煎酒和童便服。凡治刀斧金刃打扑，从高跌坠，皮肉破损而伤重者，中间破处搽封口药，或补肌散，四边用截血膏籧住，使新血不来潮作，此秘传之妙诀也。凡损伤，妙在补气血，俗工不知，惟要速效，多用自然铜，恐成痼疾也。初伤只用苏木活血，黄连降火，白术和中，童便煎服。在下者，可下瘀血，但先须补托。在上者，宜饮韭汁，或和粥吃，切不可饮冷水，血见寒则凝，但一丝血入心即死。凡老人坠马，腰痛不可转侧，先用苏木、人参、黄芪、川芎、当归、陈皮、甘草煎服，次以前药，调下红黑黄白四末子，补损丹、活血丹。凡杖打闪胕疼痛，皆滞血证，宜破血药下之。痛不可忍，则伤血故也，宜清心药。更不止，用独圣散，大效。凡刀斧打扑斫磕跌断，血出如涌泉者，此伤经也，用封口药搽，以手按实，少时即止。又止血散搽之，亦可。如肿痛，捣葱炒热缚之。凡损大小便不通，未可便服损药，盖损药热必用酒，涩秘愈甚，看患人虚实，实者用破血药加木通，尚未通加芒硝，虚者以四物汤加枳壳、麻仁、桃仁滑肠之类。虚人不可下者，四物汤加穿山甲。凡服损药，不可吃冷物，鱼、牛肉极冷，尤不可吃。若吃牛肉，痛不可止。又瘟猪肉、猪母肉不可吃，切记之！凡损不可服草药，服之所生之骨必大，不得入臼，相兼君臣药服则可，要加温补气血药同煎。凡损药必热，能生气血以接骨也。更忌用火炙。如敷药不效，服药亦不效。凡用敷贴等草药，皆要临时生采新鲜者，用之有效。如出远路讨不便者，可为末用，研末不及生采者为胜。如无草药讨处，就用君臣药接缚之。凡损药内用酒者，不问红白，只忌灰酒，且重伤不可便用酒，反承起气，作腹胀胸满，切记切记！如稍定，却用酒水煎或汤浸酒。凡打伤在两胁、两胸、两肚、两肋，却用通气、通血、清心药。又看病人虚实不同，虚者，通药兼补药须放缓，且用贴药在前，通药在后。凡用通药反不通者，后用顺气药，腹肚全无膨胀而得安，此为不干血作，乃是气闭不通，如腹肚果有血作，一通便下，亦须以顺气药兼之，庶胸膈肚腹，不致紧闷，气顺后却用损药。凡人醉卧跌床下，胛背疼痛，不可屈伸，损药不效，服黑豆酒数日愈，豆能下气，所损轻也。凡小儿跌凳角上，止用萝卜子煎服愈，亦顺气也。凡整作之法，除头脑上不可用药水洗，恐成破伤风，余可加熟油同药水避风洗之，且与住痛。整时先用热酒磨草乌，服一二盏方整，整时气绝用苏合香丸。须苏木末，以黑豆、防风、甘草、黄连煎冷服，或茵草擂水服，不可用盐解之，若吐加生姜汁。上皆专科用药之法，人有虚实，不可一律而施，即如末条，整时先服草乌酒，整而气绝，灌以苏合香丸走窜之剂，未苏，又以冷药灌之。若施之气虚之人，惨于加刃矣！惟薛氏法，量证施治，专于内补，可以遵用，见后分证处治条，学者宜审焉！

十不治证

颠仆损伤，或被伤入于肺者，纵未即死二七难过。左胁下伤，透内者。肠伤断一半可医，全断者不可治。小腹下伤内者。证候繁多者。脉不实重者。老人左股压碎者。伤破阴子者。血出尽者。肩内耳后伤，透于内者，皆不必用药。

整骨麻药

草乌三钱　当归　白芷各二钱半

上末。每服五分，热酒调下，麻倒不知痛。然后用手如法整理。

草乌散：治伤骨节不归窠者，用此麻之，然后下手整顿。

白芷　川芎　木鳖子　猪牙　皂角　乌药　半夏　紫金皮　杜当归　川乌各二两舶上茴香　草乌各一两　木香半两

上为细末。诸骨碎、骨折出臼者，每服一钱，好酒调下，麻倒不知疼处。或用刀割开，或用剪去骨锋者，以手整顿骨筋，归元端正，用夹板夹缚定，然后医治。或箭镞入骨不出，亦可用此药麻之，或铁钳拽出，或用凿凿开取出，若人昏沉后，用盐汤或盐水与服，立醒。复位前止痛用药。

第五节　《外科正宗》

【作者介绍及成书背景】

陈实功（1555年—1636年），字毓仁，号若虚，江苏东海（今南通市）人。陈氏幼年体弱多病，少遇异人，授以刀圭之术，既后乃遂肆力于医。因究心《素问》《难经》《青囊》诸书，尤擅外科，治病辨证精细，用药切当，巧施刀圭，屡试辄效，大江南北赖以全活者无数，为明代著名外科医学家，是中医外科史上第一大学派"正宗派"的创始人。

中医外科学自宋代陈自明《外科精要》对疮疡作初步进行整体性、系统性研究后，发展至明代中期，精通外科的医家及著作增多，如汪机《外科理例》、薛己《外科枢要》等。二人着重内科修养，以内消法为主的治疗思想给予陈氏较大的影响。陈氏针对当时外科多依赖家传一技之长，摒弃内治，而"常治法多针刀、砭、硇、线坠等法，使患者受之苦楚，因循都不医治"的流弊，给予大胆纠偏，提出"内外并重""泄毒外出为第一要"的新思想，结合自己丰富的外科临证经验及平生已效之医案，历数十年不倦，著成一书，题曰外科正宗，成于万历四十五年丁巳（1617年）。

【现存版本】

1. 外科正宗 /（明）陈实功著，中国医药科技出版社，2018年。
2. 1913年上海江东书局刊本。
3. 清光绪十四年（1888年）经山房石印本（清代徐大椿批校本）。
4. 清同治十三年（1874年）维扬大德堂刻本（清代徐大椿批校本）。
5. 清咸丰十年（1860年）海宁许氏重订刻本（清代徐大椿批校本）。
6. 清道光元年（1821年）武林三德堂刻本（清代张鹜翼重订，十二卷本）。
7. 清嘉庆十一年（1806年）敬文堂刻本（清代张鹜翼重订，十二卷本）。
8. 清乾隆五十一年（1786年）刻本（清代张鹜翼重订，十二卷本）。
9. 清乾隆五十年（1785年）刻本（清代张鹜翼重订，十二卷本）。
10. 清乾隆二年（1737年）刻本（四卷本传本）。
11. 日本宝永三年（1706年）刻本（四卷本传本）。
12. 清康熙三十八年（1699年）刻本（四卷本传本）。
13. 明崇祯四年（1631年）刻本（四卷本传本）。
14. 明万历四十五年（1617年）原刊本（四卷本传本）。

【主要内容】

本书原刊为四卷，每卷为一门，每门下设证，各证独立成篇。卷一总论外科疾患的病源、病机、诊断的治疗，卷二至卷四分论外科疾患100余种，附图36幅。每证先述病因病机，次明诊断预后，再言治法方药。方之下括以四言歌诀、主治证候、修制方法。全书共收录120余种常见外科疾病的病因病机、诊断证候和治法。载方407首，体例完备，条理清晰，图文并茂，切合临证实用。《外科正宗》以传统中医理论为指导理论，与实践相结合，富有创新性和启发性，具有鲜明的学术特点。

书中对许多外科病证的认识颇具临床价值，如记载了多种肿瘤，其中颈部恶性肿瘤的记载，是现今已知最早的文献。还创立和荣散坚丸、阿魏化坚膏治疗，能较好地缓解症状，延长生存时间，因此他称其为"缓命剂"。对乳腺癌的描述和预后判断，全面具体，切合实际。徐大椿曾言："此书所载诸方，大段已具，又能细载病名，各附治法，条理清晰。所以，凡有学外科者，问余当读何书？则令其先阅此书。"

该书在继承明代前中医外科学理论与临床成就的基础上，系统总结了陈氏长期临床经验和理论认识，丰富和充实了中医外科学理论、方法和临床经验，为中医外科学的进一步发展奠定了基础，对后世外科医家的成长具有深远的影响。其外科疾病诊治体系至今仍具有重要的研究和实用价值。

1. 创新外治方法，排毒外出第一　陈实功在外科疾病手术、药物外治方面的成就最为突出，认为通过施行外治之法使脓、恶血、腐肉得以去除，是宣泄毒气、减轻损害、防止邪气内伤正气的重要手段，主张使用腐蚀之药、药线、刀针、利剪等清除顽肉死肌、疏通脓管、剔除死骨，促使毒邪排出体外。陈实功在外治方面尤精于手术疗法，他在自序中说："余少日即研精此业，内主以活人心，而外悉诸刀圭之法。"

2. 外证源于内伤，治疗谨遵三法　陈氏认为外科疾病的发生源于内伤七情、外感六淫、饮食失调、起居失宜伤及"五脏不和则六腑不通""九窍疲癃""留结为痈"。认为外科疾病"以痈疽言之为外科，以气血言之即内伤"，治疗上"痈疽虽属外科，用药即同伤""以疮形言之曰外科；治以气血言之，即内伤"，因此"外科不可不兼明内科"。强调在治疗外科疾病时应内治与外治有机结合。

3. 重视脾胃功能，贯穿因机证治　陈实功非常重视外科疾病与脾胃功能的关系，主张外科"尤以调理脾胃为要"。他鲜明地提出"益疮全赖脾土，调理必须端详"的观点，认为患者的脾胃气血盛衰与外科疾患的治疗、预后、转归有着密切的关系，把重视脾胃的观点贯穿于各类外科病证的证治之中，对后世医家具有重要的指导作用。

4. 论病立足整体，审证明辨阴阳　陈实功在医学理论方面突出强调了整体观念。病因方面，他认为外科疾病的发病原因主要与"七情干脏腑""六淫伤气血"和饮食起居失宜有关。这些致病因素影响脏腑气机，五脏不和，六腑不通，自内外发，留结为痈。他说"外之证则必根于其内"，"凡发痈疽者，未有不先伤五脏而后发者"。

【后世影响】

陈实功倡导的内外并重、内治与外治结合的诊断治疗思想，是对中医外科学理论与实践的创新和发展，推动了中医外科学的发展，产生了深远的影响。后人称该书"列证最详，论治最精"。清代外科医家祁坤、马培之等均受陈氏学术思想影响，形成了中医外科史第一大学派——正宗派。

痈疽治法总论第二

十日之间疮尚坚，必用披针，当头点破。

凡疮十日以后，自当腐溃为脓；如期不作脓腐，仍尚坚硬者，此属阴阳相半之证。疮根必多深固，若不将针当头点入寸许，开窍发泄，使毒气无从而出，必致内攻也。倘内有脓，又便易出，此为开户逐贼之意也。亦有十日外，疮虽不腐溃，形尚红活，焮热肿痛，此虽脓迟，后必有出，此又不必针之。盖缘元气不能充足，或失用补托之药，又误用寒凉，或盖复未暖，多致脓迟。有此症者，宜用补中健脾、大托补药，以得脓为效。又以十五日至二十一日为期，过此外者，纵有稀脓，但元气被毒相距日久，必致耗散，诚难归结也。

半月之后脓亦少，须将药筒对顶拔提；有脓血之交粘，必腐肉之易脱。

如疮半月后仍不腐溃，不作脓者，毒必内陷。急用披针品字样当原顶寸许点开三孔，随疮之深浅一寸、二寸皆可入之，入针不痛，再深入不妨。随将药筒预先煮热，对孔窍合之良久，候温取下。如拔出之物，血要红而微紫，脓要黄而带鲜，此为血气营运活疮，其人必多活；又谓脓血交粘，用药可全，色鲜红活，腐肉易脱。如拔出瘀血紫黑，色败气秽，稀水无脓者，此为气血内败死疮。所谓气败血衰，神仙叹哉！此等之疮难久，候其人必在月终亡。

且如斯时内有脓而不得外发者，以针钩向正面钩起顽肉，用刀剪当原顶剪开寸余，使脓管得通流，庶疮头无闭塞。

已用药筒拔脓之后，外既有孔，内窍亦通，疮期又当大脓发泄之候，如尚脓少，亦非自然得出，故疮头必有瘀腐涂塞，内肉亦有顽膜阻隔，多致脓管不通，自难出也。须用针钩钩起疮顶顽肉，以披针、利剪随便取去寸余顽硬之肉，取之微痛，亦自血出，俱自不妨；随用两手轻重得宜，从疮根处渐渐捺至中间，剪出脓管处，内有聚脓，自然涌出，以黄色稠厚为吉，其脓日渐多者为轻，反此为虑。此功务使涂塞者开之，令脓毒外发也。治痈内外并治，刀针与药物治疗相结合。

盖疮全赖脾土，调理必要端详。

脾胃者，脾为仓廪之官，胃为水谷之海。胃主司纳，脾主消导，一表一里，一纳一消，运行不息，生化无穷；至于周身气血，遍体脉络、四肢百骸、五脏六腑，皆借此以生养。又谓得土者昌，失土者亡。盖脾胃盛者，则多食而易饥，其人多肥，气血亦壮；脾胃弱者，则少食而难化，其人多瘦，气血亦衰。所以命赖以活，病赖以安，况外科尤关紧要。善养生者，节饮食，调寒暑，戒喜怒，省劳役，此则不损其脾胃也。如不然，则精神气血由此而日亏，脏腑、脉络由此而日损，肌肉形体由此而日削，所谓调理一失，百病生焉。故知脾胃不可不端详矣。脾胃气血盛衰与外科疾患的治疗、预后、转归有着密切的关系，把重视脾胃的观点贯穿于各类外科病证的证治之中。

痈疽虽属外科，用药即同内伤。

古之以外科推为杂病之先，盖此伤人迅速，关系不浅，故特设于前也。且如痈疽、脑项疔毒大疮，形势虽出于外，而受病之源实在内也。及其所治，岂可舍于内而治外乎？所以外不起者内加托药，表热甚者内必清解，血虚宜用四物汤，气虚宜用四君子，脉虚足冷温中，脉实身热凉膈。以此推之，内外自无两异。但世以疮形言之，曰外科；治以气血言之，即内伤。凡医者治法，不可混于内理，以致生变症。外证必根于内。

附骨疽论第二十七（附：鹤膝风）

夫附骨疽者，乃阴寒入骨之病也。但人之气血生平壮实，虽遇寒冷则邪不入骨。凡人者，皆由体虚之人，夏秋露卧，寒湿内袭；或房欲之后，盖复单薄，寒气乘虚入里，遂成斯疾也。初起则寒热交作，稍似风邪，随后臀腿筋骨作痛，不热不红，疼至彻骨。甚者曲伸不能转侧，日久阴变为阳，寒化为热，热甚而腐肉为脓，此疽已成也。凡治此症，初起寒热作痛时，便用五积散加牛膝、红花发汗散寒，通行经络，或万灵丹发汗亦可；次以大防风汤行经活血、渗湿补虚。又有生于尻臀部位漫肿作疼者，内托羌活汤；腿内近膝股，漫肿木痛者，内托芪柴汤；腿外侧者，内托酒煎汤。初起通用人参败毒散加木瓜、牛膝、苏木、红花，虚者十全大补汤加羌活、防己、牛膝；已成欲作脓者，附子八珍汤；脓成胀痛者，即针之；脓稠而黄、体实者，十全大补汤；脓清色白、体虚者，保元大成汤；食少体倦者，香砂六君子汤；脾虚寒热者，补中益气汤，以此调理可也。又有风湿相乘之症，初起寒热交作，次传腿肿作痛，其形光亮微红，发热肿痛，按之如泥，不便起者，宜当归拈痛汤或茯苓佐经汤，间服万灵丹和之。以上之证，皆由元气不足中来，不可误用损脾、泄气、败毒等药，外禁寒凉等法。如误用之，必致气血冰凝，内肉瘀腐，日久化为污水败脓，流而不禁者终死。又有房欲劳伤，寒热互变，气血乖违，经脉横解，受病日深以成斯疾者，其患大腿渐渐肿如冬瓜，上过胯腹，下连足底，牵连漫肿，皮色不红，日久溃脓，色白腥秽，肿仍不消，痛仍不减，元气日衰，身体缩小，唇舌干燥，二便枯秘，诸药不效，饮食不进者，终为不治。

又有鹤膝风，乃足三阴亏损之证。初起寒热交作时，亦宜五积散加牛膝、红花，或万灵丹发汗俱可。如汗后肿痛仍不消减，此阴寒深扰，以大防风汤温暖经络，重者兼灸膝眼二穴，敷以琥珀膏，亦可渐渐取效。又如以上之法俱不效者，终成痼疾，不必强药消之，只宜先天大造丸、史国公酒药，每常服之，终年亦可转重就轻，移步行履，尚可图也。

附骨疽看法

初起身微寒热，饮食如常，结肿微红，疼不附骨者顺。已成举动自便，结肿成囊，疼痛有时，脓易成者为吉。已溃脓稠，肿消痛减，身体轻便，醒苏睡稳，不热者吉。溃后元气易复，饮食易进，内肉易实，脓水易干者吉。

初起身发寒热，漫肿色白，肢体牵强，疼痛附骨者险。已成举动不便，通腿漫肿，不热不红，不作脓者为险。已溃脓水清稀，气秽腥臭，肿痛不消，形体日削者死。溃后脾胃虚弱，饮食无味，口渴不止，唇白皮枯者死。

附骨疽治法

初起发热恶寒，身体拘急，腿脚肿痛，脉浮紧者，散之。已成腿脚肿痛，皮色不变，上下通肿者，散寒、温经络。寒热作肿，色白光亮，按之如泥不起者，宜健脾渗湿。身体无热恶寒，脉迟而涩，腿肿不热者，养血、温经络。暑中三阴，脉洪而数，腿脚焮肿，口干便燥者，宜下之。已溃脓水清稀，饮食减少，形体消瘦者，补中健脾胃。溃后肿痛不减，脓水不止，虚热不退者，温中、养气血。愈后筋骨牵强，曲伸不便者，宜滋养气血，通利关节。

跌扑第五十八

跌扑者，有已破、未破之分，亡血、瘀血之故。且如从高坠堕而未经损破皮肉者，必有瘀血流注脏腑，人必昏沉不省，二便必难，当以大成汤通利二便，其人自苏；不醒者独参汤救之。寻常坠堕，轻者以复元活血汤调之。又如损伤骨节，筋断血流不止者，独胜散止之，次用花蕊石散搽之。又有跌断骨节大损等症，此则另有专门接骨扎缚，未及详注也。

金疮第五十九

金疮乃刀刃所伤，或有瓷锋割损，浅者皮破血流而已，深者筋断血飞不住。皮破者，桃花散掺之，其血自止；筋断者，如圣金刀散掺扎。止复又流者，此症急，用玉红膏涂伤处，膏盖长肉。盖筋、骨、肉方断，斯人面色必黄，外避风寒，内忌冷物，终保无妨。有失血过多者，独参汤、八珍汤补助为要，此无外法矣。

第七节 《医宗金鉴》

【作者介绍及成书背景】

吴谦（1689年—1748年），字六吉，安徽歙县人，清代宫廷御医，乾隆时期太医院右院判。作为御医，吴谦常侍于皇帝身边。乾隆五年（1740年），乾隆帝外感患病，吴谦、陈止敬等悉心将其治愈，因而受到嘉奖。在宫廷任职期间，吴谦曾多次受到如此恩赏。

此书刊于清乾隆七年（1742年），是清乾隆帝敕命编纂的大型综合性医学丛书。清朝前期，经济发展，国力鼎盛，宫廷医学也达到顶峰阶段。乾隆皇帝务求标榜文治，于乾隆四年（1739年）下谕太医院编纂医书："尔等衙门该修医书，以正医学。"由大学士鄂尔泰和亲王弘昼督办，任命御医吴谦、刘裕铎担任总修官，陈止敬担任该书的提调官。为保证医书的质量，选派有真知灼见、精通医学、兼通文理的学者共同编纂，设纂修官14人，副纂修官12人，武维藩等作为纂修官参与了编写。此外，还有审效官、誊录官等人员共 70 余人，参加了编写过程。编撰中，不仅选取了宫内所藏医书，还广泛征集天下新旧医籍、家藏秘本和世传经验良方。1742 年，《医宗金鉴》纂修完成，乾隆帝亲赐名为《医宗金鉴》，并御赐编纂者每人一部书、一具小型针灸铜人以作奖赏。

【现存版本】

1. 医宗金鉴 / （清）吴谦著，中国医药科技出版社，2017 年。
2. 中医临床必读丛书典藏版医宗金鉴 / （清）吴谦等编；郑金生整理，人民卫生出版社，2017 年。

【主要内容】

《医宗金鉴》是中国综合性中医医书中比较完善而又简要的大型医学教科书，全书共分 90 卷，含子书 15 种：《订正仲景全书伤寒论注》《订正仲景全书金匮要略注》《删补名医方论》《四诊心法要诀》《运气要诀》《伤寒心法要诀》《杂病心法要诀》《妇科心法要诀》《幼科杂病心法要诀》《痘疹心法要诀》《外科心法要诀》《眼科心法要诀》《刺灸心法要诀》《幼科种痘心法要旨》《正骨心法要诀》，共计 160 万字。全书采集了上自春秋战国，下至明清时期历代医书的精华，图、说、方、论俱备，并附有歌诀。这一大型医学教科书对中医事业发展有着重要价值。

《医宗金鉴》是我国第一部官修医学全书，亦是第一部官修医学教材，全面总结了清以前的中医学术成就，其学术思想可法可传，对中医学的理论研究、临床实践具有重要的指导性意义。

《医宗金鉴》全文中首先对王道医学进行了较为系统的论述。王道医学，易于掌握、实用性强，是"以仁爱之心，行精诚之医，解中庸之道，行执中有权之术"，"仁义""精诚""允执其中"的儒医风范是"医之王道"的思想主体，具体特点是深受儒家影响，重视经典、遵循法，博采众家之长，平易实用、不偏不倚，可谓是主流医学的代表。

对伤科：诊疗理念可概括为理论与实践并重，内治与外治相辅，局部与整体兼顾。核心学术思想是提倡"筋骨并重"，并把其贯穿于分型辨证、治疗原则、手法诊治、药物处方等临床论治的整个过程中。创立"正骨八法"，将正骨手法总结为摸、接、端、提、按、摩、推、拿八大法，为后世中医骨伤科手法治疗积累了宝贵经验。创新正骨辅助器具，强调外固定在伤科学治疗中的重要性。其对脊柱骨折的整复和固定器具的革新完善，在当时世界医学史上处于领先地位。伤科用药特色鲜明，主要体现于重视内外兼治，提出"损伤之证专从血论"，认为内伤之证"败血必归于肝"。创立了众多科学的原始解剖图谱，对人体全身骨度尺寸进行精确的计算和注解为刺灸和整（正）骨提供了可参考的解剖学依据。

【后世影响】

　　《医宗金鉴》是我国有历史记录的第一部政府统编医学教材，编撰过程中齐聚各种优势，编撰人员儒医具备，医理文理皆具水准，决定了当时的主流医学方向，对后世中医学及中医教育事业的发展具有十分重要的意义。在中医伤科学研究领域，《医宗金鉴》形成了一整套独具特色的中医伤科学术思想理论与实践方法体系，对清代以前中医伤科学术思想，从基础理论、诊断、辨证、正骨器具、治疗手法、临床用药等方面进行了系统总结和提炼，对后世中医伤科学术传承和发展产生了深刻的影响。

　　自刊行至清末，该书一直被太医院用作教科书，另为民间习医之士学习所用，广为流传，被后世学医者奉为圭臬。现在台湾中医业仍将《医宗金鉴》作为必考科目之一，福建中医药大学还率先开展了《医宗金鉴》的相关课程。《中国中医古籍总目》所记载的此书各版本，刊印时代贯穿成书以后至建国初始，藏书地域遍布大江南北。而某些现代著名医家对《医宗金鉴》的重视亦可反映其影响之深。《医宗金鉴》的临床各科内容集合了前人临证精华，融入了编者的临床实践经验，至今对中医临床仍有相当大的影响，得到了较为广泛的应用和传承。

　　民国时期有许多的名医大家都深受此书的影响，比如我们熟悉的刘渡舟刘老，丁甘仁老先生等。不少地区中医的师带徒、家传等皆以《医宗金鉴》为教材，如东三省、广东省等地。而据东三省学者所述《医宗金鉴》在东三省的影响非常大，有"其他医书可以没有，此书定有"的说法。而且此书在日本、韩国、朝鲜的影响也十分巨大。

　　《医宗金鉴》载十幅骨折复位及固定器材图，记载了四十个部位骨折脱位的诊疗方法。该书是清代以前临床正骨经验的精华，中医骨伤科成就的总结，在人体骨度尺寸、正骨手法、固定器具等方面把骨伤科临床实践提升到了一个新的理论高度，是一本图文并茂、理论联系实际、具有相当学术和实用价值的医疗巨著。

表　古今人体解剖名称对照表

头面部				躯干部		上肢		下肢	
古	今	古	今	古	今	古	今	古	今
巅顶骨	顶骨	玉梁骨	耳屏	旋台骨	颈椎	髃骨	肩胛骨	胯骨	髋骨
囟骨	囟门	后山骨	枕骨	背骨	胸椎	锁子骨	锁骨	环跳	髋臼
凌云骨	额骨	睛明骨	眶骨	胸骨	胸骨	臑骨	肱骨	大楗骨	股骨
扶桑骨	额骨	两颧骨	颧骨	蔽心骨	胸骨剑突	肘骨	尺骨鹰嘴	膝盖骨	髌骨
山角骨	颞骨	鼻梁骨	鼻骨	歧骨	肋软骨	臂骨	尺、桡骨	骱骨	胫、腓骨
两钓骨	颞骨颧突	中血堂	鼻腔软骨	凫骨	浮肋	腕骨	腕骨	踝骨	内、外踝
寿台骨	颞骨乳突	耳玉堂	上颌骨	腰骨	腰椎	五指骨	掌骨	跟骨	跟骨
耳	耳郭	地阁骨	下颌骨	尾骶骨	骶椎	竹节骨	指骨	跗骨	跗骨
齿	牙齿	颊车骨	下颌骨	阴囊	阴囊			足五趾骨	趾骨

手法总论

摸法

摸者，用手细细摸其所伤之处。或骨断、骨碎、骨歪、骨整、骨软、骨硬。筋强、筋柔、筋歪、筋正、筋断、筋走、筋粗、筋翻、筋寒、筋热。以及表里虚实，并所患之新旧也。先摸其或为跌扑，或为错闪，或为打撞，然后依法治之。

接法

接者，谓使已断之骨，合拢一处，复归于旧也。凡骨之跌伤错落，或断而两分，或折而陷下，或碎而散乱，或歧而傍突。相其形势，徐徐接之，使断者复续，陷者复起，碎者复起，突者复平。或用手法，或用器具，或手法、器具分先后而兼用之，是在医者之通达也。

端法

端者，两手或一手擒定应端之处，酌其重轻，或从下往上端，或从外向内托，或直端、斜端也。盖骨离其位，必以手法端之，则不待旷日持久，而骨缝即合，仍须不偏不倚，庶愈后无长短不齐之患。

提法

提者，谓陷下之骨，提出如旧也。其法非一：有用两手提者。有用绳帛系高处提者。有提后用器具辅之不致仍陷者。必量所伤之轻重浅深，然后施治。倘重者轻提，则病莫能愈；轻者重提，则旧患虽去，而又增新患矣。

按摩法

按者，谓以手往下抑之也。摩者，谓徐徐揉摩之也。此法盖为皮肤筋肉受伤，但肿硬麻木，而骨未断折者设也。或因跌扑闪失，以致骨缝开错，气血郁滞，为肿为痛。宜用按摩法，按其经络，以通郁闭之气；摩其壅聚，以散瘀结之肿，其患可愈。

推拿法

推者，谓以手推之，使还旧处也。拿者，或两手一手捏定患处，酌其宜轻宜重，缓缓焉以复其位也。若肿痛已除，伤痕已愈，其中或有筋急而转摇不甚便利。或有筋纵而运动不甚自如。又或有骨节间微有错落不合缝者。是伤虽平，而气血之流行未畅，不宜接、整、端、提等法，惟宜推拿，以通经络气血也。盖人身之经穴，有大经细络之分，一推一拿，视其虚实，酌而用之，则有宣通补泻之法，所以患者无不愈也。

已上诸条，乃八法之大略如此。至于临证之权衡，一时之巧妙，神而明之，存乎其人矣。

器具总论

跌扑损伤，虽用手法调治，恐未尽得其宜，以致有治如未治之苦，则未可云医理之周详也。爰因身体上下、正侧之象，制器以正之，用辅手法之所不逮，以冀分者复合，欹者复正，高者就其平，陷者升其位。则危证可转于安，重伤可就于轻，再施以药饵之功，更示以调养之善，则正骨之道全矣。外固定器具的作用除了具有固定的作用，还有辅助矫正错位的作用。

裹帘

裹帘，以白布为之，因患处不宜他器，只宜布缠，始为得法，故名裹帘。其长短阔狭，量病势用之。

振梃

振梃，即木棒也，长尺半，圆如钱大，或面杖亦可。盖受伤之处，气血凝结，疼痛肿硬，用此梃微微振击其上下四旁，使气血流通，得以四散，则疼痛渐减，肿硬渐消也。

用法释义：凡头被伤，而骨未碎，筋未断，虽瘀聚肿痛者，皆为可治。先以手法端提颈、项、筋骨，再用布缠头二三层令紧，再以振梃轻轻拍击足心，令五脏之气上下宣通，瘀血开散，则不奔心，亦不呕呃，而心神安矣。若已缠头拍击足心，竟不觉疼，昏不知人，痰响如拽锯，身体僵硬，口溢涎沫，乃气血垂绝也，不治。

披肩

披肩者，用熟牛皮一块，长五寸，宽三寸，两头各开二孔，夹于伤处，以棉绳穿之，紧紧缚定，较之木板稍觉柔活。

用法释义：凡两肩扑坠闪伤，其骨或断碎，或旁突，或斜努，或骨缝开错筋翻。法当令病人仰卧凳上，安合骨缝，揉按筋结。先以棉花贴身垫好，复以披肩夹住肩之前后，缚紧。再用白布在外缠裹毕，更用扶手板，长二尺余，宽三四寸，两头穿绳，悬空挂起，令病人俯伏于上，不使其肩骨下垂。过七日后，开视之，如俱痊，可撤板不用，如尚未愈，则仍用之。若不依此治法，后必遗残患芦节。

攀索

攀索者，以绳挂于高处，用两手攀之也。

叠砖

叠砖者，以砖六块，分左右各叠置三块，两足踏于其上也。

用法释义：凡胸、腹、腋、胁、跌、打、硼、撞、垫、努，以致胸陷而不直者。先令病人以两手攀绳，足踏砖上，将后腰拿住，各抽去砖一个，令病人直身挺胸，少顷又各去砖一个，仍令直身挺胸，如此者三，其足着地，使气舒瘀散，则陷者能起，曲者可直也。再将其胸以竹帘围裹，用宽带八条紧紧缚之，勿令窒碍。但宜仰睡，不可俯卧侧眠，腰下以枕垫之，勿令左右移动。

通木

用杉木宽三寸，厚二寸，其长自腰起，上过肩一寸许，外面平整，向脊背之内面刻凹形，务与脊骨脊肉吻合，约以五分（分去声）度之。第一分自左侧面斜钻二孔，右侧面斜钻二孔，越第二分至第三分、四分、五分，俱自左右侧面各斜钻一孔，用宽带一条，自第一分上左孔穿入，上越右肩，下胸前，斜向左腋下绕背后，穿于第一分右次孔内；

再用一带自第一分上右孔穿入，上越左肩，下胸前，斜向右腋下绕背后，穿入第一分左次孔入，两带头俱折转紧扎木上。第三分、四分亦以带穿之，自软肋横绕腹前，复向后穿入原孔内，紧扎木上。第五分以带穿入孔内，平绕前腹，复向后紧扎木上，切勿游移活动，始于患处有益。凡用此木，先以棉絮、软帛贴身垫之，免致疼痛。

用法释义：凡脊背跌打损伤，脊骨开裂高起者，其人必伛偻难仰，法当令病者俯卧，再着一人以两足踏其两肩，医者相彼开裂高起之处，宜轻宜重，或端或拿，或按或揉，令其缝合，然后用木根据前法逼之。革新的外固定器具。

腰柱

腰柱者，以杉木四根，制如肩担形，宽一寸，厚五分，长短以患处为度，俱自侧面钻孔，以绳联贯之。

用法释义：凡腰间闪挫岔气者，以常法治之。若腰节骨被伤错笋，脊肉破裂，筋斜伛偻者，用醋调定痛散，敷于腰柱上，视患处将柱排列于脊骨两旁，务令端正；再用蕲艾，做薄褥覆于柱上，以御风寒，用宽长布带，绕向腹前，紧紧扎裹，内服药饵，调治自愈。

竹帘

竹帘者，即夏月凉帘也，量患处之大小长短裁取之。

用法释义：凡肢体有断处，先用手法安置讫，然后用布缠之，复以竹帘围于布外，紧扎之，使骨缝无参差走作之患，乃通用之物也。

杉篱

杉篱者，复逼之器也。量患处之长短阔狭、曲直凸凹之形，以杉木为之，酌其根数，记清次序，不得紊乱，然后于每根两头各钻一孔，以绳联贯之，有似于篱，故名焉。但排列稀疏，不似竹帘之密耳。

用法释义：凡用以围裹于竹帘之外，将所穿之绳结住，再于篱上加绳以缠之，取其坚劲挺直，使骨缝无离绽脱走之患也。盖骨节转动之处，与骨节甚长之所，易于摇动，若仅用竹帘，恐挺劲之力不足，故必加此以环抱之，则骨缝吻合坚牢矣。

抱膝

抱膝者，有四足之竹圈也。以竹片作圈，较膝盖稍大些，须再用竹片四根，以麻线紧缚圈上，作四足之形，将白布条通缠于竹圈及四足之上，用于膝盖，虽拘制而不致痛苦矣。

用法释义：膝盖骨覆复于楗、骱二骨之端，本活动物也。若有所伤，非骨体破碎，即离位而突出于左右，虽用手法推入原位，但步履行止，必牵动于彼，故用抱膝之器以固之，庶免复离原位，而遗跛足之患也。其法将抱膝四足，插于膝盖两旁，以竹圈辖住膝盖，令其稳妥，不得移动，再用白布宽带紧紧缚之。

《灵枢经》骨度尺寸

头部

项发以下至背，骨长二寸半（自后发际以至大椎项骨三节处也）。

［按］头部折法：以前发际至后发际，折为一尺二寸。如发际不明，则取眉心，直上后至大杼骨，折作一尺八寸，此为直寸。横寸法：以眼内角至外角，此为一寸，头部横直寸法，并依此。

胸腹部

结喉以下至缺盆中，长四寸（此以巨骨上陷中而言，即天突穴处）。

缺盆以下髑骭之中，长九寸。

胸围四尺五寸。

两乳之间，广九寸半（当折八寸为当）。

髑骭中下至天枢，长八寸（天枢足阳明穴名，在脐旁，此指平脐而言）。

天枢以下至横骨，长六寸半，横骨横长六寸半（毛际下骨曰横骨）。

［按］此古数，以今用上下穴法参校，多有未合，宜从后胸腹折法为当。

两髀之间，广六寸半（此当两股之中，横骨两头之处，俗名髀缝）。

［按］胸腹折法：直寸以中行为之，自缺盆中天突穴起，至歧骨际上中庭穴止，折作八寸四分，自髑骭上歧骨际下至脐心，折作八寸。脐心下至毛际曲骨穴，折作五寸，横寸以两乳相去，折作八寸。胸腹横直寸法并依此。

背部

脊骨以下至尾骶二十一节，长三尺（脊骨，脊骨也，脊骨外小而内巨，人之所以能负任者，以是骨之巨也。脊骨二十四节，今云二十一节者，除项骨三节不在内）。

腰围四尺二寸。

［按］背部折法：自大椎至尾骶，通折三尺，上七节各长一寸四分一厘，共九寸八分七厘；中七节各一寸六分一厘，共一尺一寸二分七厘；第十四节与脐平，下七节各一寸二分六厘，共八寸八分二厘，共二尺九寸九分六厘，不足四厘者，有零未尽也。直寸依此，横寸用中指同身寸法。脊骨内阔一寸。凡云第二行挟脊一寸半，三行挟脊三寸者，皆除脊一寸外，净以寸半三寸论，故在二行当为二寸，在三行当为三寸半也。

侧部

自柱骨下行腋中不见者，长四寸（柱骨，颈项根骨也）。

腋以下至季胁，长一尺二寸（季胁，小肋也）。

季胁以下至髀枢，长六寸（大腿曰股，股上曰髀，楗骨之下，大腿之上，两骨合缝之所，曰髀枢，当足少阳环跳穴处也）。

髀枢下至膝中，长一尺九寸。

横骨上廉下至内辅之上廉，长一尺八寸（骨际曰廉，膝旁之骨，突出者曰辅骨，内曰内辅，外曰外辅）。

内辅之上廉以下至下廉，长三寸半（上廉、下廉可摸而得）。

内辅下廉下至内踝，长一尺二寸。

内踝以下至地，长三寸。

四肢部

肩至肘，长一尺七寸。

肘至腕，长一尺二寸半（臂之中节曰肘）。

腕至中指本节，长四寸（臂掌之交曰腕）。

本节至末，长四寸半（指之后节曰本节）。

膝以下至外踝，长一尺六寸。

膝腘以下至跗属，长一尺二寸（腘，腿弯也。跗，足面也。膝在前，腘在后。跗属者，凡两踝前后胫掌所交之处，皆为跗之属也）。

跗属以下至地，长三寸。

外踝以下至地，长一寸。

足长一尺二寸，广四寸半。

[按]骨度乃《灵枢经·骨度篇》之文，论骨之长短，皆古数也。然骨之大者则太过，小者则不及，此亦言其则耳。其周身手足折量之法，用前中指同身寸法为是。同身寸量法，详刺灸书中。《医宗金鉴·正骨心法要诀》在《灵枢经》骨度尺寸的基础上对人体四十三个部位进行了考证和注释。

正骨心法

旋台骨，又名玉柱骨，即头后颈骨三节也，一名天柱骨。此骨被伤，共分四证：一曰从高坠下，致颈骨插入腔内，而左右尚活动者，用提项法治之。一曰打伤，头低不起，用端法治之。一曰坠伤，左右歪斜，用整法治之。一曰仆伤，面仰头不能垂，或筋长骨错，或筋聚，或筋强骨随头低，用推、端、续、整四法治之……颈椎损伤的分类。

锁子骨，经名拄骨，横卧于两肩前缺盆之外，其两端外接肩解。

击打损处，或骑马乘车，因取物偏坠于地，断伤此骨，用手法先按胸骨，再将肩端向内合之，揉摩断骨，令其复位，然后用带挂臂于项，勿令摇动……锁骨骨折复位后，颈腕带悬吊固定。

臑骨，即肩下肘上之骨也。自肩下至手腕，一名肱，俗名胳膊，乃上身两大支之通称也。或坠车马跌碎，或打断，或斜裂，或截断，或碎断。打断者有碎骨，跌断者则无碎骨，壅肿疼痛，心神忙乱，遍体麻冷。皆用手法，循其上下前后之筋，令得调顺，摩按其受伤骨缝，令得平正……肱骨骨折分类，并且注重复位后的理筋手法。

肘骨者，胳膊中节上、下支骨交接处也，俗名鹅鼻骨。若跌伤，其肘尖向上突出，疼痛不止，汗出战栗。用手法翻其臂骨，拖肘骨令其合缝。其斜弯之筋，以手推摩，令其平复。虽即时能垂能举，仍当以养息为妙……肘关节脱位的临床表现以及复位方法。

臂骨者，自肘至腕有正辅二根：其在下而形体长大，连肘尖者为臂骨。其在上而形体短细者为辅骨，俗名缠骨。叠并相倚，俱下接于腕骨焉。

凡臂骨受伤者，多因迎击而断也，或断臂、辅二骨，或惟断一骨，瘀血凝结疼痛……尺骨骨折受伤机制，尺骨骨折多因身体受到击打时伸臂阻挡，遭受暴力直接击打尺骨所致。一些西方国家将其称为"警棍骨折"，顾名思义，尺骨骨折多由警棍击打所致。《医宗金鉴》对其受伤机制的观察和描述是十分精准的。

腰骨，即脊骨十四椎、十五椎、十六椎间骨也。若跌打损伤，瘀聚凝结，身必俯卧，若欲仰卧、侧卧皆不能也，疼痛难忍，腰筋僵硬。宜手法，将两旁脊筋，向内归附膂骨，治者立于高处，将病人两手高举，则脊筋全舒，再令病人仰面昂胸，则膂骨正而患除矣……腰椎损伤的治疗。

第八节 《医学从众录》

【作者介绍及成书背景】

陈修园（1753 年—1823 年），名念祖，字修园，又字良有，号慎修，长乐（今福建福州）人，清代医学家。自幼攻读儒经，同时研学医书，从师于泉州名医蔡茗庄。乾隆五十七年（1792 年）中举，曾任直隶省威县知县等职，在任期间时刻医救百姓。嘉庆二十四年（1819 年）因病告归，在长乐嵩山井山草堂讲学，培养学生，一时学医弟子颇多。著有《伤寒论浅注》《长沙方歌括》《金匮要略浅注》《伤寒医诀串解》《神农本草经读》《女科要旨》《时方歌括》《景岳新方砭》等。

此书成于 1820 年，刊于清道光二十五年，全书共八卷，以论治内科杂病为主。作者参多本医学经典，摘录各家精要，引用《内经》或仲景学说有关内容并加以阐释，再加以自己的实践经验，撰成此书。

【现存版本】

1. 中医启蒙经典·名家校注南雅堂陈修园医书 医学从众录 / 陈修园著，福建科学技术出版社，2019 年。

2. 医学从众录 /（清）陈修园著；宋白杨校注，中国医药科技出版社，2019 年。

3. 陈修园医学丛书 / 医学从众录 /（清）陈修园撰；刘德荣校注，中国中医药出版社，2016 年。

【主要内容】

《医学从众录》全书 8 卷，分 39 篇，论述近 40 种内科病证。该书内容丰富，详审脉证，深究病机。陈氏论医多本医学经典之旨，又能融会贯通，知常达变；治证善撷前代名医之长和民间经验，且选其精华，加以发挥，体现陈氏辨证选方的特点。

陈念祖在该书中提出了对风、痹、痿三证的鉴别诊断方法。根据表里寒热不同，进行辨证用药。对风和痹在发病机制上进行了透彻的分析及对比，并指出两者的区别；治疗上，“皆古圣经方，当知择用”。对痿证的病因病机的认识以及治疗仍承《内经》之说。

【后世影响】

《医学从众录》内容丰富，论述精当，遣方用药颇有新意，充分体现陈修园是一位既崇尚经典、深研医理，又善于吸取众医之长、临证经验丰富的医家。该书对风、痹、痿三证的病因病机、临床症状及治疗大法的论述，对今天中医临床仍有重要的参考价值。

【原文选读】

风、痹、痿三证不同，近世不能为辨，而混同施治，误人不浅。兹特分别之。

风者，肢节走痛也。《内经》谓之贼风，后人谓之痛风，又谓之白虎历节风。其中表里寒热虚实，宜因脉辨证而药之。至久痛必入络，如木通、刺蒺藜、红花、金银花、钩藤之类，最能通络，可随宜加入。久痛必挟郁，郁而成热，热盛则生痰，如南星、半夏、栝蒌根、黄柏、郁金、川贝、竹沥、姜汁之类，俱能解郁清热化痰，可随宜加入。多用桑枝、桑寄生者，盖以桑为箕星之精也；多用虎骨者，以风从虎，亦以骨治骨之义也。用乌、附、辛、桂之药而不效者，宜用葳蕤、麦冬、桑叶、脂麻、生芪、菊花、蒺藜、阿胶、甘草之类为膏，滋养阳明，亦是柔润熄肝风之法。

痹者，闭也。风寒湿杂至，合而为痹，与痛风相似。但风则阳受之，痹则阴受之。虽行痹属风，痛痹属寒，着痹属湿，而三气之合，自当以寒湿为主。盖以风为阳邪，寒湿为阴邪，阴主闭，闭则重着而沉痛。是痹证不外寒湿，而寒湿亦必挟风。寒曰风寒，湿曰风湿，此三气杂合之说也。《内经》云：在阳命曰风，在阴命曰痹。以此分别，则两证自不混治矣。

至于治法，不外三痹汤及景岳三气饮之类为主，如黄芪桂枝五物汤、黄芪防己汤、桂枝芍药知母汤、乌头汤之类，皆古圣经方，当知择用。张景岳云：只宜峻补真阴，宜通脉络，使气血得以流行，不得过用祛风等药，再伤阴气，必反增其病矣。若胸痹、胞痹及脏腑之痹，当另立一门，方能分晓，《医门法律》分别甚详，宜熟玩之。

痿者，两足痿弱而不痛也。《内经》分为五脏：肺痿者，主皮毛痿也；心痿者，脉痿也；肝痿者，筋痿也；脾痿者，肉痿也；肾痿者，骨痿也。而其要旨，在独取阳明。盖阳明为五脏六腑之海，主润宗筋。宗筋主束骨而利机关，若阳明虚，不能藏受水谷之气而布化，则五脏无所禀，宗筋无所养，而痿作矣。医者不知，误投姜、独风药，则火得风而益炽；误投乌、附劫药，则阴被劫而速亡。要知此证无寒，当遵张子和为定论。若用痛风三痹蒸汤灸燔等法，立见其危。至于方治，以虎潜丸、加减四斤丸为主。痿久者，间服六君子汤加黄柏、苍术、竹沥、姜汁。黑瘦人血虚多燥，宜间服二妙地黄丸。肥白人气虚多痰，宜间服当归补血汤加竹沥、姜汁。定不可误服辛热之药，或问辛热既不可用，何张石顽云，老人痿厥用虎潜丸而不愈，少加附子而即愈乎？不知此法是借附子辛热之力，以开通经隧，原非为肾脏虚寒而设也。

第九节 《杂病源流犀烛》

【作者介绍及成书背景】

沈金鳌（1717 年—1776 年），字芊绿，号汲门、再平，晚年自号尊生老人，江苏无锡人，清代著名医家。少时博闻强识，经史诗文、医卜星算，皆有涉猎。中年屡试不中，遂专攻医学，精于各科。著有《脉象统类》《诸脉主病诗》《杂病源流犀烛》《伤寒论纲目》《要药分剂》等，影响深远。

此书成书并刊于 1773 年，共三十卷。沈氏中年时期悉心研习《灵枢》、《素问》、仲景及仲景以后历代名家之学，参阅诸家之说，加以个人见解及经验，撰成此书。

【现存版本】

沈金鳌医学全书 / 田思胜主编，中国中医药出版社，2015 年。

【主要内容】

《杂病源流犀烛》中诸多论述是骨伤科气血病机理论的发端，其论述骨伤科病的治法、方药、变证、兼证等，条分缕析，甚为完备；整理总结手法整复的方法、要点及固定、敷药等外治法，精简扼要，平正可法；所用方剂 154 首，每方记述主治、药物、剂量、加减及煎服法等；对骨伤学影响深远，是为后学之津梁。

《杂病源流犀烛》以杂病为主体，求源审机，辨证论治，备列方药，详述内服、外治诸法，甚为完备。其骨伤科学术思想集于《跌扑闪挫源流》一卷。笔者详读其卷，现将其骨伤科学术思想及成就做一浅析，略举一二，以期对当代中医骨伤科学术理论构建与临床治疗提供参考。

1. 求病机，详述病证源流 "病机"二字，最早见于《素问·至真要大论》，有"病之机要""病之机栝"之意。中医病机以脏象、精气血津液、经络为中心，把局部病变同机体全身联系起来，从相互之间的联系与制约关系探讨疾病的发展和转变。急性骨伤科疾病，必有外伤。《杂病源流犀烛》发展了骨伤科气血病机学说，今人皆知骨伤科疾病在气在血，源自尊生老人矣。

2. 辨主兼，明言伤科要法 沈氏认为，大凡损伤，寒凉药一概不用，《本草纲目》亦言："接骨之后，切勿常服。"是以沈氏骨伤科治疗大法为导气行血，避寒凉，轻燥烈。

同时，又有"百病之生，皆由气之滞涩，药物之外，更加调养，则病可却而生可延"之语，强调药物之外养护的重要性。沈氏强调伤科疾病需详审脉证，切勿不问其脉其证，而概用攻伐，陷人死地。

3. 重手法，阐明正骨精要　骨伤科手法历史悠久，源远流长，自第一部骨伤科专著《仙授理伤续断秘方》问世至明清时期，骨折、脱位的手法整复便不断发展。沈氏将前人经验加以整理，结合临证经验，论述了骨折、脱位、固定、敷药等法，价值较高。其书记载了诸多整复手法，如"六出白，四折骨"，当牵拉复位，摸骨整归窠，"若只拽，不用手整，便成痼疾"。对髋关节脱位，提出悬吊复位，"倒吊起，手整骨节，从上坠下，自然归窠"，对平乐正骨有深远影响。在束缚之物上，选用绢片、苎麻、苎绳、桑皮、杉木、竹片等，束缚之法以"杉木为夹，竹片去黄存青为副夹，疏排周匝，以小绳三度缚……有紧有宽……"，为小夹板固定的圭臬。沈氏在手法整复前后予敷药，提出分而治之。手法整复前宜用"破血药，定痛膏，接骨丹"；整复后当用"补益膏"。沈氏提倡适度活动，"手足筋脉最多，时时要曲直，不可定放"。书中详记了换药方法、换药时间间隔及内治法用药等，凡此种种，辨伤施治，则"伤科亦奚难哉"。

4. 谈用药，探讨炮制煎服　沈氏以葱盐热罨之法，治跌伤出血后风寒所着，以灰火煨大葱取其内腻汁热敷伤处，三四易则痛止。《梅师集验方》亦有"葱，炙令热，按取汁，敷疮上，治金疮出血不止"。沈氏中药用法上多种多样，繁复有章，与当下只知内服、膏药不同，需谨记，变通其法，药尽其力，有用之用，方为大用。

【后世影响】

《杂病源流犀烛》对骨伤科病的病机、治法、方药、变证、兼证等作了精当的论述，结合前人经验，对骨伤科跌打损伤、骨断筋伤诸病证治，平正可法，示人以规矩准绳，提供规范，对当今骨伤科临床用药与治法有很好的指导价值。首为病机治法，以骨伤科气血病机学说为核心，确定伤科要法治则；次则尚兼证重手法，结合陈、薛之法，辨证施治，包括脉法、证治、调养等，又以临床经验为基，总结手法整复的方法、要点及固定方法；最后汇录方剂 154 首，每方记述主治、药物、剂量、加减及服用方法等。细细研读，必有资于临床。

【原文选读】

跌扑闪挫源流

跌扑闪挫，卒然身受，由外及内，气血俱伤病也。何言之？凡人忽跌忽闪挫，皆属无心，故其时本不知有跌与闪挫之将至也，而忽然跌，忽然闪挫，必气为之震，震则激，激则壅，壅则气之周流一身者，忽因所壅而凝聚一处，是气失其所以为气矣。气运乎血，血本随气以周流，气凝则血亦凝矣。气凝在何处，则血亦凝聚在何处矣。夫至气滞血瘀，则作肿作痛，诸变百出。注重气血在外伤后的变化，认为外伤后疼痛是由于气滞血瘀所致，治疗伤损时强调了气的重要性。沈氏认为气能行血，气行则血行，主张补气养血以活血的理论，沈氏关于外伤后气血变化的论述，是气血学说在骨科上的具体运用。虽受跌受闪挫者，为一身之皮肉筋骨，而气既滞，血既瘀，其损伤之患，必由外侵内，而经络脏腑并与俱伤。其为病，有不可胜言，无从逆料者矣。至于打扑，有受人谴责者，有与人斗殴者，虽不尽无心，然当谴责斗殴之时，其气必壅，其血必凝，固与跌闪挫无异也。其由外侵内，而经络脏腑之俱伤，亦与跌闪挫无异也。故跌扑闪挫，方书谓之伤科，俗谓之内伤，其言内而不言外者，明乎伤在外而病必及内。其治之之法，亦必于经络脏腑间求之。而为之行气，为之行血，不得徒从外涂抹之已也。古来伤科书甚多，莫善于薛立斋分证主治诸法，及陈文治按处施治之法。今特即二家书，采其语之切要者著为篇。而伤科之治。无遗法矣。对伤科的患者提出不可单独应用外治法，要在外治的基础上辨证论治，采用中药内服。因为局部的外伤会导致全身气血运行的变化，治疗时从调理全身气血着手，要内外兼治，外敷内服药物相结合，体现了沈氏探求医理，临证治病求本，详辨八纲，据本施治。

陈氏曰：凡治颠仆迷闷（急宜酒化苏合丸灌醒），颠仆损伤（急宜酒苏木调服苏合丸），大法固以血之或瘀或失，分虚实而为补泻，亦当看伤之轻重。轻者，顿挫气血，凝滞作痛，此当导气行血而已。若重者，伤筋折骨，必须接续，但欲接续，非数月不为功。倘使气血内停，沮塞真气不得行者，必死。急泻其血（宜鸡鸣散、下瘀血方），通其气（宜和气饮、乌药顺气散），庶可施治。大凡损伤，寒凉药一毫俱不可用，盖血见寒则凝也。若饮冷，致血入心即死。惟看有外伤者，当内外兼治。若外无所伤，但内有死血，惟用苏木等治血之药，可下者下之，鸡鸣散是也。瘀血是伤科主要病机，辨证论治，内外兼治。亦有血迷心窍，而致昏沉不知人事者（宜花蕊石散童便调服），有神魄散失，一时不知人事者，惟在临期斟酌。大抵跌扑之病，全要补气行血。若自然铜之类，虽有接骨之功，而燥散之害，甚于刀剑，丹溪备言之矣。故初伤只用苏木活血，黄连降火，白术、当归和中补血，加童便制炒为要。又有损伤瘀血攻心，不能言语者（宜消上瘀血汤、消下破血药，次以复元活血汤调理之），又有损伤出血太多，头目晕眩者，先用当归、川芎煎服，次加白芍、熟地、续断、防风、荆芥、羌活、独活、南星，加童便服，切不可用酒煎，酒煎则气逆上，恐头目益眩也。如出血少，内有瘀血，以生料四物汤一半，和独圣散一半煎服。皮血未破者，煎成少加酒服。又有堕伤内有瘀血，腹胀满不痛，或胸胁痛者，宜用破血药、清心药，及通利之剂。其痛不止者（宜独圣散），用乳香、没药，极散血止痛。故此二味，损伤药中，断不可缺。又酒煎苏木和童便服，及伤科单方，大妙。止痛兼补，宜当归补血汤。若皮肉不破损，瘀血停滞者，先用独圣散，次服破血药，随宜加减，以上言伤科大概要法也。

若陈氏逐处施治，其法又有可条析者。如脑骨伤破，用轻手搏捺平正。不破，以膏药贴之（宜退肿膏）。若骨不损，而但皮破肉伤者，护之（先掺封口药。外以散血膏贴）。

血流不止者，止之（宜掺止血散）。慎勿见风，致成破伤风，便又费手。虽然，脑骨伤损，在硬处犹易治。在太阳穴，则不可治。须依上用药，若欲洗之，须用熟油和药水洗，或温茶洗。诸处法亦略同。如面伤青黑，宜用敷药（宜一紫散），或贴膏药（宜紫金膏）。伤重者，亦宜贴膏（宜补肉药）。既治外，然后随宜服药以治内。至于脑两角及眉棱耳鼻等处，与治面数法略同。如跌磕损伤牙齿，或落或碎，皆宜外内兼治（外宜掺补肌散及挼封口药，内服破血药，用水煎，不可用酒）。或伤齿而未动（宜掺芙蓉膏末），或已动（宜蒺藜根烧存性，擦之即固），俱不同治。如胸膊骨为拳捶所伤，外肿内痛（外宜贴定痛膏，内宜服破血药），利去瘀血。如胁肋伤重，血不通，用绿豆汁、生姜汁和服，使壮力人在后挤住，自吐出血，再服药（宜破血药）。如跌扑胁痛，血归肝也（宜破血消痛汤、乳香神应散），亦利去恶血。总之，颠仆压坠，专怕恶心，必有恶血在内，先要清心（宜清心药），打血（宜破血药），通利大小肠，次第服之，每服加童便一杯入药，立效。其颠仆伤重者，先服清心药，次可服清小便药，再次服去血药，令血从疮口出。或结在内，则打入大肠而泄出。或恶血未积者，打入四肢，或归脏腑，或归上膈，从口中出。或归中膈，入大肠出。用此急救，随服止痛药（宜二十五味药，方中加减用）。盖以伤重与伤轻者不同治，伤轻只须通气活血便愈，伤重则非急速治之。且重药治之勿效也（伤重者，急宜以姜汤、灯心汤调二十五味药服，立效）。其发热体实（宜疏风败毒散），恶寒体弱者（宜五积交加散），始固不同治，后之调理略同（服败毒、五积后，俱宜用黄白红黑四末子，及补损丹调治）。如老人跌堕不可转侧，其治与壮盛人有异（宜先用苏木、参、芪、芎、归、陈皮、甘草煎服。后即以此汤调四末子，或补损丹、活血丹）。如小儿跌扑疼痛，只须顺气（宜萝卜子煎服）。又与老人有异。以上言跌扑损伤之在皮肉气血间者，未及于筋骨也。因年龄论治。

若在筋骨，陈氏施治之法，又有可条析者。如脑骨破碎，已详在前。如胸骨筋断，必须接之（宜先用破血药，后贴定痛膏、接骨丹）。若但皮破，只贴补肉膏。如伤腹肠出，急以麻油润疮口，轻手纳入，以吹药少许吹鼻（宜通关散），令喷嚏，其肠自入。用桑白皮线，将腹皮缝合，以封口药涂伤处，外用药敷贴（宜鸡子清调补肌散，或散血膏尤妙），线上用花蕊石散敷之。总之，腹内被伤，皆当急利大小肠，不可使其秘结，以致重患。如手足骨折断，缚之，中间要带紧，两头略放松，庶乎气血流利。若如截竹断，却要两头紧，中间宽，使气血来聚，断处俱用药敷贴夹缚（宜定痛膏、接骨丹）。如手指跌扑损伤，及刀斧打碎，用鸡子黄油润之，次挼封口药，外贴膏药（宜散血膏），绢片缚定。若咬伤，则另治（宜泽兰散敷之），若有寒热，又另治（宜敷退热散。寒热已，即去之）。如脚有六出臼，四折骨。凡脚板上交腘处或挫出臼，须用一人拽正，自摸其骨，或突出在内，或出在外。须用手力整归窠。若只拽，不用手整，便成痼疾。整后用药敷贴（宜用痛膏、接骨丹）。四折骨用正副夹缚，六出臼只以布包，不可夹。手臂出臼与足骨同。如脚大腿出臼，此处身上骨是臼，腿根是杵，或前出，或后出，须用一人手把住患人身，一人拽脚，用手尽力搦令归窠。或是挫开，可用软绵绳从

脚缚，倒吊起，用手整骨节，从上坠下，自然归窠，再用膏药敷贴夹缚。凡出臼，急与
接入臼中，若血浸臼中，即难治。总之，腰腿脚骨等伤，甚难整，当临时相度，随其伤
处，用法整顿归元。先用麻药与服（宜麻药方），令不知痛，然后用手。药加杜仲。又
以手足筋脉最多，时时要曲直，不可定放，又时时看顾，恐再致出窠也。如手脚骨被压
碎者，以麻药予服，或用刀刮开尖骨，用剪刀剪去骨锋，或粉碎者去之，免脓血之祸。
后用大片桑皮以补肉膏、定痛膏糊在桑皮上，夹贴骨肉上，莫令不正，致有差错。三日
一洗，勿令臭秽，徐用药治。如皮里有碎骨，只用定痛膏、接骨膏敷贴夹缚。如十分
伤，自然烂开肉，其碎骨自出，然后掺补肌散，外以补肉膏敷贴。如骨断皮破者，不可
用酒煎药，或损在内而破皮者，可加童便在破血药内和服。若骨断皮不破，可全用酒煎
药。若只伤而骨不折、肉不破，宜用药治（宜消肿膏、定痛散）。如损伤平处，骨断碎，
皮不破者，用接骨、定痛等膏敷贴夹缚。若手足曲直伸缩处，只有包裹，令时时转动。
指骨碎者，只用苎麻夹缚。腿上用苎绳夹缚。冬用热缚，夏冷缚，余月温缚，束缚处，
须药水以时泡洗，夏二、冬四、春秋三日。洗去旧药须仔细，勿惊动损处。洗讫，仍用
前膏敷缚。其束缚之法，用杉木浸软去粗皮，皮上用蕉叶或薄纸摊药，移至伤处，杉木
为夹，再用竹片去黄用青为副夹，疏排周匝，以小绳三度缚，缚时相度高下远近，使损
处气血相续，有紧有宽，说见前条。二三日一次换药，一月之后方另以膏贴之（宜补益
膏），仍用正夹夹住，令损处坚固。闭合性骨折采用止痛、手法复位、夹板固定、药物
外洗、药物外敷、带药夹板、定期更换夹板、调整松紧带等综合性治疗，现在仍在沿用
这种方法。如敷贴后，疼痛不止，可量加乳香、没药、白芷、南星、枫香、肉桂、独
活等味令温暖，痛即止。刀斧伤，去肉桂、南星、独活。如伤重者，麻而不痛，须拔伸
捺正，或用刀开皮。二三日方知痛，且先匀气。如折骨出臼，不可用下瘀血之药及通利
药，宜疏风顺气，匀血定痛，补损而已。如换药，切不可生换，用手巾打湿漯润，逐
片取脱，随手荡洗换上，又不可停一时，须预先摊贴，随手换上。如服损药，不可食冷
物。若服草药，所生之骨必大。又损药必热，能生气血以接骨。忌用火炙，损药用酒忌
灰酒。然重伤便用酒，反承其气作腹胀胸满，必须稍定方用酒，或酒水煎。如敷贴等草
药，必新采鲜的为效，平时采取末之，听用可也。如跌伤出血，痛不可忍，乃风寒所
着，宜用葱杵入盐少许炒热罨之，痛即止，冷则再温之。又法，凡伤痛，取大葱新折
者入灰火煨，擘葱内腻汁，罨伤处，续续多罨，只要热者，三四易即痛止，捣烂仍封损
处。即跌杀等伤，气未绝者，取葱白炒大热。遍敷伤处，顷再易，其痛自止。以上皆陈
氏逐处损伤施治之法也。医者各随其处所伤，又即所兼证，参以薛氏分证主治之法，于
伤科亦奚难哉？

按薛氏法，如伤家胁肋胀痛，若大便通和，喘咳吐痰者，肝火侮肺金也（宜小柴
胡汤加青皮、山栀）。若兼胸腹痛，大便不通，喘咳吐血者，瘀血停滞也（宜当归导滞
散）。若肝火之证，本脉必大，两胁热胀，但多饮童便，再服药（宜小柴胡汤加黄连、
山栀、归尾、红花）。又肝脉浮而无力，以手按其腹反不胀者，此血虚而肝胀也（宜四

物汤加参、芩、青皮、甘草）。若肝脉洪而有力，胸胁胀痛，按之亦痛，此怒气伤肝也（宜小柴胡汤加芎、归、青皮、白芍、桔梗、枳壳）。总之，此证不论受害轻重，去血曾否，但被扭按甚重，恚怒努力，伤其气血，血瘀归肝，多致此证。甚则胸胁胀满，气逆不通，或致血溢口鼻而危矣。如伤家腹痛，若大便不通，按之甚痛，瘀血在内也，必下之（宜加味承气汤）。既下而痛不止，瘀血未尽也（宜加味四物汤）。若腹痛，按之却不痛，气血伤也，必补而和之（宜四物汤加参、芪、白术）。倘下之而胁胸反痛，肝血伤也，当宜补（宜四君子汤加芎、归）。或既下而发热，阴血伤也（宜四物汤加参、术）。既下而恶寒，阳气虚也（宜十全大补汤）。既下而恶寒发热，气血俱伤也（宜八珍汤）。既下而作呕，胃气伤也（宜六君子汤加当归）。既下而泄泻，脾肾伤也（宜六君子汤加肉果、破故纸）。既下而手足冷，昏愦汗出，阳气虚寒也（宜急用参附汤）。若手足冷，指甲青，脾肾虚寒甚也（宜急用大剂参附汤）。甚至口噤手撒，遗尿痰壅，唇青体冷，虚极之坏证也（宜急投大剂参附汤）。曾有一人跌坠，腹停瘀血，用红花、大黄等不下，反胸膈胀痛喘促。薛氏用肉桂、木香末各二钱，热酒调服而下黑血，再服而愈，此因寒药凝滞而不行，故以辛温散之也。如伤家小腹引阴茎作痛，或兼小便如淋，肝经有郁火也（宜小柴胡汤加大黄、黄连、山栀）。再用养血药，不可误认为寒，投以热剂，致使二便不通，诸窍出血。如伤家肌肉间作痛，荣卫之气滞也（宜复元通气散）。或筋骨作痛，肝肾之气伤也（宜六味丸）。或内伤下血作痛，脾胃之气虚也（宜补中益气汤）。或但外伤出血作痛，脾肺之气虚也（宜八珍汤）。大凡下血不止，皆脾胃气脱，吐泻不食，脾胃气败也，须预调脾胃。如伤家瘀血作痛，或兼焮肿，发热作渴，阴血受伤也。必砭去恶血，再服药以清肝火（宜四物汤加柴、芩、山栀、丹皮、骨碎补）。或瘀血肿痛不消，以萝卜汁调山栀末敷之，其破处则以膏贴（宜当归膏），更服活血之药。凡患处肿黑重坠者，即系瘀血，法当重砭去恶血，看证用药，总以大补气血为主。如伤家血虚作痛，或兼热渴，烦闷头晕，阴血内热也（宜八珍汤加丹皮、麦冬、五味、肉桂、骨碎补，兼服地黄丸）。如伤家青肿不消，气虚也（宜补中益气汤）。或肿黯不消，血滞也（宜加味逍遥散）。或焮肿胀痛，瘀血作脓也，急当内托（宜八珍汤加白芷）。或脓反痛气血虚也（宜十全大补汤）。或骨骱接而复脱，肝肾虚也（宜地黄丸）。或肿不消，青不退，气血俱虚也。急先用葱熨法，内服药（宜八珍汤）。倘单用行血破血，脾胃愈虚，卫气愈滞，若敷贴凉药，则瘀血益凝，肉腐益深，难以收拾矣。如伤家腐肉不溃，或恶寒而不溃（宜补中益气汤），或发热而不溃（宜八珍汤），或服克伐药而不溃（宜六君子汤加当归）。或内火蒸炙，外皮坚黑而不溃（宜内服八珍汤，外涂当归膏）。凡死肉不溃，新肉不生，皆失于预先补脾胃耳。如伤家新肉不生，或患处夭白，脾气虚也（宜六君子汤加芎、归）。或患处绯赤，阴血虚也（宜四物汤加参、术）。或恶寒发热，气血虚也（宜十全大补汤）。或脓汁稀白，脾肺气虚也（宜东垣圣愈汤）。或寒热交作，肝火动也（宜加味逍遥散）。日晡发热，肝血虚也（宜八珍汤加丹皮）。或食少体倦，胃气虚也（宜六君子汤）。脓汁臭秽，阴虚而有邪火也（宜六味丸）。或四肢困倦，精神短少，元气内伤也（宜补中益气汤，夏月调中益气汤，作泻清暑益气汤）。如伤家出血，或血出患处，或血出诸窍，皆肝火炽盛，血热错行也，急清热养血（宜加味逍遥散）。或中气虚弱，血无所附而妄行（宜加味四君子汤、补中益气汤）。或元气内脱而不能摄血，急当回阳（宜独参汤加炮姜，不应，加附子）。或内有蕴血而呕吐（宜四物汤加柴、芩），皆出血之重证也。总之凡伤损劳碌，怒气，肚腹胀闷，误服大黄等药，致伤阳络，则有吐血、衄血、便血、尿血等证。伤阴络，则为血积、血块、肌肉青黯等证。此皆脏腑亏损，经隧失职也，急补脾肺，亦有得生者。如伤家瘀血，流注腰膂两足至黑，急饮童便酒，砭出旧血。先清肝火（宜小柴胡汤去半夏，加山栀、黄芩、骨碎补），次壮脾胃（宜八珍汤加茯苓）。如伤家昏愦，其伤重者，以独参汤灌之。虽有瘀血，切不可用花蕊石散内化之，恐因泻而亡阴也。元气虚者，尤当切戒，凡瘀血在内，大小便不通，用大黄、朴硝不下者，用木香、肉桂末二三钱，热酒下，血下乃生，假其热以行寒也。如伤家眩晕，或因失血过多（宜十全大补汤），或元气不足，不能摄气归源，宜参、芩、芪、草、芎、归、熟地、陈皮、山药、山萸、五味、麦冬等味。如伤家烦躁，或由血虚（宜当归补血汤），或兼日晡发热（宜四物汤加知、柏、柴胡、丹皮、地骨皮）。如伤家发热，或出血太多，或溃脓后脉洪大而虚，按之如无，此阴虚发热也（宜当归补血汤）。脉沉而微，按之软弱，此阴盛发热也（宜四君子汤加姜、附）。或因亡血（宜圣愈汤），或汗出不止（宜独参汤）。如伤家胸腹痛闷，凡跳跃捶胸，举重闪挫，而胸腹痛闷，喜手摸者，肝火伤脾也（宜四君子汤加柴胡、山栀）。其怕手摸者，肝经血滞也（宜四物汤加柴胡、山栀、红花、桃仁）。或胸胁刺痛，发热晡热，肝经血伤也（宜加味逍遥散）。如此而不思饮食，肝脾气伤也（宜四君子汤加柴、栀、川、归、丹皮）。若胸腹胀满，不思饮食，脾胃气滞也（宜六君子汤加芎、归、柴胡）。若胸腹不利，食少不寐，脾气郁结也（宜加味归脾汤）。若痰气不利，脾肺气滞（宜二陈汤加白术、青皮、山栀、芎、归）。如伤家作呕，或因痛甚，或因克伐伤胃（宜四君子汤加半夏、当归、生姜），或因忿怒伤肝（宜小柴胡汤加茯苓、山栀）。若因痰火者，急消痰（宜二陈汤加山栀、姜黄连）。若胃气虚者，急扶胃（宜补中益气汤加半夏、生姜）。若因出血太多，或溃后者（宜六君子汤加当归）。若因胃火者，急清胃（宜清胃汤加栀、芩、甘草）。或因打扑伤损，败血入胃，呕吐黑血如豆汁（宜百合汤、百合散）。如伤家喘咳，凡出血过多而黑，胸胀膈痛发喘气虚，瘀血乘于肺也（宜二味参苏饮）。若咳血衄血，气逆血蕴于肺也（宜十味参苏饮加芩、连、山栀、苏木）。如伤家作渴，或因出血过多（宜四物汤加白术。不应，重用参、芪、归、地）。或因胃热伤津液（宜竹叶黄芪汤）。或因胃虚津液不足（宜补中益气汤），或因胃火上炽（宜竹叶石膏汤）。若烦热，小便淋涩，乃肾经虚热也（宜地黄丸）。如伤家创口痛，或至四五日不减，或至一二日方痛，欲作脓也（宜托里散）。若兼头痛，时作时止，气虚也。再兼眩，则属痰。当生肝血，补脾气，以上皆薛氏之法，所当详审而熟究，合之陈氏条以为伤科玉律者也。倘不此之求，而或恃单方，或信草药，以为伤家有伤，只须攻打，初不问其脉其证，而概用克伐，犹自诩为和伤妙诀，有不致陷人死地者几何矣。吾故重其科，而独立为篇（此篇采取薛立斋、陈文治两家方论）。

脉　法

《脉经》曰：从高颠仆，内有瘀血，腹胀满，其脉坚强者生，小弱者死。又曰：破伤有瘀血停积者，其脉坚强实则生，虚细涩则死。若亡血过多者，其脉虚细涩则生，坚强实则死。皆以脉病不相应故也。《医鉴》曰：打扑损，去血过多，脉当虚细，若得急疾大数者死。《入门》曰：凡折伤，外损筋骨者可治，内损脏腑里膜，及破阴子，其脉急疾者，不可治。《得效》曰：如伤脏腑致命处，一观其脉虚促，危矣。

跌扑闪挫证治

《得效》曰：凡堕压死者，急安好处，以袖掩其口鼻上一食顷，候眼开，先与热小便饮之，若初觉气绝，急擘开口，以热小便灌，利去瘀血。《纲目》曰：卒堕扑压倒打死，心头温者，皆可救。将本人如僧打坐，令一人将其头发控放低，以半夏末或皂角末吹入鼻内。如活，却以姜汁、香油灌之。《入门》曰：若取药不及，急挖开口，以热小便多灌。《医鉴》曰：人为刀斧所伤，或堕落险地，或扑身体，损伤筋骨皮肉，皆出血不止，或瘀血停积，若去之不早，则有人腹攻心之患。又曰：治损伤肿痛，瘀血流注紫黑，或伤眼上，青黑不散，大黄为末，生姜汁调敷患处即消，名将军膏。又曰：一人落马，被所佩锁匙伤破阴囊，二丸脱落，悬挂未断，痛苦无任，诸药不效，予教漫漫托上，多取壁钱敷贴伤处，日渐安，其囊如故。又曰：接指方，苏木为末，敷断指间接定，外用蚕茧包缚完固，数日如故。又曰：自行颠仆，穿断舌心，血出不止，取米醋以鸡翎刷所断处，其血即止，仍用蒲黄、杏仁、硼砂少许，为末，蜜调噙化而愈。又曰：治擦落耳鼻，用乱发灰末，乘急以所落耳鼻蘸发灰缀定，以软帛缚定。有人为驴所咬下鼻，一僧用此缀之，神效。丹溪曰：跌扑损伤，须用苏木活血，黄连降火，白术和中，以童便煎服妙，伤在上，宜饮韭汁。又曰：凡损伤专主血论，肝主血，不问何经所伤，恶血必归于肝，流于胁，郁于腹，而作胀痛，实者下之，宜通导散、桃仁承气汤、夺命散，虚者复元活血汤、当归须散调之。又曰：凡出血过多，而又呕血不止者，难治。宜用苏木煎汤调蜂霜散服之。《得效》曰：凡扑跌压伤，或从高堕落，皆惊动四肢五脏，必有恶血在内，专怕恶心，先用通二便药和童便服之，立效。大小肠俱通利，则自无烦闷攻心之患矣。又曰：苏合香丸，治打扑堕落挟惊悸，气血错乱，昏迷不醒，急取三五丸，温酒童便调灌，即苏。又曰：头上有伤，或打破，或金刃伤，用药糊缚，不可使伤风，慎之。又曰：凡手脚各有六出臼，四折骨，每手有三处出臼，脚亦三处出臼，手掌根出臼，其骨交互相锁。或出臼，则是挫出锁骨之外，须是搦骨于锁骨下归窠。若出外，则须搦入内，若出内，则须搦入外，方入窠臼。只用手拽，断难入窠，十有八九成瘸疾也。又曰：骨节损折，肘臂腰膝出臼蹉跌，须用法整顿归元。先用麻药与服，使不知痛，然后可用手法。又曰：搦骨归窠，须用竹一片，生柳木板尤佳，夹定一边，一边不用夹，须存屈直处，时时拽屈拽直，不然，则愈后屈直不顺。又曰：凡骨碎者，用接骨药火上化开，糊骨上然后夹定。外用夹骨法，活血散、接骨丹。内服接骨散、自然铜散、接骨紫金丹。淋洗用蔓荆散。《回春》曰：凡斗殴被打，成破伤风，头面肿大发热，以九味羌活汤热服取汗。外用杏仁捣烂入白面少许，新汲水调敷疮上，肿即消。又曰：治跌扑，亦散被殴瘀痕，麻油、清酒各一碗，同煎数沸服之，服了，卧火烧热地上一夜，痛止肿消无痕。有被伤者，仇家阴令术士以此治之。次日验审，了无一毫伤痕。《圣惠方》曰：打扑伤肌肤青肿，茄子种极黄极大者，切片瓦上焙为末，临卧酒调二钱服，一夜消尽无痕。鳌曾治一人，脑髓震动，气海郁塞者，其人因倒坠下楼，跌伤肩臂，服和伤药，损伤已愈，但患头昏眼黑，竟不能俯仰，时有气从脐下而上，便身耸肩息，其气直从喉上出方止，日数十次。诊其脉，诸部皆平，但觉右寸指外滑数，二三十至一止。右寸近关半指沉涩。因知其倒坠时，头项先着地，故脑髓为之震动，又和身倒坠，身地相击，必气为之并。因遂凝仰气海中，不得调畅也。因与茯神三钱、白及四钱、香附二钱、菟丝子三钱、朱砂五分。一块绢包，线挂罐中，不令着底，煎好调真琥珀末五分服。二帖病减半，又前方加磨沉香五分，愈七八分。又前方加沉香，再加归身二钱，二帖全愈……

金疮杖伤夹伤源流

金疮、杖伤、夹伤，亦由外及内，气血俱伤病也。古方书言，金疮俱指临阵对敌，刀剑箭镞所伤言之是已。然如斗殴金刃之伤，工作误斫之伤，自行刎勒之伤，跌磕金铁之伤，皆金疮也。如是则金疮之为患正多，非临阵对敌已也。而要其治法，则大约相仿。自古治金疮多从外涂抹，所留传方剂，大约非敷即掺，虽未尝不见功效，但一切金伤之人，呼吸生死，且既受伤，神思不免昏乱。若出血过多，因至愦瞀者，往往而是，其为伤及气血也必矣，试详言之。凡金刃伤天窗（穴名），眉角脑后，臂里跳脉，髀内阴股，两乳上下，心鸠尾，小肠，及五脏六腑俞，皆死处。又破脑出髓而不能语，戴眼直视，喉中如沸声，口急唾出，两手妄举，皆不治。又腹破肠出，一头见者，不可复连。若腹痛短气，不得饮食，大肠三日半死，小肠三日死。以上诸证，皆属不治，固不必言。其余如肠断两头见者，可速续之，以麻缕为线，或桑白皮为线，以药敷线上（宜花蕊石散），从里缝之。肠子则以清油捻活，放入肚内，乃缝肚皮，不可缝外重皮。用药待生肉（宜金伤散。或血竭末敷之亦妙）。又有伤破肚皮，肠与脂膏俱出者，先用汤药与服（宜活血散、芎归汤），用手擘去膏不妨，此是闲肉，放心去之，然后推肠入内，用线缝之。仍服通药，勿使二便闭涩（宜导滞散）。又有金疮出血不止，宜白芍炒为末，酒或米饮酒二钱，渐加之，仍以末敷疮上大妙。或血出不止，成内漏（宜雄黄半豆大纳之。仍以小便服五钱。血皆化水）。或瘀血在腹（宜葱白二十根，麻子三升打碎，水九升，煮升半，顿服。当吐出脓血而愈，未尽再服）。或出血闷绝（宜蒲黄半两，热酒灌下）。或被斫断筋（宜旋覆根汁滴疮中。渣敷口。日三易，半月断筋自续）。或被斫断指（宜接上，苏木末敷。蚕茧包缚固，数日如故）。或发肿疼痛（宜蔷薇根灰，白汤下一钱。日三服）。或被刀刃所伤而犯内，血出不止（宜取所交妇人裤带三寸，烧末水服）。或中风角弓反张（宜蒜一斤，去心，酒四升，煮烂食之，须臾得汗愈）。甚至痉强欲死（宜干葛末、竹沥调水送下，每服三钱，多服取效）。或伤湿溃烂，不生肌肉（宜寒水石煅一两、黄丹二钱，为末，洗敷。甚者加龙骨、儿茶各一钱）。或疮口久不得合（宜象皮烧灰，和油敷之），或针刺入肉（宜乌鸦羽三五根，炙焦。醋调敷，数次即出）。或箭镞入骨（宜涌铁膏）。或在咽喉胸膈不得出（宜蝼蛄捣取汁滴，三五度自出，如在他处，以蝼蛄捣烂涂伤处）。或但被箭射伤（宜女人经衣，烧灰敷患处）。或拔箭无血，其人将死（宜活取羊心，割一口子，对伤口吸住，其血即流）。或中药箭，才伤皮肉，便觉闷胀沸烂而死（宜多服粪汁，并粪涂）。凡若此者，皆金疮必兼之证，皆不可忽，而其大要，总须调血为主。盖金刃所伤，必有瘀血停积，必先逐去瘀血（宜夺命散、花蕊石散、导滞散、破血消痛汤、鸡鸣散、复元活血汤）。若血去过多，其人当若渴，然须忍之，当令干食，或与肥脂之类，以止其渴，又不得多饮粥，则血溢出杀人。又忌嗔怒，及大言笑，大动作，劳力，及食盐、醋、热酒、热羹，皆能使疮痛冲发，甚者且死。并不可饮冷水，血见寒则凝，入心即死也。其治法，亡血甚者，必当大补气血（宜八珍汤、人参黄芪汤、人参养荣汤、十全大补汤）。若有变证，又当于疡科恶候诸条参酌以为治，而其伤处，又当详审轻重用药。轻者只用止痛生肌（宜补肌散，或通用封口药），重者必须先掺封口药，四围另用药（宜截血膏）箍住，使心血不潮，最是要诀秘诀也。至若下蚕室，疮口流血不合，以所割势煅研为末，酒调服，不数日愈。即非下蚕室，或自割其势，或误伤落其势者，治亦同。以上金疮、杖伤之患，本属外因，治之一也。然立斋云：人之胆气有勇怯，禀赋有壮弱，怀抱有开郁，或敷药虽可同，而调理之药则少异。然亦不外乎大补气血，旨哉斯言。凡治杖疮者，所当于补气血药中，而察其禀赋、胆气、怀抱之不同，临时酌剂制方者也。但丹溪又云：杖疮只是血热作痛，用凉血去瘀血为先，须服鸡鸣散之类，外贴药（宜五黄散），或大黄、黄柏为末，生地汁调敷，或黄柏、紫金皮、生地同捣敷，是丹溪之法。又专以凉血清热为主。总而言之，朱、薛两家之法皆当，皆不可拘，只在医者神明通变而已。大抵初杖者，以行血解毒为主（宜行血解毒汤、散血瓜蒌散、乳香散、乳香膏、椒鳖丸。外治宜血竭散）。三日后宜托里排脓（宜托里消毒散、神效当归膏）。心境抑郁者，开其怀抱，解其郁结（宜木香、香附、郁金、砂仁）。气血虚弱而有瘀血，必于补中行滞（宜花蕊石散）。痛甚者，急为定（宜服乳香定痛散，随以热酒尽量饮。外贴黄蜡膏，或敷贴五黄散）。或有瘀血壅肿作痛，先刺出恶血，然后乃贴膏药，或取凤仙叶捣贴，干则易，一夜血散即愈。冬月收取干者，水和涂之。他如杖疮青肿（宜湿棉纸铺伤处，以烧过酒糟捣烂，厚铺纸上。良久痛处如蚁行，热气上升即散。又豆腐切片贴之，频易），杖疮未破（宜干黄土、童尿入鸡子清调涂，干即以热水洗去，复刷复洗数十次，以色紫转红为度。仍刷两胯，防血攻阴）。杖疮已破（宜鸡子黄熬油搽），杖疮血出（宜猪血一升，右灰七升，和煅。再以水和丸煅，凡三次，为末敷之效），杖疮忽干黑陷，毒气攻心，恍惚烦闷呕吐者，乃死不治。或有杖疮溃烂，久不愈者（宜补气生血汤），或有受杖责后，疔甲烂肉，疼痛难忍，不能起动者（宜乌龙解毒散），速去疔甲，取鸡子清入麝少许，以银簪打成稀水，用簪尖轻轻点上，不多时，其疔甲化烂取去，一日一换。贴膏药，化尽烂肉，数日如故矣。大概杖疮通滞血药，皆当以酒调服。盖血滞则气壅瘀，气壅瘀则经络满急，经络满急故肿且痛。推之打扑跌磕着肌肉，多肿痛者，皆以经络伤，气血不行，故如是。至于未杖之先，亦有服药保护，并能使打着不痛之法（宜寄杖散、无名异散），不可不知。以上杖伤。夹伤之患，消瘀散毒，治法亦与杖伤相似。故初夹之时，尤当调理（宜八厘丸），宜取小蛤蟆四五个，皮硝三分，生姜一两，酒糟一碗捣敷，其肿者加红内消，或用绿豆粉炒令紫色，以热酒或热醋调敷伤处，如神。或以飞面、山栀末水调敷伤处，外护以纸，死血自散。其有筋伤骨损者，速补筋骨（宜补骨散），有恶血在骨节间者，急逐瘀（宜芸薹散），如此治之，无不痊可。以上夹伤。

杖伤夹伤证治

种吉曰：凡杖毕即用童便、好酒各一盏，合而温服，免血攻心，甚妙。实者鸡鸣散下之，虚者当归须散加柴胡、羌活煎服。仍用葱白捣烂，炒热搭杖处。冷则易，能止痛散瘀如神。丹溪曰：杖疮用野苎根嫩者，洗净同盐捣敷，神效。《千金》曰：杖疮宜服乳香散、化瘀散。

第十节 《伤科补要》

【作者介绍及成书背景】

钱秀昌，字松溪，上海人，清代伤科医家。少时读医书，因医理晦深，未能领悟。乾隆四十六年（1781年）左臂骨折，经杨雨苍治愈，遂从之学医，后以伤科名于当地。著有《伤科补要》，附有验方歌诀，并载有杨木接骨法治愈粉碎性骨折骨不连之经验，影响深远。

此书成书于1808年，共四卷，乃是作者在《医宗金鉴·正骨心法要诀》基础之上，加入自己诊疗经验编纂而成。

【现存版本】

《伤科补要》/（清）钱秀昌撰，中国中医药出版社，2003年。

【主要内容】

《伤科补要》共四卷，绘穴位、骨度、器具，制三十六则，集医方为歌，附各家秘方、急救方，在内外治疗及手法、用药、经验、创新等方面都进行了详细的阐述，为当时伤科诊断标准的统一提供了基础依据，也为后世精确测量和诊断等奠定了基础，填补了伤科空白，在中医骨伤方面有巨大的贡献与影响，对中医骨伤科学术思想具有重要价值。

《伤科补要》对外伤科疾病的治疗有颇多精辟之论与独特见解，其学术思想也对后世有重要启迪和借鉴作用。全书分为四卷，正文前有凡例，凡十二条，述编纂体例。凡例下先列总目，提挈各卷内容纲领，后列全书目次。

卷一为人身正面穴图、人身背面穴图、人身侧面穴图、骨度正面全图、骨度背面全图、骨度侧面全图、骨度正面尺寸图、骨度背面尺寸图、《灵枢经》骨度尺寸、应刺穴图、照检骨格图、照《洗冤录》尸格图、器具总论、攀索迭砖用法图、腰柱图及腰柱用法图、木板图、杉篱图、木板杉篱用法图、抱膝图、抱膝用法图、周身名位骨度注释、脉诀。

卷二为治伤三十六则，分别为金疮论治、治伤法论、跌打损伤内治证、至险之证不治论、从高坠下伤、巅顶骨伤、囟门骨伤、鼻梁骨断（附目伤）、唇口玉堂伤、伤耳、咽喉伤、腹伤肠出、手法论、锁子骨（附胸胁）、背脊骨伤、接骨论治、脱下颏（附失颈）、髃骨骱失、曲脉骱、手腕骱、臀骱骨、大楗骨、膝盖骨、胻骨、脚踝跗骨、受伤着寒及怀孕而伤、受伤感痧疫论、损伤出血吐血、胸腹胁肋痛闷、腹痛腰痛、杖疮夹棍伤、药箭伤、诸咬伤、汤火伤、救自缢法、救溺水、运熏灸倒四法及灸脐化痞法附、应刺诸穴。

卷三为汤头歌括，载止血黑绒絮、如圣金刀散、玉红膏、陀僧膏等九十一首方药，每方先列歌括，再述功用、组成、制服法等。

卷四先列附录各家秘方，载正骨紫金丹、疏血丸、乌龙膏等四十七方，每方述功用、组成、用法等；再述急救良方，载救中暍、救冻死等五十类急救药方，各类一首至数首不等。

1. 绘骨度穴位，定度量之标准　钱氏在学习前贤的基础上，抄《灵枢经》骨度，参《洗冤录》人图，准确记载骨度尺寸，详细注释周身名位骨度，内容全面，简明扼要，图文并茂，真乃详而概，凡伤不离其中。在没有精确测量方法的情况下，为临床提供了一个较为科学、全面的标准，为伤科学的精确测量和制定诊断标准奠定了基础，同时产生了基础的解剖学概念，在当时对临床规范诊断和治疗具有明确的指导意义。

2. 载伤科脉诀，填伤科之空白　纵观伤科专著，上至唐蔺道人的《仙授理伤续断秘方》，下至清吴谦的《医宗金鉴·正骨心法要诀》，均无关于伤科脉诀的记载，而钱氏善于脉证合参，重视损伤辨证施治，他在前人的基础上，填伤科之空白，详细记载伤科脉诀。钱氏简明扼要地论述了伤科十八种脉象，以失血和蓄血两大脉系为纲，全面贯通伤科之脉，提出了脉诊在伤科的临床应用，为本书的一大亮点。

3. 制三十六则，补前贤之未备　钱氏遵《正骨心法要诀》之精义，合平日试验之真传，授治伤三十六则，条分缕析，论述精辟，颇有发明，补前贤之未备。他于该书卷二依次论述金疮论治、治伤法论、跌打损伤内治证、至险之证不治论、从高坠下伤、巅顶骨伤等，共三十六则，每则论述内容翔实，明晰易懂，并记载了"运""熏""灸""倒"等外治法，又有"八忌""五绝""十不治""四难治"等，充分说明了钱氏治疗伤科病证具有独特的学术思想和十分丰富的临床经验。

钱氏对诊治下肢关节脱位经验丰富，他认为："髋关节脱骱难于复位，因其膀大肉厚，手捏不住故也。"因此他发明了"提膝屈髋伸足法"整复髋关节脱位（即问号复位法），并详论具体操作。足见其丰富的临床经验。

4. 歌九十一方，祛沉疴之的要　钱氏将治伤三十六则中的经验方，汇括为歌，专列于卷三。歌诀脍炙人口，易于传诵，便于记忆。同时将其功用主治、方药剂量、煎服法载于每一歌诀之后，并记载了许多丸、散、膏、丹制剂的制备过程。如三黄宝蜡丸、金枪铁扇散、陀僧膏、大神效活络丹、甘葱煎、止血黑绒絮、如圣金刀散、黎洞丸、琥珀碧玉散等，方药实用，所主伤科病证范围甚广，是一卷不可多得的伤科方药专篇，值得伤科后辈学习。

5. 集各家秘方，备随时之取用　钱氏谦虚好学，博采众家之长，搜集伤科各家之秘方，又附急救良方，另成一卷，列为卷四，以便同道临证随时取用。其中各家秘方共计四十七方，急救良方共计五十一方，极大丰富了该书的治法方药。钱氏曰："末附诸方，抄集伤科各家之秘，虽未经试验，不敢擅删，以备明眼之采择。"充分说明钱氏实事求是的治学态度。如专治跌打损伤的乌龙膏、定痛膏、回阳玉龙膏、保命丹等，其用药、剂量、主治、制备、用法均详细记载；用于急救的救中暍、救服卤、解砒毒、治菌毒、解一切食毒、解雄黄毒、解服丹毒等急救方法，简便实用，非常值得临床验证、采用，大大提高了该书的临床实用价值。

【后世影响】

《伤科补要》是一部实用价值很高的中医伤科专著，该专著阐述了钱氏独具匠心的学术思想和十分丰富的治伤经验。钱氏在继承前贤伤科成就的基础上，定骨度之标准，填伤科之空白，补前贤之未备，祛沉疴之的要，对中医伤科学的发展做出了巨大的贡献。伤科后辈，不仅要学习钱氏的学术思想与治伤经验，更要学习钱氏谦虚好学、勤于总结、勇于实践、实事求是、善于创新的治学态度。

读钱氏的《伤科补要》可知，中医骨伤科的研究范围在很长一段时间内包括四大病证：即骨折、脱位、筋伤、内伤，内容涉及内、外、妇科等。当时，似乎凡与损伤有关病证皆属于骨伤科范畴，从医学发展的角度看当属不宜，过于笼统的分类和颇广的研究范围，不利于研究内容的深化和研究范围的拓展。医学的发展使学科不断精细分化，骨伤科按研究范围分为骨科学、伤科学、创伤外科学。医学研究对象的统一则决定了各科必然交错综合，而不断分化与综合是对立统一的，只有靠人们的灵活变通来完成。医学专科越分越细，是发展的必然趋势，专科医生既要钻、尖，又要知识面广，是时代的要求。现代骨伤科医师，既要精通骨伤科学，又要有一定的脑外科、神经外科、普外科、泌尿外科的知识；既要有较好的中医学基础，又要掌握现代医学的治疗手段和操作技能。只有这样的新型专业人才，才能不断地探索和扩大中医治疗至险危重损伤的适应证，把中医治疗骨伤科"至险之证"，提高到一个新水平。

【原文选读】

《灵枢经》骨度尺寸

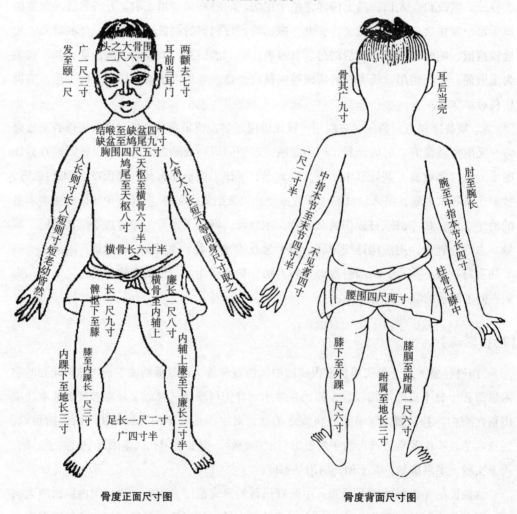

骨度正面尺寸图   骨度背面尺寸图

在《灵枢经》骨度的基础上，以中指同身寸作为长度度量标准，以人体正面、背面骨度尺寸图的方式对人体骨度尺寸进行了考证和注释。

头部

项发以下至脊骨长二寸半（自后发际以至大椎项骨三节处也）。

按：头部折法，以前发际至后发际，折为一尺二寸。如发际不明，则取眉心直上，后至大杼骨，折作一尺八寸，此为直寸。横寸法以眼内角至外角，此为一寸。头部横直寸法，并依此。

胸腹部

结喉以下至缺盆中，长四寸（此以巨骨上陷中而言，即天突空处）。

缺盆以下髑骬之中，长九寸。

胸围四尺五寸。

两乳之间广九寸半（当折八寸为当）。

髑骬中下至天枢，长八寸（天枢，足阳明穴名，在脐旁，此指平脐而言）。

天枢以下至横骨，长六寸半。横骨横长六寸半（毛际下骨曰横骨）。

按：此古数，以今用上下穴法参校，多有未合，宜从后胸腹折为当。

两髀之间广六寸半（此当两股之中，横骨两头之处，俗名髀缝）。

按：胸腹折法，直寸以中行为之。自缺盆中天突穴起，至歧骨际上中庭穴止，折作八寸四分。自髑骬上歧骨际下至脐心，折作八寸。脐心下至毛际曲骨穴，折作五寸。横寸以两乳相去，折作八寸。胸腹横直寸法，并依此。

背部

脊骨以下至尾骶二十一节，长三尺（脊骨，脊骨也，脊骨外小而内巨。人之所以能负任者，以是骨之巨也。脊骨二十四节，今云二十一节者，除项骨三节不在内也）。

腰围四尺二寸

按：背部折法，自大椎至尾骶，通折三尺。上七节各长一寸四分一厘，共九寸八分七厘。中七节各一寸六分一厘，共一尺一寸二分七厘。第十四节与脐相平，下七节各一寸二分六厘，共八寸八分二厘。共二尺九寸九分六厘，不足四厘者，有零未尽也。直寸依此，横寸用中指同身寸法。脊骨内阔一寸，凡云第二行；挟脊一寸半，三行。挟脊三寸者，皆除脊一寸外，净以寸半三寸论。故在二行当为二寸，在三行当为三寸半也。

侧部

自柱骨下行腋中不见者，长四寸（柱骨，颈项根骨也）。

腋以下至季胁，长一尺二寸（季胁，小肋也）。

季胁以下至髀枢，长六寸（大腿曰股，股上曰髀，楗骨之下，大腿之上，两骨合缝之所曰髀枢，当足少阳环跳穴处也）。

髀枢下至膝中，长一尺九寸。

横骨上廉下至内辅之上廉，长一尺八寸（骨际曰：廉膝旁之骨突出者曰辅骨，内曰内辅，外曰外辅）。

内辅之上廉以下至下廉，长三寸半（上廉下廉，可摸而得）。

内辅下廉下至内踝，长一尺二寸。

内踝以下至地，长三寸。

四肢部

肩至肘长一尺七寸。

肘至腕长一尺二寸半（臂之中节曰肘）。

腕至中指本节长四寸（臂掌之交曰腕）。

本节至末长四寸半（指之后节曰本节）。

膝以下至外踝长一尺六寸。

膝腘以下至跗属长一尺二寸（腘，腿弯也。跗，足面也。膝在前，腘在后，跗属者凡两踝前后，胫掌所交之处，皆为跗之属也）。

跗属以下至地长三寸。

外踝以下至地长一寸。

足长一尺二寸，广四寸半。论正骨之前，按照头部、胸腹部、背部、侧部、四肢部划分先列解剖。并采用中指同身寸作为度量方法。

周身名位骨度注释

头者，人之首也。凡物独出之首，皆名曰头。脑者，头骨之髓也，俗名脑子。巅者，头顶也。巅顶之骨，俗名天灵盖。囟者，巅前之头骨也。小儿初生未阖，名曰囟门；已阖，名曰囟骨，即天灵盖后合之骨。面者，凡前曰面，凡后曰背。居头之前，故曰面也。颜者，眉目间名也。额颅，额前发际之下，两眉之上，名曰额。一曰颡者，亦额之谓也。头角，额两旁棱处之骨也。鬓骨，即两太阳之骨也。目者，司视之窍也。目胞者，一名目窝，一名目裹，即上下两目外围之胞也。目纲者，即上下目胞之两睑边，又名曰睫，司目之开阖也。目内眦者，乃近鼻之内眼肉，以其大而圆，故又名大眦也。目外眦者，乃近鬓前之眼肉也，以其小而尖，故称目锐眦也。目珠者，睛之俗名也。目系者，目睛入脑之系也。目眶骨者，目窝四围之骨也。上曰眉棱骨，下即𬃊骨，𬃊骨之外，即颧骨。𬃊者，目下之眶骨，颧骨内，下连上牙床者也。頞者，鼻梁，即山根也。鼻者，司臭之窍也，两孔之界骨，名曰鼻柱。下至鼻尽之处，名曰准头。鸠者，頞内鼻旁间近生门牙之骨也。颧者，面两旁高起之大骨也。𦠄者，俗呼为腮，口旁颊前肉之空软处也。耳者，司听之窍也。蔽者，耳门也。耳郭者，耳轮也。颊，耳前颧侧面两旁之称也。曲颊者，颊之骨也。曲如环形，受颊车骨尾之钩者也。颊车者，下牙床骨。总载诸齿，能咀食物，故名颊车。人中者，鼻柱之下、唇之上，穴名水沟。口者，司言食之窍也。唇者，口端也。吻者，口之四周也。颐者，口角后𦠄之下也。颏者，口之下唇至末之处，俗名下巴壳也。颔者，颏下结喉上，两侧肉之空软处也……舌本者，舌之根也。颃颡者，口内之上二孔，司分气之窍也。悬雍垂者，张口视喉上，似乳头之小舌，俗名碓嘴。会厌者，覆喉管之上窍，似皮似膜，发声则开，咽食则闭，故为声音之户也。咽者，饮食之路也，居喉之后。喉者，通声息之路也，居咽之前。喉咙者，喉也，肺之系也。嗌者，咽也，胃之系也。结喉者，喉之管头也，其人瘦者，多外见颈前，肥人则隐于肉内，多不见也。胸膺者，缺盆下腹之上，有骨之处也。膺者，胸前两旁高处也。一名曰臆，胸骨肉也，俗名胸膛。髑骭者，胸之众骨名也。乳者，膺上突起两肉有头，妇人以乳儿者也。鸠尾者，即蔽心骨也，其质系脆骨，在胸骨之下、歧骨之间。膈者，胸下腹上之界内之膜也，俗名罗膈。腹者，膈之下曰腹，俗名肚。脐之下曰少腹，亦名小腹。脐者，人之初生胞带之处也。毛际者，小腹下横骨间，丛毛之际也。下横骨，俗名盖骨。篡者，横骨之下、两股之前，相合共结之凹也。前后两阴之间，名下极穴，又名屏翳穴、会阴穴，即男女阴器之所也。睾丸者，男子前阴之两丸也。上横骨，在喉前宛宛中天突穴之外。小湾横骨旁接拄骨之骨也。拄骨者，膺上缺盆之外，俗名锁子骨也。内接横骨，外接肩解也。肩解者，肩端之骨节解处也。髃骨者，肩端之骨也，即肩胛骨，头臼之上棱骨也，其臼接臑骨上端，俗曰肩头。其外曲卷翅骨，肩后之棱骨也。其下棱骨，在背肉内。肩胛者，即膊骨之末，成片骨也，亦名肩膊，俗名锨板子骨。臂者，上身两大支之通称也。一名曰肱，俗名胳膊。胳膊中节，上下骨交接处，名曰肘。肘上之骨，曰臑骨。肘下之骨，曰臂骨。臂骨有正辅二骨，辅骨在上，短细偏外；正骨居下，长大偏内，俱下接腕骨也。腕者，臂掌骨接交处，以其宛屈故名也。当外侧之骨，名曰高骨，一名锐骨，亦名踝骨。掌者，手之众指之本也。掌之众骨，名壅骨，合凑成掌，非块然一骨也。鱼者，在掌外侧之上隆起，其形如鱼，故谓之鱼也。手者，上体所以持物也。手心者，即掌之中也。手背者，手之表也。指骨者，手指之骨也。第一大指，名巨指，在外二节，本节在掌。第二名食指，又名大指之次指，三节在外，本节在掌。第三中指名将指，三节在外，本节在掌。第四指，名无名指，又名小指之次指，三节在外，本节在掌。第五指为小指，三节在外，本节在掌。其节节交接处，皆有碎骨筋膜联络。爪甲者，指之甲也。足趾同。歧骨者，凡骨之两叉者，皆名歧骨，手足同。臑者，肩膊下内侧对腋处，高起耎白肉也。腋者，肩之下、胁之上际，俗名胳肢窝。胁肋者，腋下至肋骨尽处之统名也。曰肋者，胁之单条骨之谓，统胁肋之总，又名曰胠。季肋者，胁之小肋骨也，俗名软肋。䏯者，胁下无肋骨空软处也。脑后骨者，俗呼脑杓。枕骨者，脑后骨之下，隆起者是也，其骨或棱或平，或长或圆不一。完骨者，耳后之棱骨，名曰完骨，在枕骨下两旁之棱骨也。颈项者，颈之茎也。又曰颈者，茎之侧也。项者，茎之后也，俗名脖项。颈者，头之茎骨，肩骨上际之骨，俗名天柱骨也。项骨者，头后茎骨之上，三节圆骨也。背者，后身大椎以下，腰以上之统称也。膂者，挟脊骨两旁肉也。脊骨者，脊膂骨也，俗名脊梁骨。腰骨者，即脊骨十四椎下，十五、十六椎间，尻上之骨也，其形中凹，上宽下窄，方圆二三寸许，两旁四孔，下接尻骨上际也。胂者，腰下两旁踝骨上之肉也。臀者，胂下尻旁大肉也。尻骨者，腰骨下十七椎、十八椎、十九椎、二十椎、二十一椎，五节之骨也。上四节纹之旁，左右各四孔，骨形内凹如瓦，长四五寸许，上宽下窄，末节更小，如人参芦形，名尾闾，一名骶端，一名橛骨，一名穷骨。在肛门后，其骨上外两旁，形如马蹄，附着两踝骨上端，俗名胯骨。肛者，大肠下口也。下横骨，踝骨楗骨者下横骨，在少腹下，其形如盖，故名盖骨也，其骨左右二大孔：上，两分出向后之骨，首如张扇下寸许，附着于尻骨之上，形如马蹄之处，名曰踝骨；下，两分出向前之骨，末如楗柱，在于臀内，名曰楗骨，与尻骨成鼎足之势，为坐主骨也，妇人俗名交骨。其骨面名曰髋，挟髋之曰名曰机，又名髀枢，外接股之髀骨也，即环跳穴处，此一骨五名也。股者，下身两大支之通称也，俗名大腿。小腿中节上下交接处名曰膝；膝上之骨曰髀骨，股之大骨也；膝下之骨曰骱骨，胫之大骨也。髀骨者，膝上之大骨也，上端如杵，接于髀枢，下端如锤，接于骱骨也。骱骨者，俗名臁胫骨也，其骨两根，在前者名成骨，又名骭骨，形粗，膝外突出之骨。在后者，名辅骨，形细，膝内侧之小骨也。伏兔者，髀骨前膝之上起，肉似俯兔，故曰伏兔。膝解者，膝之节解也。膑骨者，膝上盖骨也。连骸者，膝外侧二高骨也。腘者，膝后屈处，俗名腿凹也。腨者，下腿肚也，一名腓肠，俗名小腿肚。踝骨者，骱骨之下，足附之上，两旁突出之高骨，在外为外踝，在内为内踝也。足者，下体所以趋步也，俗名脚。跗骨者，足背也，一名足趺，俗称脚面。跗骨者，足趾本节之众也。足心者，即踵之中也。跟骨者，跟足后根之骨也。趾者，足之指也。其数五，名为趾者，别于手也。居内之大者，名大趾；第二趾，名大趾之次趾；第三趾，名中趾；第四趾，名小趾之次趾；第五趾居外之小者，名小趾。足之指节，亦与手指节同，其大趾之本节后，内侧圆骨形突者，名核骨。三毛者，足大趾爪甲后为三毛，毛后横纹为聚毛。踵者，足下面着于地之谓也，俗名脚底板。对全身各个部位的名称进行了注释。

脉 诀

伤科之脉，须知确凿。蓄血之证，脉宜洪大；失血之脉，洪大难握。蓄血在中，牢大却宜。沉涩而微，速愈者稀。失血诸证，脉必现芤。缓小可喜，数大甚忧。浮芤缓涩，失血者宜。若数且大，邪胜难医。蓄血脉微，元气必虚。脉证相反，峻猛难施。左手三部，浮紧而弦，外感风寒。右手三部，洪大而实，内伤蓄血。或沉或伏，寒凝气束。乍疏乍数，传变莫度。沉滑而紧，痰瘀之作。浮滑且数，风痰之恶。六脉模糊，吉凶难摸。和缓有神，虽危不哭。重伤痛极，何妨代脉，可以医疗，不须惊愕。欲知其要，细心习学。短短46句，简明扼要地论述了伤科18种脉象，填伤科之空白。

从高坠下伤

……临证时，须问其或翻车坠马，或高处坠下，或打重跌倒；再问或思食不思食。若四肢无伤，精神不减，或能坐起行动者，轻；若昏睡不语，或疼痛呼号，瘀聚凝结，肿硬筋胀者，重。投三黄宝蜡丸，服接骨紫金丹，敷万灵膏，熨定痛散。钱氏临证详询病史、辨证施治、内外兼治的治伤理念。

手法论

夫接骨入骱者，所赖其手法也。两手安置其筋骨，仍复于旧位也。其伤有轻重，而手法有所宜、失宜。其痊可之迟速及遗留之残疾，皆关乎手法之所施也。人身有十二经，筋脉罗列，必知其体，识其部位。机触于外，巧生于内，手随心转，法从手出。或拽之离而复合，或推之就而复位。或正其斜，或完其阙。或骨有截断碎断斜断，骱有全脱半脱，筋有弛纵卷挛，翻转离合，在其肉内，以手扪之，自悉其情。法之所施，不知其苦，方为手法也。伤有关性命者，如七窍上通脑髓，膈近心君，四末受伤，痛苦入心。若元气素壮，败血易消，刻期可愈。元气素弱，一旦被伤，势必难支，若手法再误，万难挽回，尤当慎之。医者，心明手巧，知其病情，善用手法，治之多效。若草率不较，误人非浅。

虽笔之于书，乃活法多端，难以尽述。须得口传心授，临证多而活法变，庶无误耳。手摸心会，强调手法技巧，辨证论治。

接骨论治

接骨者，使已断之骨合拢一处，复归于旧位也。凡骨之断而两分，或折而陷下，或破而散乱，或歧而旁突，相其情势，徐徐接之，使断者复续，陷者复起，碎者复完，突者复平，皆赖乎手法也。或皮肉不破者，骨若全断，动则辘辘有声。如骨损未断，动则无声。或有零星败骨在内，动则淅淅之声，后必溃烂流脓。其骨已无生气，脱离肌肉，其色必黑，小如米粒，大若指头，若不摘去，溃烂经年，急宜去净。如其骨尚未离肉，不可生割，恐伤其筋，俟其烂脱，然后去之。治法：先用代痛散煎汤熏洗，将其断骨拔直相对，按摩平正如旧，先用布条缚紧，又将糕匣木板修圆绑之，又将布条缠缚，再将杉篱环抱外边，取其紧劲挺直……仍照前法。二三月间，换绑数次，百日可痊。凡人断臂与断膊，断腿与断胻，绑法相同，治分上下。或用器具，与形体相得，随机变化可也。或筋断者，难续。盖筋因柔软，全断则缩于肉里，无用巧之处也；若断而未全，宜用续筋药敷之，内服壮筋养血汤可愈。治疗骨折时重视对软组织的保护，在夹板夹缚前，用布条缠裹，体现了筋骨并重的理念。

臀骱骨

胯骨，即髋骨也，又名髁骨。其外向之凹，其形似臼，以纳髀骨之上端如杵者也，名曰机，又名髀枢，即环跳穴处也，俗呼臀骱。若出之，则难上，因其膀大肉厚，手捏不住故也。

必得力大者三四人，使患者侧卧，一人抱住其身，一人捏膝上拔下，一手撬其骱头迸进；一手将大膀曲转，使膝近其腹，再令舒直，其骱有响声者，已上。再将所翻之筋向前归之，服生血补髓汤，再服加味健步虎潜丸。若骱不上，则臀努斜行，终身之患也。慎之！髋关节脱位提膝屈髋伸足复位法，即问号复位法。

熨、熏、灸、倒四法及灸脐化痞法附

外用熨、熏、灸、倒四法，宿伤可用，新伤不可用。新伤者，血未归经，恐其瘀血攻心之患也，熨法：凡最轻之伤，先用瓜皮散，次用麦麸一升，胡葱一把，酒药十丸，醋炒香附一升，同入锅内炒热，以社醋烹之，盖片时，乘热布包，运动患处，冷即换易，待其患处，汗出如油可也。熏法：凡宿伤在皮里膜外，虽服行药不能除根，服瓜皮散，次用落得打草、陈小麦、艾叶三味，用河水共煎一锅，滚透入小口缸内，横板一块，患人坐板上，再将单被盖身，其汗立至，不可闪开，恐汗即止，病根不清也。灸法：或瘀血在骨节中，恐其发毒，先服瓜皮散，用生炭烧红地皮，社醋烹之，再将稻草摊上，单被为席，使患人卧上，厚被盖暖，使其汗出如雨，服胜金散而安。若气虚之体，不可用此。凡倒法：病患能言，不能食，无法可治。不得已要使恶物吐之。先服硫麝散，将患人卧被上，每边两人牵被到动，使人滚转反侧，吐出恶物，服虻虫散再调理可愈。灸脐法：若膀胱伤，小便秘结，可用田螺、麝香捣烂，先置脐中，再将飞盐盖脐上，如铜钱厚薄。盐上用艾火灸二三壮即通，去麝可也。化痞熨法：凡人蓄血成痞，或在胁内，或在腹中，服药难消。用飞面量痞之大小，四围作圈，使恶物无从逃避，圈内置朴硝满，圈恐其侧边卸落，以脚条缚之，又衬纸二三十重，将熨斗盛火熨之，俟患处有响声，乃痞消之验。斯熨、熏、灸、倒之法，恐患人不善服药，不得已而用之，亦不可轻使。若元气虚弱之人用之太过，必致气促厥逆之虞，医者慎之。对陈旧性损伤，采用熨、熏、灸、倒四法及灸脐化痞法治疗，并详细论述了适应证、禁忌证及具体的操作方法。

第十一节 《伤科汇纂》

【作者介绍及成书背景】

胡廷光，字晴川，号耀山，浙江萧山人，清代伤科医家。胡氏祖传伤科，已历三代，自幼得家传，后博览群书，著有《伤科汇纂》。

此书成于 1815 年，共十二卷。胡廷光见"接骨上骱之书，虽散见于各籍，而零星记述，绝少成篇"，便搜集整理各籍，以《医宗金鉴·正骨心法要诀》为经，诸子百家学说为纬，参家传藏本《陈氏接骨书》及家传心法经验，历时七年，汇编成此书。

【现存版本】

《伤科汇纂》/（清）胡廷光编；胡晓峰整理，人民卫生出版社，2023 年。

【主要内容】

《伤科汇纂》集明清两代伤科大成。胡廷光在《伤科汇纂》中论述了各种骨伤疾病的证治，记载了骨折、脱位、筋伤的检查复位法，尤其重视手法复位的重要性，认为"治跌闪折骨出臼，先用手法，按摩推拿，端提摸接，然后方可用器具夹缚，至用方药，又在其后"。《伤科汇纂》还收集、整理了大量清以前伤科著作，所引各家之说，均注明出处，具有很高的文献价值。在用药方面，胡氏主张不必拘泥是否方书所载，应根据药物性味及民间经验而有所创新，等等。《伤科汇纂》带给我们的不仅仅是胡廷光的学术思维、学术思想，更重要的是他立足临床实践，师古不泥古、有破有立的学术风格。这种治学之风对《伤科汇纂》乃至其他中医学科的学习研究都有深远的意义。

全书分十二卷，卷首绘有人身部位穴位图、外科器械图、伤科治疗手法图，共四十四幅，生动形象，是中医伤科史上第一套比较完整的复位图谱。图下附以手法歌诀，一目了然，易学易记。卷一为经义、脉要、针灸等基础理论，载有病源歌诀、脉证歌诀、宜忌歌诀、针灸歌诀。卷二论骨度、骨脉、骨节、骨骼、部位、经筋。卷三载手法总论和器具总论，另有陈氏接骨歌诀及胡氏自编上歌诀。卷四论伤损内证的诊断、治法。卷五～六论诸骨生理病理、诊断治法。卷七～八载伤科方剂余首，按方名字数排列，便于检索。每方先列主治证候，次为方药服法。卷九～十二为伤科应用药，以病名分类，每类列应用药物名称、主治、服用法。后补金疮、闪挫、跌磕、虫兽咬伤等疾病治法，附大量单、验方，共千余首。所辑方药以方剂名字数归类排列，并录治伤的药物名称，可谓方药兼备。

表 《伤科汇纂》注释的四十四个人体解剖部位

头面部		躯干部		上肢	下肢
巅顶骨	睛明骨	胸骨	尾闾	肩髃骨	胯骨
囟门骨	颊车骨	歧骨	咽	锁子骨	环跳骨
凌云骨	后山骨（背面）	蔽心骨	喉	臑骨	大楗骨
扶桑骨	寿台骨（背面）	凫骨		肘骨	膝盖骨
山角骨		旋台骨		腕骨	骱骨
两钓骨		背骨		五指骨	辅骨
玉梁骨		肋骨		竹节骨	跟骨
鼻梁骨		腰骨			跗骨
地阁骨		胯后			趾骨
两颧骨		尾骶			踝骨

学术思想

1. 灵思巧变，继承而不泥古 胡氏一生中对《黄帝内经》《神农本草经》《伤寒论》《金匮要略》及历代名医著作都进行了长期的精心研读，博采众长、去芜存菁、融会贯通。至著书立说，方能论之有据，灵思巧变，立意新颖。如伤肢的功能锻炼，早在唐代《仙授理伤续断秘方》就非常重视伤肢固定后的功能锻炼，并把恢复功能活动作为重要的治疗目标，胡氏于《伤科汇纂》中继承并发扬了这一学术思想。在外固定器具使用方面，胡氏继承了先辈们对外固定器具使用方法，然而，胡氏善于思考，根据长期的临床经验，对其中某些器具的使用方法加以改良，从而形成自己的特色。小夹板固定是中医治疗骨折复位后，维持骨折断端稳定的重要措施之一。胡氏首创活动夹板固定，是外固定方法上的一大创新，并对近代中医骨伤科的发展有重要的影响。在治疗内伤用药方面，胡氏继承并发扬了薛己以温补气血治疗伤病的学术思想，提出了"肉伤当补脾，脾健则肉自生""凡损伤之证，不宜咸寒之品"等理念。其独到的学术见解和用药原则一直指导着伤科临床。

2. 承前启后，创新而不离宗　明清时期是中医理论体系发生重大突破的时期，发生了一些在中国医学史上具有重大影响的标志性事件。其中，明朝初年开始逐渐掀起的一股古籍研究热潮，是中医理论取得重大突破的准备期。而中医伤科学逐渐走向成熟，则是这种理论突破上的一枝奇葩。通过对前人经验的总结，不断诞生新的理论和学说，推动中医伤科学逐渐走向兴盛。胡氏正处在这样一个承前启后的时代。他的伤科学术理论受到当时外伤内治理论的熏陶。对胡氏影响最大的就是薛己的《正体类要》，在其学术思想中的体现，就是既强调采用传统的中医辨证论治理论，又在融汇诸家诊治思想的基础上独辟蹊径，特别是单方、验方的大量整理、采集，在中医伤科学发展方面起到了承前启后的重大作用。《伤科汇纂》汇集文献众多，内容涉及内、外、妇、儿各科及方书、本草等范畴。胡氏博采众家医说，广搜民间及其他医者单方、验方。在伤病治疗中，内外并重而又不失偏颇，在医术上工精内外，在著述中内外合参，兼收并蓄，大胆创新，不囿于门户之见，不拘泥于前人法度。自周代疡科以来，伤科学术一直处于偏向内治还是外治的争论中，在此过程中，伤科理论不断丰富和成熟。胡氏针对此有自己的见解，认为"凡一切刀器所伤"，应先外治而后内治；"凡一切虫兽所伤及杖疮掀发"，应先治内而后治外。这一见解为后世医家所认可，内治法和外治法的争论也得以平息。此外，胡氏收录的赵除瑛秘本中验证五法，成为伤科初学者判断伤情轻重必须掌握的重点。

【后世影响】

《伤科汇纂》是清朝末期问世的一部承前启后的中医伤科学专著，最大特点是汇集了大量明清及之前的伤科相关文献，使诸多宝贵文献资料得以传承，如胡氏家传秘书《陈氏秘传》，具有很高的学术价值。胡氏打破多数医家故步自封、保守一方的观念，独辟蹊径、大胆创新。书中记载的大量整复手法均简便、灵验、易操作，书中还载有大量单方、验方，供业医者研习，体现了医学大家的风范和胸襟。纵观胡氏的治学之路，他博览众书，著述讲究实用，崇古而不泥古，善于吸收各家学说之长而又有所创新。这种求实思变的精神是医者必须具备的素质，也是当今从事科学研究者必须具备的素质。在学习研究其学术思想的过程中，也给自己带来许多鞭策和激励、感悟和思考。

【原文选读】

凡　例

余自先祖世业伤科，传至不佞，已三世矣。代以经济存心，不图蝇头微利。余稚幼时，先君子以《人子须知》一书授余不肖曰：此书实为六经之羽翼，人伦之大道，欲尽人子之道者，必从此始。是故不佞自垂髫以至弱冠，读书而外，并留心医学。讵知不才负罪良深，资禀愚钝，不克远绍宗功，显扬祖德，少壮之年，即召陟岵之悲。尝阐家藏医书，系先君子所录。手泽犹存。以是不揣鄙陋，节录伤科方药诸论，增附接骨入臼诸法，采珠探玉，集腋成裘，以继先志，如下凡例云：

伤科古无专门，附于疡医也。按周官云：医师职掌四医，疾医、疡医、食医、兽医；而疡医分掌四证，肿疡、溃疡、金疡、折疡。而金疡者，即金刃之伤也；折疡者，即跌扑骨折之伤也。后有专其事者，或称正骨科，或称正体科。今即分列科门，总由损伤而成，故名之伤科。

是书目录，先经义而后叙骨论，次手法而再详证治，周身骨髎，自顶及踵，次序井然，列如星布。惟方以类聚，丸散膏丹，名目不能细载，以方名字数多寡概之，如三字丸、五字散、七字丹之类，挨次载录，以便翻阅。先论述解剖，再论述手法、方药，层次分明。

《灵》《素》经文，乃医家之祖，如读书家之五经也，其义渊源，故冠于卷首。至历朝诸家论注，散见集中者，必详考姓氏书目，即片言只字，不敢妄袭，必按某书某氏曰。间有自述一二条，非独逞臆见，必引古而证今，然后敢畅其说，而竟其论。

脉乃四诊之一。损伤之证，虽有外形可观，然其内虚实，血气盛衰，非察候脉息，何由悉其病情。故广引《脉经》，详为解注，以便学者参悟也。

针灸之文无多，非阙略而仍其旧也。但其文简而详，即如论刺、论灸法中，兼及或攻或补之义，简而且备。学者不可以非专科，少用针灸而忽之。

骨之图，骨之论，悉根据《部颁经书图注》论定。间有同骨异名，或异骨同名，或一骨二三名，或三四骨合一名，及骨之大小长短，并以男女互异不等，详参细释，同归一辙。至骨之致命处，另为标出。在正骨之前先列骨骼解剖，对之前各书中关于人体骨度尺寸以及骨之名目、部位进行了校正。

论筋，乃接骨上髎之要事也。经曰：诸筋皆属于节。节者骨之节髎也，专是科者能不讲乎。兹按《灵枢》经文，详为注释，列于简次，知有端绪也。

治跌闪折骨出臼，先用手法，按摩推拿，端提摸接，然后方可用器具夹缚，至用方药，又在后也。故其次序，仍遵《金鉴》编例，稍有增补手法，悉注各骨之下。惟有用捐用牮之法，附于注后，以广其则。重视手法复位的重要性，采用了复位、固定、药物治疗的顺序，既有总的手法，又有不同部位损伤手法各论。

伤科证治，悉考薛氏《正体类要》，并《灵》《素》经旨，以及各家方法，重为增订。但以出汗附于发热之条，呕血并入作呕之下。较之《金鉴》，复加外邪、不食、头痛、筋挛、肝火、湿痰、青肿、难溃、不敛、伤风、发痉诸门，虽属兼证，而发明余绪，实可以备参考。至注中议论，不过遍考经史，搜索前人著述，间或事出见闻，心怀臆断之文，敢以存俟高明，定其可否也。

自巅顶骨至足跟骨，详加论注，并引手法治验，复增咽喉、肚腹二条，以补身图之不足。

凡人跌闪之伤，多在手足四肢。手有肩、肘、腕三出臼之区，又有上下骨折之所；足亦有环跳、膝弯、踝骨三髎，大腿、小胫二折，左右共四折骨六出髎，与两手同。其接骨入髎，家传秘法，无不各按诸骨图考，采录精详，公诸同业，于医学稍有裨益。

所集丸散膏丹方中，皆详载炮制分两，便于根方预为修合，以备急用。至汤饮煎药，偶有不载分两者，如占方之分两，难施于今人，因禀质有强弱，病样非一致；又如时方之无分两者，可因人变通，增减为用也。更有古方，药味分两与今不同者，尽皆详考群书，别其宜否而载之。

拙纂损伤、啮伤等门，即《金匮要略》云：金刃虫兽所伤，非内外因也。然其条下集附单方，不可执定此伤而用此药，总缘病无别致，方可通用也。

所附单方，即古之奇方也，本诸百家子书所录，皆系效验。窃恐用此者，或见笑于大方，以致良璧怀疑，明珠见弃。故特为表出，使穷乡僻壤无医之处，按证选方，甚便甚捷。

是书凡属有关跌闪损伤之论无不搜罗，而片言只字似无遗漏，设或专门口授手法，村妪野叟单方，若经试验，尽皆叙入。东坡云：若已经效于世间，不必皆从于己出。惟法近怪异，药用胎骨之类，一概摒弃。卷尽十二，科专一门，学者珍之。引用的各家学说均注明出处，这是本书的一个重要特点，使本书具有极高的文献价值，集清之前伤科之大成。书中所载既有理论知识，又有临床实践，对后世骨科的临床与研究都起到了积极的作用。

附　图

耀山曰：身骨尺寸之图，其文载于《内经》《灵枢》之篇，此成法长度也。然而身有修短不齐，皆取本人中指中节为一寸之法，是合度耳。更有上身长而下体短，以及首大而足小者，其何以度量哉？惟取上身者，取上之尺寸，取下体者，取下之尺寸，直者取直，横者取横，无不合度矣。至于骨之名目，及部位等穴，似有不同之处。今校各书所载，统绘图中，详注骨下，以便阅者参考而归于一也。根据《部颁经书图注》以图文的形式对一骨多名、多骨一名者进行详参细释，规范、统一了名称。

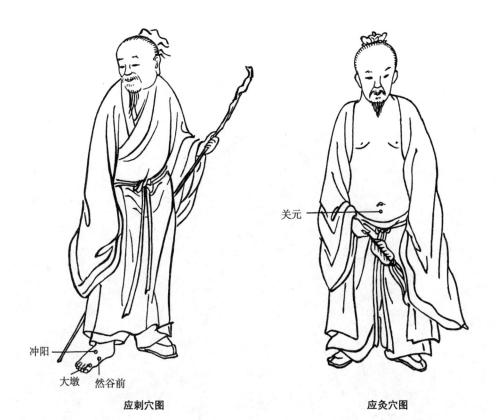

冲阳

大墩　　然谷前

应刺穴图

关元

应灸穴图

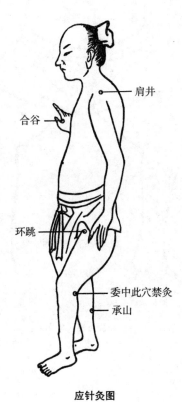

肩井

合谷

环跳

委中此穴禁灸

承山

应针灸图

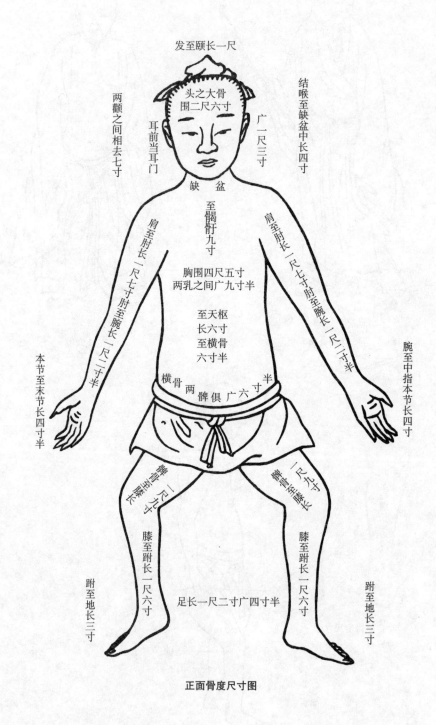

正面骨度尺寸图

颅至项二尺二尺
耳后当完
骨广九寸
项发以下至背二寸半
膂骨至尾闾二十一节长三尺
胸围四尺二寸
膝至外踝长一尺六寸
膝至外踝长一尺六寸
京骨穴至地长一寸
外踹至京骨穴长三寸

合面骨度尺寸图

柱骨至腋四寸
腋至季肋长一尺二寸
季肋至髀长六寸
横骨至膝之内辅长一尺八寸
髀至膝中长
一尺九寸
长一尺三寸
内辅至内踝
内踝至地长三寸
至下廉长三寸半
内辅之上廉以下

侧身骨度尺寸图

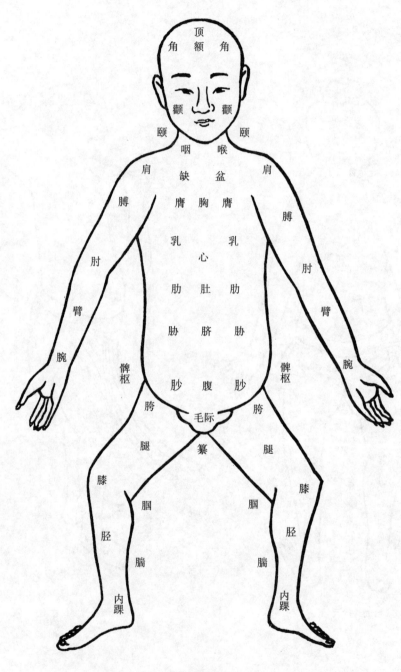

人身正面部位图

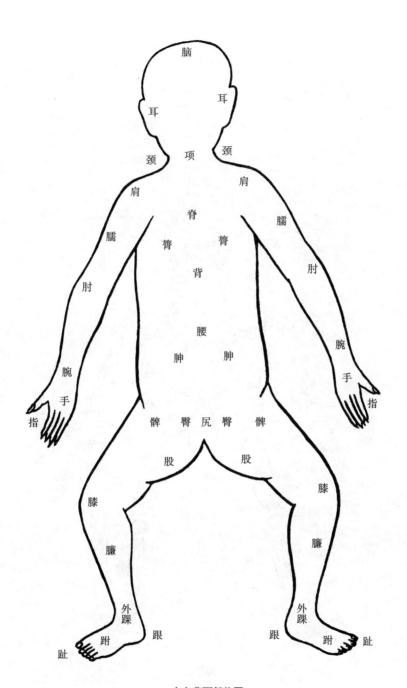

人身背面部位图

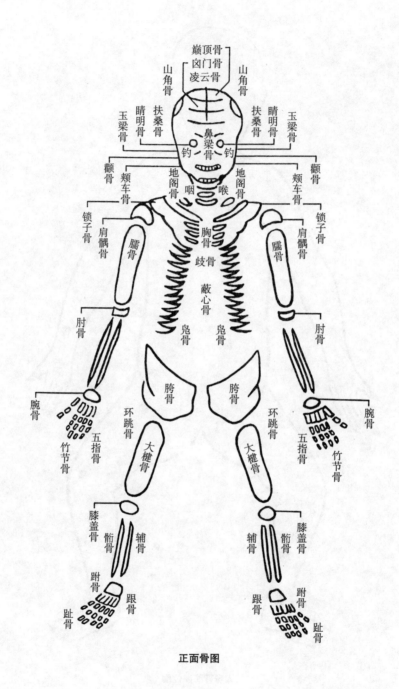

正面骨图

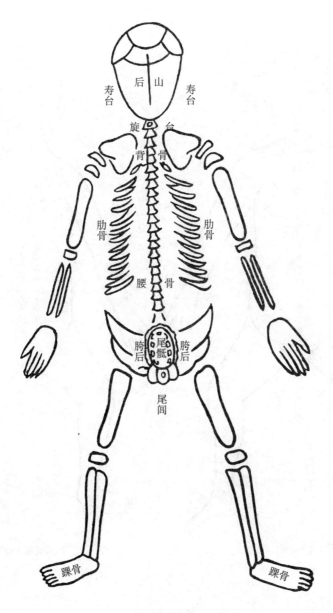

合面骨图

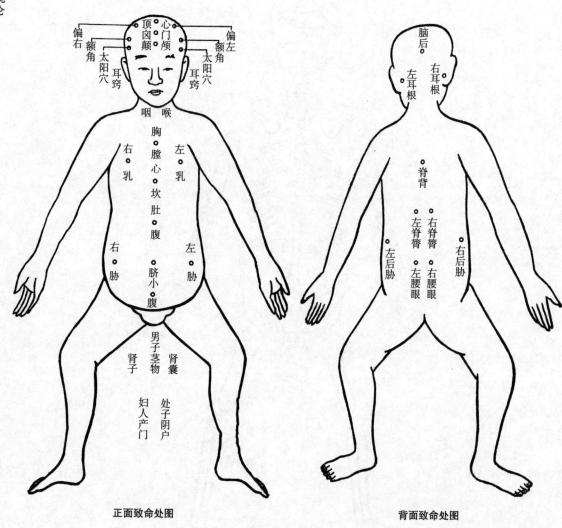

正面致命处图　　　　　　　　　背面致命处图

192

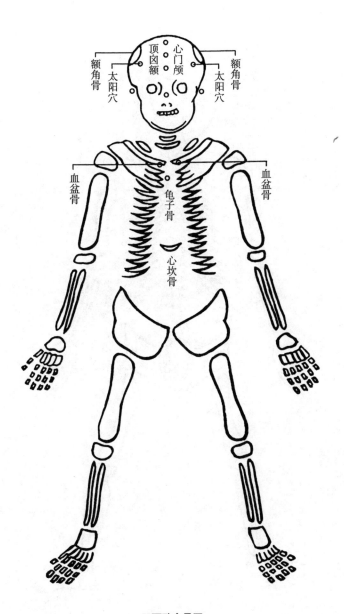

心门颅
顶囟额
额角骨
太阳穴
太阳穴
额角骨
血盆骨
血盆骨
龟子骨
心坎骨

正面致命骨图

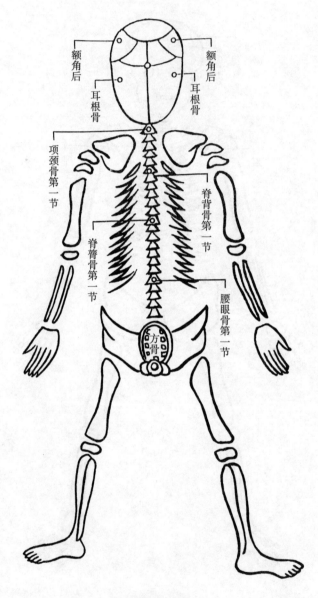

合面致命骨图

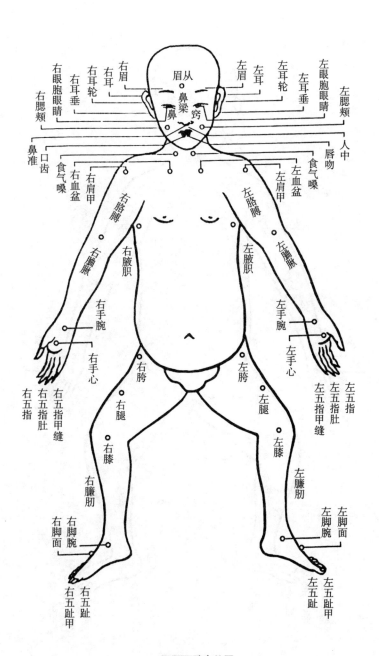

正面不致命处图

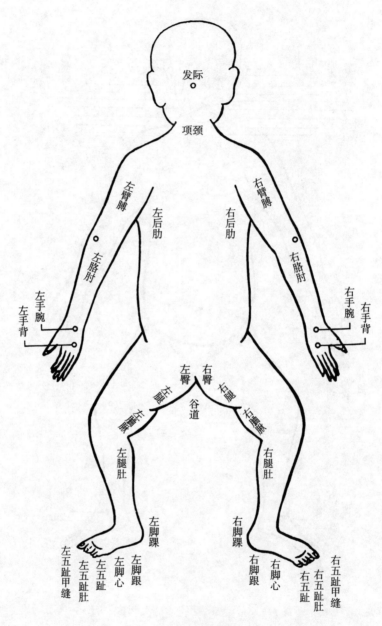

发际

项颈

左臂髆　　　　　　右臂髆

左后肋　　右后肋

左胳肘　　　　　右胳肘

右手腕
左手腕
左手背　　　　　　　右手背

左臀　右臀
左腿　　右腿
右臁膝
左臁膝　谷道
左腿肚　右腿肚

左脚踝　　右脚踝

左脚跟　右脚跟
左脚心　右脚心
左五趾　右五趾
左五趾肚　右五趾肚
左五趾甲缝　右五趾甲缝

背面不致命处图

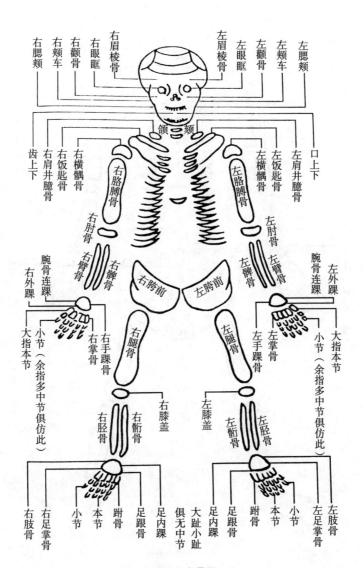

正面不知名骨图

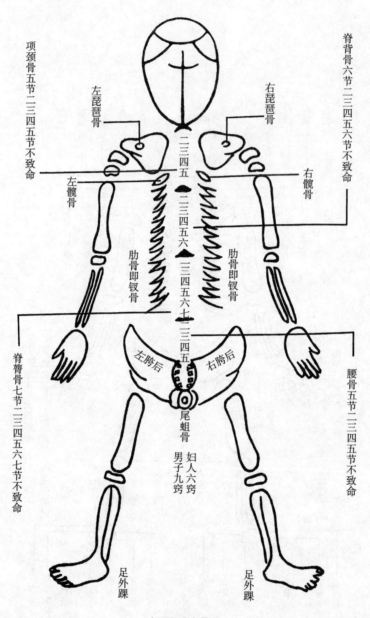

项颈骨五节二三四五节不致命

脊背骨六节二三四五六节不致命

左琵琶骨

右琵琶骨

左髋骨

右髋骨

二三四五

二三四五六

三四五六七

肋骨即钗骨

肋骨即钗骨

左胯后

右胯后

二三四五

尾蛆骨

妇人六窍
男子九窍

脊膂骨七节二三四五六七节不致命

腰骨五节二三四五节不致命

足外踝

足外踝

合面不致命骨图

　　耀山曰：按通木、腰柱、杉篱、竹帘、抱膝各图，乃接骨之器具，辅助其成功也，非图形象不可。至裹帘、披肩、攀索、迭砖等器具，义已详释于后，故不复图。而上髎之器具，并其用法，皆绘于上髎手法各图之内。智者自能融会贯通，不必斤斤冗述耳。外固定器具的作用及用法。

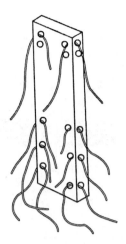

通木图

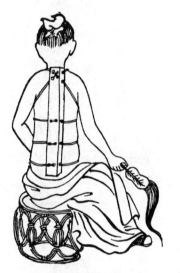

通木背面用法图

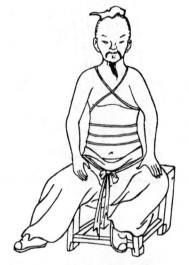

通木正面用法图

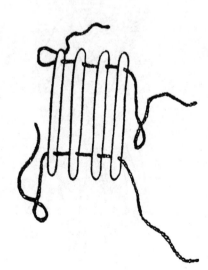

腰柱图

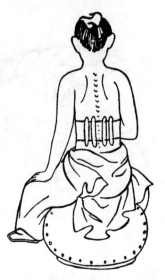

腰柱用法图

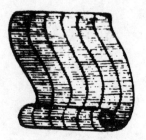

竹帘图

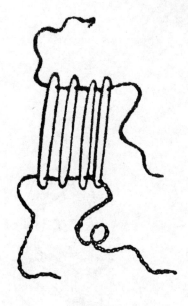

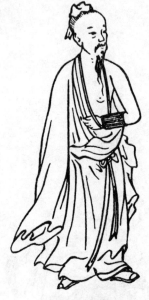

杉篱图　　　　　　　　竹帘杉篱用法图

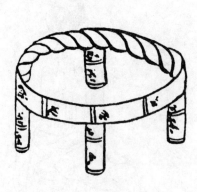

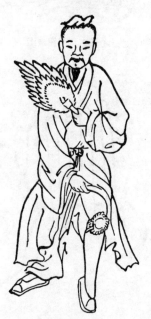

抱膝图　　　　　　　　抱膝用法图

耀山曰：溯医道之源，古人针灸药饵，使内邪不留，外邪不入。若损伤折跌，以法正之。今接骨之法，既有器具图论矣。惟上膠手法，虽专门名家，间有叙论及此，从未见有绘图以详其义者。余维古人左图右史，并行不悖，大抵论物叙事，无以徵信，须赖图以发明，图之重也久矣。爱倩名手，绘上膠手法十六图，则兼写其情而摹其神也。学者如留心细玩，自能法外生法矣。

治下巴脱落用手托法图（下颌关节脱位手法复位图）

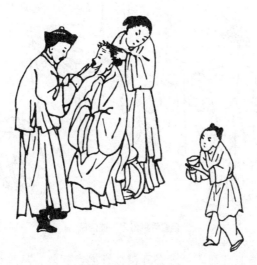

治下巴脱落用手托法图

双落难言语，单错口不齐，倩人头扶直，莫教面朝低，先从大指捺，然后往上挤，须分错与落，托法辨东西。

治颈骨缩进用汗巾提法图（颈椎骨折脱位复位图）

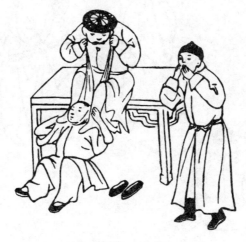

治颈骨缩进用汗巾提法图

颈骨缩入里，左右尚可动，发辫先解散，布巾下兜笼，两肩齐踏实，双手一把总，缓缓提拔出，安舒莫恇偬。

整背骨突出用手提法图（屈曲型胸腰椎骨折脱位拔伸牵引复位法）

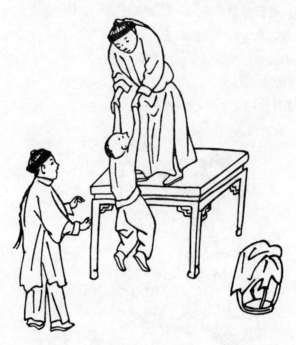

整背骨突出用手提法图

　　背骨突出外，伛偻似虾躬，骨缝必开错，脊筋定起陇，从高提两手，底下脚并空，筋骨按平直，还仗绑缚功。

整腰骨陷入用枕矼法图（腹部枕矼屈曲复位法治疗胸腰椎过伸型骨折脱位）

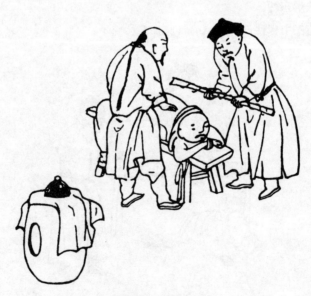

整腰骨陷入用枕矼法图

　　腰骨陷入内，皆因筋绷裂，俯伏板凳上，脊背骨矼凸，器具安妥当，手法并按捏，腰背俱一般，莫逢致命节。

202

上肩髎用手两边拉法图（拔伸牵引复位肩关节脱位）

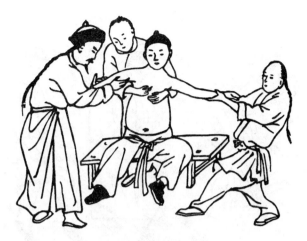

上肩髎用手两边拉法图

肩胛骨髎脱，有须不能捋，胸中拦抱住，两边齐拉拔，入臼骨归原，手动上下活，不用夹与缚，全凭膏药抹。

上肩髎用肩头揣法图（肩揣法复位肩关节脱位）

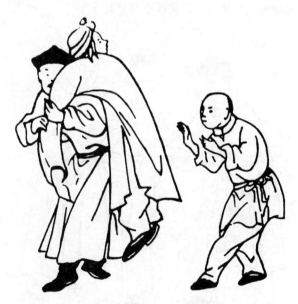

上肩髎用肩头揣法图

上肩巧捷法，独自一人揣，手先擒拿住，肩从腋下填，将身徐立起，入髎已安痊，漫道容易事，秘诀不乱传。

上肩髎用带吊住搒法图（肩髃加汗巾拔伸牵引复位法）

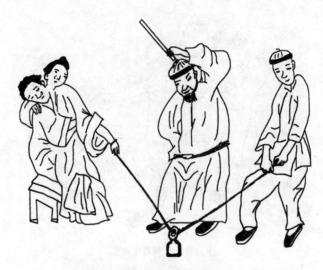

上肩髎用带吊住搒法图

女子妇人病，授受不相亲，碍难动手捏，权使吊汗巾，不得骤然拉，频将木尺振，俟其心不觉，用力便能伸。

拉肘骨用手翻托法图（肘关节脱位拔伸牵引复位法）

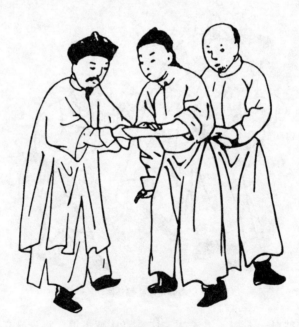

拉肘骨用手翻托法图

肘尖鹅鼻骨，俗名手拄撑，掣肘因是挫，筋纵骨不正，若逢打与跌，筋骨两倚倾，拉推并翻托，筋舒骨亦平。

拉肘骨用脚牮法图（肘关节脱位足蹬牵引复位法）

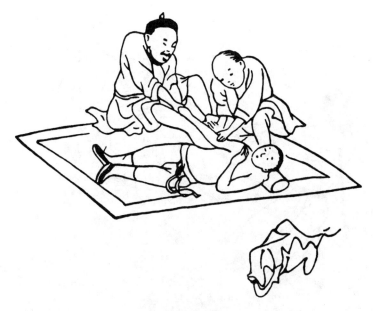

拉肘骨用脚牮法图

肘弯骨搓出，卧病忧采薪，脚从腋下踏，指向臂上亲，手拉同足牮，骨平筋自伸，推摩无痛苦，较比两肘匀。

捏腕骨入膠手法图（腕部及桡骨远端骨折手法复位）

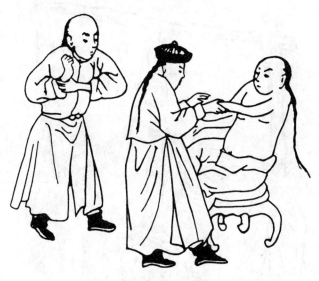

捏腕骨入膠手法图

腕骨屈而宛，形如龙虎吞，手心贴于前，仰掌向上掀，指背翻于后，手掌往下扪，均须带拔势，妙法出秘门。

上大腿髎用手拽法图（髋关节脱位拔伸牵引复位法）

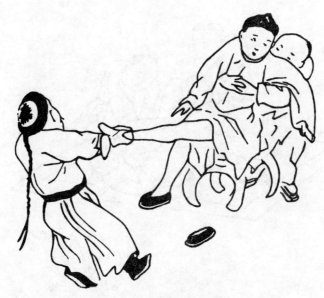

上大腿髎用手拽法图

　　人身之大髎，惟有环跳穴，上胯如碗臼，下腿似拇节，走马因坠堕，行路成跛躠，抱住毋使动，拽入莫再跌。

上大腿髎用绳倒吊法图（髋关节脱位悬吊复位法）

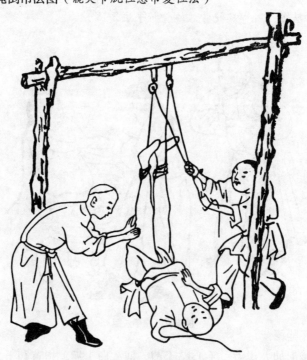

上大腿髎用绳倒吊法图

　　大腿骨出髎，法莫妙于吊，将脚高悬起，用手漫按调，骨响髎已入，腿平患即消，贴膏与服药，行动休过趱。

上大腿髎用脚埒法图（髋关节脱位手牵足蹬复位法）

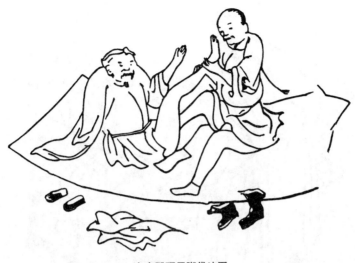

上大腿髎用脚埒法图

埒法如何埒，两人抵足眠，足踏臀尻上，手捧胫跗边，手仗身势捷，足趁腿力便，静听骨内响，其患即安然。

上大腿用榔头吓法图（髋关节脱位恐吓加拴绳牵引复位法）

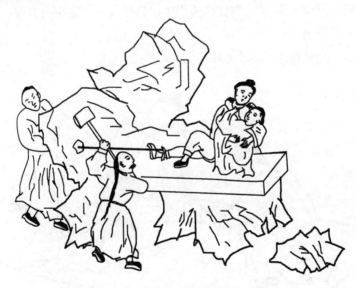

上大腿用榔头吓法图

妇女环跳脱，动手莫相亲，布带胫上系，榔头跟前陈，移轻换其重，挪假变作真，猛然击患处，一吓腿便伸。

推膝盖骨归原手法图（髌骨脱位手法复位）

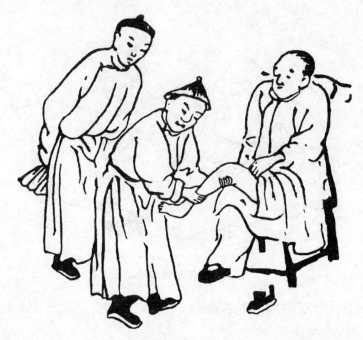

推膝盖骨归原手法图

膝盖活动骨，昔者孙膑刖，离窠即为患，出臼便成窟，能左能右偏，或下或上越，推拿归于原，徐徐莫仓卒。

挪脚踝骨入臼手法图（踝关节骨折脱位手法复位）

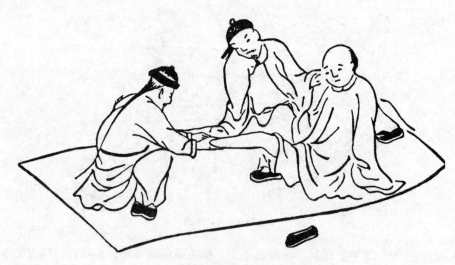

挪脚踝骨入臼手法图

胻下跗之上，俗称脚孤踝，内凸向外拗，外出望里把，只要无偏倚，莫使有高下，并用拉拽捏，此法谓之挪。

辨生死

《医宗金鉴》曰：十不治证：一颠仆损伤入于肺者；一肩内耳后伤透于内者；一左腋下伤透于内者；一肠伤断者；一小腹下伤内者；一伤破阴子者；一老人左股压碎者；一证候繁多者；一血出尽者；一脉不实重者。

《可法良规》云：若元气虚怯，邪气滋盛，溃烂延上必死；不溃而色黯者，亦死。手足心背受病，色黑者多死；手足节髀损去者不死。故伤损骨断筋皮尚连者，急剪去之；若肉被伤欲去尚连者，亦剪之；不尔，溃及好肉，怯弱之人多致不救。如手足与指损去一节，不死可治；惟去其半节，留其半节，或骨断筋皮相连者，最为难治。

陈氏《决疑秘法》云：顶门破而骨未入内者可治，骨陷入者不治。脑骨伤损在硬处者可治，若在太阳穴及骨缝软处不可治。头骨陷入内，未甚者可治，凶门出者死。两目俱伤者可治，鼻骨山根伤者可治，断者死。耳后受伤入内者不治。气出不收，眼开者不治，闭者可治。气管伤者死。食管全断者不治，未全断者可治。男人两乳受伤，急救可治；女人两乳伤重者，必烂不治。胸膛红肿，青色未裹心者可治，红既裹心者不治。胸腹受伤出黄水、黑水、血者，十不治一。若正心口青色者，七日死；调医三日后，转黄色者可救，不转者必死。食饱受伤，三日不死者可救。两胁有伤，血入五脏者难治。肠出，不臭者可治，臭者死；肠未断者可治，断者不治。肠出，色紫黑者不治，色不变者急治可愈。夹脊断者不治，腰歪伤重而自笑者不治，伤轻虽笑可治。小腹受伤吐屎，眼直视者不治；伤轻眼未直视，虽吐屎无害也，可治。孕妇小腹受伤，犯胎者不治。孕妇腰伤，其胎必下，不可救。小肚受伤，不分男女皆不治。阴囊有子可救，若肾子受伤，入小腹者不治。阴囊破开，肾子悬系者可治，若肾子伤碎者不治。尾闾骨断者不治。两手受伤，脉骨断者不治。两足腿骨断者难治。脉大而缓，即四至亦不治。鱼际骨有脉者可救。诸骨受铁器伤，五日外流黄水通内者不治。如跌扑及破伤风，头目青黑，额汗不流，眼小目瞪，身汗如油，谓之四逆，均属不治。

按赵除瑛秘本，有验证五法，可取以为初学之津梁，故附于末：

一看两眼，眼白有血筋，腹内必有瘀血，筋多瘀多，筋少瘀少，两眼活动有神易治，无神难治；二看指甲，以我指按其指甲，放指即还原血色者易治，少顷后还原者难治，紫黑色者不治；三看阳物不缩可治，缩者不治；四看脚指甲红活者易治，色黄者难治，看与指甲同；五看脚底红活者易治，色黄者难治。

《金鉴》云：凡伤天窗穴，与眉角脑后，臂里跳脉，髀内阴股，两乳上下，心下鸠尾，及五脏六腑之俞者皆死，脑后出髓而不能语，目睛直视，喉中沸声，口急唾出，两手妄举者亦死。诀曰：金伤诸损眼晕青，定主身亡难救命，若见气喘与呃塞，且看一七内中应。辨生死篇对骨伤科疾病的预后做了详细描述。

卷六（节选）

陈氏云：夫腰骨脊骨断者，令患人覆卧凳上，再用物置于腹，布带缚其肩胛于凳脑上，又缚其两足两腿于凳脚横木，如此则鞠曲其腰，折骨自起，而易入窠臼也。又用扁担一根，从背脊趁起时，直压其断骨处，徐徐相接归原，然后圣神散敷之，五香膏贴之更妙，外用杉木皮，以纸包裹一片盖膏上，以缓带紧紧缚之，日服加减活血住痛散取效。

耀山云：《金鉴》是治突出之腰骨，陈氏系治折断陷入之腰骨。故骨有不同，治法各异，要在相机而行，妙得于手矣。将脊柱骨折分为屈曲型、过伸型，提出用腹部枕缸法治疗胸腰椎过伸型骨折脱位，体现了中医辨证论治的思维方式。复位后采用药物内服，外敷以及杉树皮固定。

肩胛骨脱出腕外者……用手按正其肩腕，务折转试其手，上至脑后，下过胸前，反手于背，方是归原。然后用膏贴之，布带一条从患处绑至那边腋下缚住，又用一条从患处腋下绑至那边肩上，亦用棉絮一团实腋下，方得稳固，日服活血住痛散……通过望诊检查肩关节脱位复位效果的方法，肩关节脱位的重要体征就是上臂弹性固定于外展位，搭肩试验阳性，即患肢紧贴胸壁的情况下手无法摸到对侧肩部。固定时注意对腋下的保护，采用棉团衬垫，防止继发性损伤，体现了筋骨并重的理念。

两手肘骨出于臼者，先服保命丹，后用药洗软筋骨，令患人仰卧，医者居其侧，用布带缚其臂，系于腰间，伸足踏其腋下，捉正其手股，倒腰往后，徐徐伸拔，揣令归原，就以大拇指着力强按其中，余四指分作四处，托其肘撑后，又用两指托其骨内，却试其曲肱，使屈伸两手，合掌齐并，方好摊药贴之。复又加夹，其夹须用杉木皮一大片……肘关节以后脱位多见，多表现为肘关节弹性固定于曲肘位，患肢无法伸直，患肢短缩，给予复位后观察，若肘关节可伸直，并且和健侧等长，说明肘关节脱位已复位。这两种通过观察复位后患肢功能来评估复位成功与否的方法是非常科学且实用的。肘部超关节夹板，便于肘关节屈伸活动，类似于现在所用的肘关节可活动支具。

两足腿骨折断者……令患者仰卧，绑其胸胁于凳脑上。如左足伤者，直伸左足，竖屈右足。医者侧立其右手凳沿边，击其左足之胫骨，着力挽带拔伸患骨，复又揣扪患骨归原接定，双手按住勿动，令其伸足，试其齐否，然后贴膏药，外加夹缚。按《疡科选粹》用苎麻夹缚，两边用袜袋盛米挨定患处，又用砖块挨定……股骨骨折拔伸牵引复位的方法，并通过对比双下肢是否等长来判断复位情况，骨折复位后给予用夹板固定，并用米和砖块辅助固定。诚然股骨骨折用这种方法固定容易移位，但宝贵之处在于其通过加强外固定稳定性，防止骨折远端旋转，减少骨折端活动从而促进骨折愈合的理念。

两踝骨脱而脚蹒跚者，复合奠如前，用杉木皮二大片，向小腿下起至脚底为止。其杉木皮对踝处各挖一孔，一片要箍得踝骨过，一片要托得踝骨过。又用杉木皮，从足趾下起，至胫后折转直上，夹住后胫，要留两边弦，可以折转夹上。再用小片杉木皮四五片，如指面大，编作栅栏样，夹住胫骨。面前所用杉木皮，皆用纸包油透，如法用绳绑，踝上两部，脚底下两部，其脚底仍用布兜，前系于膝下，使脚掌不直伸于下也。又令时时屈伸……这种超踝关节外固定法，使踝关节在背伸中立位固定，既控制了足踝关节的跖屈和内、外翻的活动，又预防了足下垂的发生，对踝关节骨折脱位的固定效果是可靠的。

余家传捷法，整拽并施，令患者坐定，以突出之足垂下；另倩一人，将膝胫抱住。如患在左足，骨向内侧突出者，医人用两手将患足拿起，上面两大拇指按在骨陷处，下面八指托在突骨处，以两手掌揪在患足跟踝之上，两手托起，两掌揪落，略带拽势，并齐着力一来，无不入窠臼矣。如骨突向外侧者，令患人侧转，使突骨向下，用前法揣入。右足同治。如骨碎者，应用夹缚绑扎。如仅出臼，揣令归原后，贴五香膏，外用布裹，亦足以固，不必夹缚也。踝关节骨折脱位复位及固定方法。

一两友赌力，手挽手而拗之，用力过猛，一友臑骨菶然有声而断，即大手膊骨也。掰手腕导致肱骨骨折的医案。

第十二节 《医林改错》

【作者介绍及成书背景】

王清任（1768年—1831年），一名全任，字勋臣，直隶玉田（今属河北）人，清代医学家、解剖学家。少年时期爱好武术，曾为武庠生，后又捐资得千总衔。年轻时便精心学医，于北京开一药铺行医，善用黄芪，医术精湛，名噪一时。此外，他还对祖国医学中的气血理论作出了重要贡献，特别是在活血化瘀治则方面，创立了很多活血逐瘀方剂，注重分辨瘀血的部位而给予针对性治疗。这些方剂一直在中医界受到重视，并被广泛应用于临床。

此书刊于1830年，共两卷。王清任一生阅览大量医书，曾说："尝阅古人脏腑论及所绘之图，立言处处自相矛盾。"他在临床实践中感到中医解剖学知识不足，提出"夫业医诊病，当先明脏腑"的论点。嘉庆二年（1797年），王清任至滦县稻地镇行医时，适逢流行"温疹痢症"，小儿死亡甚多，在义冢处看到被狗咬过的破腹露脏的尸体，不避污秽，每日赴其义冢细视，一连十多天，详细对照研究了30多具尸体内脏。随后又综合自己观察受刑处死者的内脏情况，绘成《亲见改正脏腑图》，遂撰《医林改错》一书。

【现存版本】

1. 中医传世经典诵读本 医林改错 /（清）王清任著，中国医药科技出版社，2016年。
2. 医林改错 /（清）王清任撰，山西科学技术出版社，2010年。

【主要内容】

《医林改错》一书，成书于1830年，全书共2卷，上卷内容有二，一是论述脏腑解剖，包括王氏所绘的解剖图谱和一些生理学方面的新观点，意在改正古人在某些解剖和生理认识上的错误。二是论述了王氏三首活血化瘀方剂的临床运用经验。下卷主要论述了半身不遂、瘫痿、瘟毒证、抽风、月经及胎产病、痹证、癫狂等病证的瘀血病机及辨证治疗，意在改正古人对这些病证认识和治疗上的错误。全书共收载王氏自制或古方改制的 32 首活血化瘀方剂及其在临床运用的经验，其中对伤科伴随证亦多有发挥。

王氏冲破封建礼教的束缚，勇于革新，经过多年的人体结构观察和研究，在伤科方面比较正确地描述了胸腔积血的病理解剖现象，主动脉、肺动脉、肋间动脉、肾动脉等重要血管的形状和解剖位置，论述了前人有关脏腑解剖与生理的某些错误认识，对伤科疾病的定位诊断具有重要的意义。

在伤科治疗上，王氏从气血立论，把伤科的病理变化归因于气之虚实和血之亏瘀，由此形成了益气活血和行气化瘀两大治疗法则和组方，对后世产生了很大的影响。

王氏书中所记载补阳还五汤、身痛逐瘀汤、血府逐瘀汤、通窍活血汤、膈下逐瘀汤等经典名方，现今仍为常用方剂，影响广泛。

王氏再次肯定脑主宰思维和记忆的功能，指出"灵机记性，不在心而在脑"。

【后世影响】

王清任一生潜心医学，穷究医理，尤重视脏腑形态位置，历经访验四十二年，撰成《医林改错》，纠正不少古人在脏腑论述上的谬误。他不仅在脏腑解剖学上独具革新精神，于血证治疗上亦有贡献。王清任打破封建思想的约束，创意改革，他观察人体内脏，指出古人图说的错误，大胆地提出改正。清末西医德贞曾将其书译成英文，登于《博医会报》，尊之为近代解剖学家。王清任可谓是改良医学的巨擘。

从益气活血法则而言，王氏指出血与气虚有着密切关系，认为："元气既虚，必不能达于血管，血管无气，必停留而瘀。"又提出"人行坐动转，全仗元气。若元气足，则有力；元气虚，则无力；元气绝，则死矣"。元气是人体维持生命活动的根本，气血互根互用。王氏阐述了元气虚自然导致血瘀的理论见解，基于此创立了著名的补阳还五汤。王氏主张"元气即火，火即元气，此火乃人体生命之源"，所以补阳还五汤重用黄芪大补元气，以治其本，使气旺则血行，瘀消而不伤正；同时又配以桃仁、红花、归尾、赤芍、地龙、川芎等活血之品，兼以治标，从而达到气帅血行，通畅无阻的治疗效果。此方广泛运用于颈椎病、腰椎间盘突出、股骨头缺血性坏死、周围神经损伤等伤科及其他疾病的治疗。王氏所言，益气以活血之法"不能言尽其妙，此方治诸病皆效者，能使周身之气通而不滞，血活而不瘀，气通血活，何患疾病不除"。

从行气活血治则而言，骨伤有"损伤一证，专从血论"之说，王氏对活血祛瘀之法的运用可谓匠心独用，发前人之所未发。依据"气滞则血凝，气行则血畅"的原理，王氏从定位立方与因证方药统一出发，设立多首活血化瘀类方剂，根据不同病位的设置不同方药，从而知其瘀在何处而分别论治。其中，血府逐瘀汤、少腹逐瘀汤、膈下逐瘀汤、会厌逐瘀汤、身痛逐瘀汤、通窍活血汤、解毒活血汤、通经活血汤这些方剂现在被广泛运用于临床，依然是临床治疗血瘀证的常用基础方剂，取得显著疗效。

在组方上，王氏深知行气通达对活血化瘀的重要性，其中桃仁、红花、赤芍、当归、黄芪、川芎、甘草高频使用，常配有柴胡、枳壳、香附、桔梗、小茴香、乌药、羌活等疏利气机之品，以致气畅助血行，气通以祛瘀。伤科临床经常选用这些方药治疗胸胁损伤、血胸、肋骨骨折、外伤性颅内血肿、颅脑损伤及后遗症、腹部损伤、骨盆骨折等疾病，每每获得良好的治疗效果。同时，王氏活血化瘀配伍的运用规律又为伤科临床治疗立法、用药提供了诸多启发。

《医林改错》改正了许多古人脏腑认识的错误，创制的活血化瘀方剂至今广泛应用于临床，但受时代限制该书关于解剖的论述也有不少不正确的地方，关于脏腑的论述也受到一些后世医家的批评。

【原文选读】

医林改错脏腑记叙

……自恨著书不明脏腑，岂不是痴人说梦，治病不明脏腑，何异于盲子夜行……余于脏腑一事，访验四十二年，方得的确，绘成全图。意欲刊行于世，唯恐后人未见脏腑，议余故叛经文。欲不刊行，复虑后世业医受祸，相沿又不知几千百年……今余刻此图，并非独出己见，评论古人之短长，非欲后人知我，亦不避后人罪我，惟愿医林中人，一见此图，胸中雪亮，眼底光明，临证有所遵循，不致南辕北辙，出言含混，病或少失，是吾之厚望……王清任认为解剖学是临床医学的根基，临床医学的发展离不开解剖学的发展。

亲见改正脏腑图

隔膜以上仅止肺、心、左右气门，余无他物。其余皆隔膜以下物。人身隔膜是上下界物……这与现代医学以隔膜为界划分胸腔和腹腔的理论相符。对隔膜的观察是王清任研究"血府"和治疗血府疾病的基础。

脾中有一管，体象玲珑，易于出水，故名珑管。脾之长短与胃相等，脾中间一管，即是珑管。另画珑管者，谓有出水道，令人易辨也……王清任观察到了胰腺的存在，填补了中医学的空白。胰腺由于不属于脏腑经络系统而被历代医学家忽视，《医林改错》之前未见任何文献记载。

气血合脉说

治病之要诀，在明白气血，无论外感内伤，要知初病伤人何物，不能伤脏腑，不能伤筋骨，不能伤皮肉，所伤者无非气血。王清任认为在人体得病之初，气血先受邪，治疗亦当从气血入手；又提出"气有虚实""血有亏瘀"的观点，丰富和发展了中医学对于"气虚血瘀"的治疗。

通窍活血汤所治证目

通窍活血汤所治之病，开列于后。

头发脱落

伤寒、温病后头发脱落，各医书皆言伤血，不知皮里肉外血瘀，阻塞血路，新血不能养发，故发脱落。无病脱发，亦是血瘀。用药三付，发不脱，十付必长新发。

眼疼白珠红

眼疼白珠红，俗名暴发火眼。血为火烧，凝于目珠，故白珠红色。无论有云翳、无云翳，先将此药吃一付，后吃加味止痛没药散，一日二付，三两日必痊愈。

糟鼻子

色红是瘀血，无论三二十年，此方服三付可见效，二三十付可全愈。舍此之外，并无验方。

耳聋年久

耳孔内小管通脑，管外有瘀血，靠挤管闭，故耳聋。晚服此方，早服通气散，一日两付，三二十年耳聋可愈。

白癜风

血瘀于皮里，服三五付可不散漫再长，服三十付可痊。

紫癜风

血瘀于肤里，治法照白癜风，无不应手取效。

紫印脸

脸如打伤血印，色紫成片，或满脸皆紫，皆血瘀所致。如三五年，十付可愈；若十余年，三二十付必愈。

青记脸如墨

血瘀证，长于天庭者多，三十付可愈。白癜、紫癜、紫印、青记，自古无良方者，不知病源也。

牙疳

牙者骨之余，养牙者血也。伤寒、瘟疫、痘疹、瘰块，皆能烧血，血瘀牙床紫，血死牙床黑，血死牙脱，人岂能活，再用凉药凝血，是促其死也。遇此证，将此药晚服一付，早服血府逐瘀汤一付，白日煎黄芪八钱，徐徐服之，一日服完。一日三付，三日可见效，十日大见效，一月可痊愈。纵然牙脱五七个，不穿腮者，皆可活。

出气臭

血府血瘀，血管血必瘀，气管与血管相连，出气安得不臭？即风从花里过来香之义。晚服此方，早服血府逐瘀汤，三五日必效，无论何病，闻出臭气，照此法治。

妇人干痨

经血三四月不见，或五六月不见，咳嗽急喘，饮食减少，四肢无力，午后发烧，至晚尤甚。将此方吃三付，或六付，至重者九付，未有不痊愈者。

男子痨病

初病四肢酸软无力，渐渐肌肉消瘦，饮食减少，面色黄白，咳嗽吐沫，心烦急躁，午后潮热，天亮汗多。延医调治，始而滋阴，继而补阳，补之不效，则云虚不受补，无可无何。可笑著书者，不分别因弱致病，因病致弱，果系伤寒、瘟疫大病后，气血虚弱，因虚弱而病，自当补弱而病可痊；本不弱而生病，因病久致身弱，自当去病，病去而元气自复。查外无表证，内无里证，所见之证，皆是血瘀之证。常治此证，轻者九付可愈，重者十八付可愈。吃三付后，如果气弱，每日煎黄芪八钱，徐徐服之，一日服完，此攻补兼施之法；若气不甚弱，黄芪不必用，以待病去，元气自复。

交节病作

无论何病，交节病作，乃是瘀血。何以知其是瘀血？每见因血结吐血者，交节亦发，故知之。服三付不发。

小儿疳证

疳病初起，尿如米泔，午后潮热，日久青筋暴露，肚大坚硬，面色青黄，肌肉消瘦，皮毛憔悴，眼睛发眍。古人以此证，在大人为痨病，在小儿为疳疾。照前证再添某病，则曰某疳，如脾疳、疳泻、疳肿、疳痢、肝疳、心疳、疳渴、肺疳、肾疳、疳热、脑疳、眼疳、鼻疳、牙疳、脊疳、蛔疳、无辜疳、丁奚疳、哺露疳，分病十九条，立五十方，方内多有栀子、黄连、羚羊、石膏大寒之品。因论病源系乳食过饱，肥甘无节，停滞中脘，传化迟滞，肠胃渐伤，则生积热，热盛成疳，则消耗气血，煎灼津液，故用大寒以清积热。余初时对症用方，无一效者。后细阅其论，因饮食无节，停滞中脘，此论是停食，不宜大寒之品。以传化迟滞，肠胃渐伤，则生积热之句而论，当是虚热，又不宜用大寒之品。后遇此证，细心审查，午后潮热，至晚尤甚，乃瘀血也，青筋暴露，非筋也，现于皮肤者，血管也，血管青者，内有瘀血；至肚大坚硬成块，皆血瘀凝结而成。用通窍活血汤，以通血管；用血府逐瘀汤，去午后潮热；用膈下逐瘀汤，消化积块。三方轮服，未有不愈者。

通窍活血汤方

赤芍一钱　川芎一钱　桃仁三钱，研泥　红花三钱　老葱三根，切碎　鲜姜三钱，切碎　红枣七个，去核　麝香五厘，绢包

用黄酒半斤，将前七味煎一盅，去渣，将麝香入酒内，再煎二沸，临卧服。方内黄酒，各处分两不同，宁可多二两，不可少，煎至一盅。酒亦无味，虽不能饮酒之人亦可服。方内麝香，市井易于作假，一钱真，可合一两假，人又不能辨，此方麝香最要紧，多费数文，必买好的方妥，若买当门子更佳。大人一连三晚吃三付，隔一日再吃三付。若七八岁小儿，两晚吃一付，三两岁小儿，三晚吃一付。麝香可煎三次，再换新的。

血府逐瘀汤所治证目

血府逐瘀汤所治之病，开列于后。

头痛

头痛有外感，必有发热，恶寒之表证，发散可愈；有积热，必舌干、口渴，用承气可愈；有气虚，必似痛不痛，用参芪可愈。查患头痛者，无表证，无里证，无气虚、痰

饮等证，忽犯忽好，百方不效，用此方一剂而愈。

胸痛

胸痛在前面，用木金散可愈；后通背亦疼，用瓜蒌薤白白酒汤可愈。在伤寒，用瓜蒌、陷胸、柴胡等，皆可愈。有忽然胸疼，前方皆不应，用此方一付，痛立止。

胸不任物

江西巡抚阿霖公，年七十四，夜卧露胸可睡，盖一层布压则不能睡，已经七年。召余诊之，此方五付痊愈。

胸任重物

一女二十二岁，夜卧令仆妇坐于胸，方睡，已经二年，余亦用此方，三付而愈，设一齐问病源，何以答之？

天亮出汗

醒后出汗，名曰自汗；因出汗醒，名曰盗汗，盗散人之气血。此是千古不易之定论。竟有用补气固表、滋阴降火，服之不效，而反加重者，不知血瘀亦令人自汗、盗汗。用血府逐瘀汤，一两付而汗止。

食自胸右下

食自胃管而下，宜从正中。食入咽，有从胸右边咽下者，胃管在肺管之后，仍由肺叶之下转入肺前，由肺下至肺前，出膈膜入腹，肺管正中，血府有瘀血，将胃管挤靠于右。轻则易治，无碍饮食也；重则难治，挤靠胃管，弯而细，有碍饮食也。此方可效，痊愈难。

心里热（名曰灯笼病）

身外凉，心里热，故名灯笼病，内有血瘀。认为虚热，愈补愈瘀；认为实火，愈凉愈凝。三两付，血活热退。

瞀闷

即小事不能开展，即是血瘀。三付可好。

急躁

平素和平，有病急躁，是血瘀。一二付必好。

夜睡梦多

夜睡梦多，是血瘀。此方一两付痊愈，外无良方。

呃逆（俗名打咯忒）

因血府血瘀，将通左气门、右气门归并心上一根气管，从外挤严，吸气不能下行，随上出，故呃气。若血瘀甚，气管闭塞，出入之气不通，闷绝而死。古人不知病源，以橘皮竹茹汤、承气汤、都气汤、丁香柿蒂汤、附子理中汤、生姜泻心汤、代赭旋覆汤、大小陷胸等汤治之，无一效者。相传咯忒伤寒，咯忒瘟病，必死。医家因古无良法，见此证则弃而不治。无论伤寒、瘟疫、杂证，一见呃逆，速用此方，无论轻重，一付即效。

此余之心法也。

饮水即呛

饮水即呛，乃会厌有血滞，用此方极效。古人评论全错，余详于痘证条。

不眠

夜不能睡，用安神养血药治之不效者，此方若神。

小儿夜啼

何得白日不啼，夜啼者？血瘀也。此方一两付痊愈。

心跳心忙

心跳心忙，用归脾安神等方不效，用此方百发百中。

夜不安

夜不安者，将卧则起，坐未稳又欲睡，一夜无宁刻，重者满床乱滚，此血府血瘀。此方服十余付，可除根。

俗言肝气病

无故爱生气，是血府血瘀，不可以气治，此方应手效。

干呕

无他症，惟干呕，血瘀之证。用此方化血，而呕立止。

晚发一阵热

每晚内热，兼皮肤热一时。此方一付可愈，重者两付。

血府逐瘀汤

当归三钱　生地三钱　桃仁四钱　红花三钱　枳壳二钱　赤芍二钱　柴胡一钱　甘草一钱　桔梗一钱半　川芎一钱半　牛膝三钱

水煎服。

膈下逐瘀汤所治证目

膈下逐瘀汤所治之证，开列于后：

积块

积聚一证，不必论古人立五积、六聚、七癥、八瘕之名，亦不议驳其错，驳之未免过烦。今请问在肚腹能结块者是何物？若在胃结者，必食也；在肠结者，燥粪也。积块日久，饮食仍然如故，自然不在肠胃之内，必在肠胃之外。肠胃之外，无论何处，皆有气血。气有气管，血有血管。气无形不能结块，结块者，必有形之血也，血受寒，则凝结成块；血受热，则煎熬成块。竖血管凝结，则成竖条；横血管凝结，则成横条；横竖血管皆凝结，必接连成片，片凝日久，厚而成块。既是血块，当发烧。要知血府血瘀必发烧，血府，血之根本，瘀则殒命；肚腹血瘀不发烧，肚腹，血之梢末，虽瘀不致伤生。无论积聚成块，在左肋、右肋、脐左、脐右、脐上、脐下，或按之跳动，皆以此方治之，无不应手取效。病轻者少服，病重者多服，总是病去药止，不可多服。倘病人气弱，不任克消，原方加党参三五钱皆可，不必拘泥。

小儿痞块

小儿痞块，肚大青筋，始终总是血瘀为患。此方与前通窍活血汤、血府逐瘀汤，三方轮转服之，月余，未有不成功者。

痛不移处

凡肚腹疼痛，总不移动，是血瘀，用此方治之极效。

卧则腹坠

病人夜卧腹中似有物，左卧向左边坠，右卧向右边坠，此是内有血瘀。以此方为主，有杂证，兼以他药。

肾泻

五更天泻三两次，古人名曰肾泄，言是肾虚，用二神丸、四神丸等药。治之不效，常有三五年不愈者。病不知源，是难事也。不知总提上有瘀血，卧则将津门挡严，水不能由津门出，由幽门入小肠，与粪合成一处，粪稀溏，故清晨泻三五次。用此方逐总提上之瘀血，血活津门无挡，水出泻止，三五付可痊愈。

久泻

泻肚日久，百方不效，是总提瘀血过多，亦用此方。

膈下逐瘀汤方

五灵脂二钱，炒　当归三钱　川芎二钱　桃仁三钱，研泥　丹皮二钱　赤芍二钱　乌药二钱　元胡一钱　甘草三钱　香附钱半　红花三钱　枳壳钱半

水煎服。

瘫痿论

补阳还五汤

此方治半身不遂，口眼歪斜，语言謇涩，口角流涎，大便干燥，小便频数，遗尿不禁。

黄芪四两，生　归尾二钱　赤芍一钱半　地龙一钱，去土　川芎一钱　桃仁一钱　红花一钱

水煎服。

初得半身不遂，依本方加防风一钱，服四五剂后去之，如患者先有人耳之言，畏惧黄芪，只得迁就人情，用一二两，以后渐加至四两，至微效时，日服两剂，岂不是八两？两剂服五六日，每日仍服一剂。如已病三两个月，前医遵古方用寒凉药过多，加附子四五钱……若未服，则不必加。此法虽良善之方，然病久气太亏，肩膀脱落二三指缝，胳膊曲而搬不直，脚孤拐骨向外倒，哑不能言一字，皆不能愈之证。虽不能愈，常服可保病不加重。若服此方愈后，药不可断，或隔三五日吃一付，或七八日吃一付，不吃恐将来得气厥之证，方内黄芪，不论何处所产，药力总是一样，皆可用。补阳还五汤至今仍在临床上广泛用于治疗脑血管疾病及后遗症、冠心病、小儿麻痹症后遗症及其他原因引起的偏瘫、截瘫、单侧上肢或下肢痿软等属气虚血瘀者。

少腹逐瘀汤说

此方治少腹积块疼痛，或有积块不疼痛，或疼痛而无积块，或少腹胀满，或经血见时，先腰酸少腹胀，或经血一月见三五次，接连不断，断而又来，其色或紫、或黑、或块、或崩漏，兼少腹疼痛，或粉红兼白带，皆能治之，效不可尽述……

少腹逐瘀汤

小茴香七粒，炒　干姜二分，炒　元胡一钱　没药一钱，炒　当归三钱　川芎一钱　官桂一钱，赤芍二钱　蒲黄三钱，生　五灵脂二钱，炒

水煎服。

痹证有瘀血说

凡肩痛、臂痛、腰痛、腿痛，或周身疼痛，总名曰痹证。明知受风寒，用温热发散药不愈；明知有湿热，用利湿降火药无功。久而肌肉消瘦，议论阴亏，随用滋阴药，又不效。至此便云病在皮脉，易于为功；病在筋骨，实难见效。因不思风寒湿热入皮肤，何处作痛。入于气管，痛必流走；入于血管，痛不移处。如论虚弱，是因病而致虚，非因虚而致病。总滋阴，外受之邪，归于何处？总逐风寒、去湿热，已凝之血。更不能活。如水遇风寒，凝结成冰，冰成风寒已散。明此义，治痹证何难？古方颇多，如古方治之不效，用：

身痛逐瘀汤

秦艽一钱　川芎二钱　桃仁三钱　红花三钱　甘草二钱　羌活一钱　没药二钱　当归二钱　灵脂二钱，炒　香附一钱　牛膝三钱　地龙二钱，去土

若微热，加苍术、黄柏；若虚弱，量加黄芪一二两。

第十三节　《江氏伤科方书》

【作者介绍及成书背景】

江考卿（1771 年—1854 年），又名祥，字国兴，号瑞屏，江西清华（今江西婺源）人，晚清时期骨伤科医家。精于医治跌打损伤，常有奇验，闻名于一时。《婺源县志》记载其用手术治疗类似尿路结石及睾丸摘除等，并曾进行过骨移植术以治疗粉碎性骨折。所著有《伤科方书》，或称《江氏伤科学》，内有颇多创见。此书成书于清道光二十年（1840 年），共一卷。

【现存版本】

《伤科秘方附江氏伤科学》，江考卿著，中医书局，1955 年出版。

【主要内容】

江考卿所著《江氏伤科方书》，又名《伤科方书》《江氏伤科学》，虽薄薄一册，但内

容丰富，独到之处颇多。主要内容有：断死证秘诀，秘受不治法，受伤治法，通用方 11 首，秘传方 57 首及附录验方 5 则，6 个部分，共载方 73 首。江氏在前人记载 65 个受伤穴位的基础上，发展为 108 穴，并首次提出了三十六致命大穴。《江氏伤科方书》一书中详细记载了三十六致命大穴的部位以及各个大穴受伤后的表现，其中包含了血头行走穴道论中的 12 个穴位，是血头行走穴道论的继承和发展。治伤时以十三味加减汤为基础方临证加减，该药方也成为"武术伤科派"论穴治伤的主方。

《江氏伤科方书》是一本关于跌打损伤的专著，首次提出并详细记载了三十六致命大穴的部位及各个大穴受伤后的表现。致命大穴论是"武术伤科派"按穴治伤的主要依据，是血头行走穴道论的继承和发展。从其描述看，这 36 个大穴的分布主要在颅脑和重要脏器，一旦受伤，多危及生命。

本书尤注重伤科诊断，其中详细描述了各种死证及 19 种跌损不治之证。本书还记载通过骨擦音分辨伤损之处，"凡打伤跌肿，肉中之骨不知碎而不碎，医人以手轻轻摸肿处。若有声者，其骨已破"。另外还有凡伤大肠"伤破目难看见，用好酒一杯，令伤者饮下，即使人嗅伤。如若有酒气，其肠已破，难以救治"。从上可见，江氏重视伤科诊断，精于折伤辨证。

书中详细罗列了三十六致命大穴位置及大穴打伤后的症状和治疗时加减用药的方法。治疗时讲究辨穴论治，分部用药，临证加减细致入微，善用药引，丝丝入扣。组方杂而不乱，紧扣症状。

本书所记载的七厘散是武术伤科派的常用方药。该方多为行气散滞、开窍醒神类的药物，具有开窍、活血、行气、散瘀的功效，多用于伤科危急重症，影响广泛。

书中记载了外科手术缝合的方法，还用一种八厘宝麻药进行骨移植手术，这是我国已知的最有说服力的骨移植手术。

【后世影响】

《江氏伤科方书》既重视跌损内伤的辨证，尤重按穴疗伤，论证详明，用药颇具条理，又重视手法复位，治伤轻巧而不尚蛮力，是新安伤科中的一朵奇葩。

以触诊骨擦音方法诊断骨折是江氏的一大贡献，他指出："凡打伤跌肿，肉中之骨不知碎而不碎，医生以手轻轻摸肿处，若有声音，其骨已破。"这种简便有效的检查方法至今仍沿用于临床。

在骨伤的治疗上，江氏亦多有建树，如对严重的粉碎性骨折所用的"以别骨填接"法，可以说是开骨折移植术的先河，这是我国已知的最有说服力的骨移植手术。《江氏伤科方书》保存了极宝贵的古代骨移植的文献资料。

另外，《江氏伤科方书》中所记载的用于全身麻醉和局部麻醉的有效方剂和《婺源县志》所记载的关于江氏曾施行过类似尿路结石及睾丸摘除等手术的史实看，江氏在创伤外科和泌尿外科等各个方面都做出了杰出的贡献。江氏治伤一生，但并不墨守成规，拘泥古法，真正达到了"法之所施，使人不知其所苦"的出神入化的境界。他临证用药细致入微，确实称得上是一位临床经验丰富的伤科大家。其理论与治疗经验迄今一直有重要的临床指导价值。

【原文选读】

受伤治法

凡打伤跌肿，肉中之骨，不知碎而不碎，医人以手轻轻摸肿处，若有声者，其骨已破。先用二十号宝麻药一服，然后割开，如血来不止，用二十四号止血丹。又用二十号宝麻药一服，再取骨出。若骨碎甚，即以别骨填接，外贴十八号膏药，内服六号接骨丹……骨擦感、骨擦音诊断骨折；骨移植。

致伤穴位治法

凡人周身一百〇八穴，小穴七十二处，大穴三十六处。打中小穴重亦无妨，打中大穴虽轻亦死。今将三十六个大穴，道明受伤治法。

头顶心名为元宫穴，打中者二日死，轻者耳聋头眩，六十四日死。先用加减汤加羌活一钱、苍耳子一钱五分，次用夺命丹二三服，再加药酒常服。

前胸名华盖穴，打中者人事不省，血迷心窍，三日而死。先用加减汤，加枳实一钱、良姜一钱，次用七厘散二分，后用夺命丹二三服。

后背心名肺底穴，打中者两鼻出血，九日而死。先用加减汤，加百部八分、桑皮一钱，次用七厘散二分，后用夺命丹二三服，再用紫金丹。

左乳上一寸三分，名上气穴。打中者发寒热，三十二日而死。先用加减汤，加沉香五分、桂一钱五分，次用七厘散二分，后用夺命丹二三服。左乳下一分，名中气穴，打中者十二日而死。先用加减汤，加青皮一钱、乳香一钱，次用七厘散二分，后用夺命丹二三服。左乳下一寸四分，名下气穴，打中者，七日而死。先用加减汤，加枳实一钱五分，石菖蒲一钱，次用七厘散二分，后用夺命丹二三服。右乳上一寸三分，名上血海，打中者口中吐血，十六日死，先用加减汤，加郁金一钱二分、沉香一钱，次用七厘散分，再用夺命丹二三服。右乳下一分，名正血穴。打中者口中吐血，十八日死。先用加减汤，加郁金一钱五分，刘寄奴一钱五分，次用七厘散二分，再用夺命丹一二服。右乳下一寸四分，名下血海，打中者三十六日吐血而死。先用加减汤，加五灵脂一钱二分、蒲黄一钱（炒黑），次用七厘散二分，再用夺命丹二三服。

心中名黑虎偷心穴，打中者立刻眼目昏花，人事不省，拳回气绝，速宜治之。先用加减汤，加官桂一钱、丁香六分，次用七厘散二分，再用夺命丹二三服，再用紫金丹三四服。心下一分名霍肺穴，又下半分名肺底穴。打中者劈面一把即醒，然后用药。先用加减汤，加桂枝一钱二分、贝母一钱，次用七厘散二分，再用夺命丹二三服，又服加减汤，后用紫金丹。心下一寸三分，偏左一分，名翻肚穴，打中者七日而死。先用加减汤，加红花一钱五分、木香一钱，次用七厘散二分，仍用加减汤二三服，再用夺命丹二三服，又用紫金丹三四服，或吊药一敷。脐下一寸五分，名气海穴，打中者二十八日而死。先用加减汤，加杏仁一钱、延胡索一钱，次用七厘散二分，再用夺命丹二三服。脐下三寸名丹田穴，打中者十九日而死。先用加减汤，加木通一钱五分、三棱一钱五分，次用七厘散三分。脐下四寸五分，名分水穴。打中者二便不通，十三日而死。先用加减汤，加三棱一钱五分、莪术一钱、生军三钱，次用七厘散二分，再用紫金丹二三服。脐下六寸，名关元穴，打中者五日而死。先用加减汤，加车前子一钱、青皮一钱，次用七厘散二三分，再用夺命丹二三服。

左边胁脐毛中名气海穴，打中者六个月而死。先用加减汤，加五加皮一钱、羌活一钱，次用七厘散二三分，再用夺命丹三四服。右边胁脐毛中名血海门，打中者五个月死。先用加减汤，加柴胡一钱二分、当归一钱，次用七厘散二分，再用夺命丹二三服，或用药酒常服。左边胁梢软骨，名章门穴，打中者一百五十四日死。先用加减汤，加归尾一钱、苏木一钱，次用紫金丹三四服。右边胁梢软骨，名底门穴，打中者六十日而死。先用加减汤，加丹皮一钱、红花一钱五分，次用夺命丹二三服，仍服加减汤。下一分名血囊穴，打中者四十日而死。先用加减汤，加蒲黄一钱、韭菜子一钱，次用夺命丹二三服，再服药酒。

两耳下半分空处，名听耳穴，打中者二十四日死。先用加减汤，加川芎一钱、细辛五分，次用夺命丹一二服，再服药酒。

背心第七个节两边下一分，名石骨穴。打中者吐痰吐血，十个月而死。先用加减汤，加杜仲一钱、骨碎补一钱，次服夺命丹三四服。下一寸一分名后气穴，打中者一季而死。先用加减汤，加补骨脂一钱、乌药一钱，次用紫金丹三服，再用药酒。

两腰眼中左边名肾经穴，打中者三日大哭而死。先用加减汤，加桃仁一钱五分、红花一钱，次用夺命丹二三服。右边名命门穴，打中者即日而死。先用加减汤，加桃仁一钱五分、前胡一钱，次用夺命丹三服。

尾梢尽下一分，名海底穴，打中者七日而死。先用加减汤，加生军一钱、朴硝一钱，次用夺命丹二三服，再用紫金丹三四服。

两腿中同名鹤口穴，打中者一季而死。先用加减汤，加牛膝一钱、苡仁一钱，次用紫金丹二三服。

左右脚底中同名涌泉穴，打中者十四个月死。先用加减汤，加牛膝一钱、宣木瓜一钱，次用夺命丹二三服。

以上三十六大穴，指明受伤之法，然用药虽无大异，不过加减汤及七厘散、夺命紫金等药。惟加减方中所加二味零药，不可错误，切宜谨记……"三十六致命大穴"各个大穴的部位及受伤后的表现。

通用方

十三味加减汤

五加皮（一钱五分） 枳壳（一钱） 刘寄奴（一钱） 肉桂（一钱） 杜仲（一钱）五灵脂（一钱） 蒲黄（一钱） 归尾（一钱五分） 广皮（一钱二分） 红花（八分） 延胡索（一钱） 香附（一钱五分） 青皮（一钱） 加砂仁（五分），用陈酒煎服。

七厘散

专治跌打血迷心窍，人事不省。服之可行，用冷粥即止。

硼砂（八钱） 朱砂（四钱） 血竭（八钱） 土狗（六钱） 地鳖（八钱） 归尾（五钱） 红花（五钱） 苏木（四钱） 茄皮（四钱） 枳实（五钱） 木香（五钱） 大黄（六钱） 巴霜（三钱） 蒲黄（三钱） 青皮（三钱） 广皮（四钱） 乌药（三钱）灵脂（五钱） 三棱（五钱） 莪术（五钱） 寸香（一钱） 肉桂（三钱） 猴骨（三钱）以上共研细末，重者二分半，轻者一分，再轻七厘，陈酒下。

飞龙夺命丹

专治跌打接骨，皆可服之。

当归（五钱） 赤芍（二钱） 三棱（四钱） 寸香（二钱） 土狗（三钱） 土鳖（八钱） 莪术（四钱） 青皮（三钱） 蒲黄（二钱） 碎补（三钱） 茄皮（八钱） 广皮（二钱） 硼砂（八钱） 自然铜（八钱） 木香（六钱） 乌药（三钱） 朱砂（二钱） 胡索（四钱） 桂心（三钱） 香附（四钱） 寄奴（三钱） 桂枝（三钱） 血竭（八钱）羌活（三钱） 前胡（三钱） 贝母（二钱） 葛根（三钱） 秦艽（三钱） 桃仁（五钱）苏木（四钱） 杜仲（二钱） 猴骨（二钱） 韭菜子（二钱） 古钱（四个，醋酒浸）共研细末，重服三分，轻分半，再轻一分酒下。

地鳖紫金丹

专治远近跌打内伤，面黄肌瘦，四肢无力，并腰痛皆服之。

青皮 黄芩 赤苓 乌药 红花 赤芍（各三钱） 血竭（八钱） 朱砂（二钱） 自然铜（八钱） 土狗（五钱） 土鳖（三钱） 猴骨（三钱） 虎骨（八钱） 牛膝（三钱）灵仙（三钱） 灵脂（五钱） 木香（二钱） 寸香（三钱） 香附（四钱） 肉桂（三钱）枳壳（二钱） 丹皮（四钱） 桃仁（五钱） 贝母（三钱） 寄奴（三钱） 广皮（三钱）苏木（三钱） 远志（二钱） 归尾（五钱） 桂枝（三钱） 木通（三钱） 三棱（四钱）莪术（四钱） 秦艽（三钱） 茄皮（五钱） 续断（三钱） 杜仲（三钱） 骨脂（四钱）碎补（三钱） 羌活（三钱） 葛根（三钱） 蒲黄（四钱） 泽泻（三钱） 松节（五钱）枸杞（三钱） 韭菜子（三钱） 硼砂（八钱）共研细末，重服三分，轻二分，再轻一分，酒下。

万应回生膏

专治远近跌打，接骨风气，周身大穴受伤，贴即效。

生地　熟地（各五钱）　当归　川乌（各二钱五分）　草乌　红花（各五钱）　灵仙　寄奴（各二钱五）　杜仲　木瓜（各一钱五分）　牛膝（二钱五分）　胡索（三钱）　桂枝　防风　骨脂　荆芥（各二钱五分）　独活（二钱）　赤芍（一钱五分）　碎补（五钱）　香附（三钱）　桃仁（三十粒）　升麻（三钱）　丹皮　苏木　青皮　乌药　韭子　松节　秦艽　续断（各二钱五分）　元参　麻黄（各二钱）　蒲黄（二钱五分）　虎骨（五钱）　猴骨（三钱）共研细末，将麻油一斤，血余四两，煎好共熬成膏。

第十四节 《救伤秘旨》

【作者介绍及成书背景】

　　赵廷海，字兰亭，浙江天台人，清代骨伤科医家。年少时期广游四方，曾在武昌学习西洋种痘之法，归而广种牛痘。此书成于1851年，刊于1852年。作者在游历四方期间，广泛搜集经验良方，尤其注重骨伤科治法方药的收集，遇到技艺高超的便虚心求教，后来将所收集的药方加以整理，撰成此书。

【现存版本】

　　《救伤秘旨》/（清）赵廷海辑，（明）异远真人著，上海科学技术出版社，1958年。

【主要内容】

　　《救伤秘旨》共分为7个部分：第一部分为总论，介绍了脉诊、察色、舌诊等诊断方法；第二部分为十二时气血流注歌，载录了十二时辰气血流注经脉的口诀；第三部分为通用方，介绍了治疗跌打损伤的方药；第四部分为三十六大穴图说，介绍了三十六大穴的部位和损伤的诊断、预后、治疗方药；第五部分为少林寺秘传内外损伤主方，介绍了一些经验用方；第六部分为王瑞柏损伤用药论，论述了跌打损伤常见并发症的治法；第七部分为青城山仙传接骨方，介绍了青城山武术伤科派治伤的方药。末附《续刻》一篇，首列跌打损伤辨生死诀；次列破伤总论和整骨接骨夹缚手法；最后述轻重损伤按穴治法，列三十四穴位。是书以拳击、点穴所致损伤为主，为武术伤科代表作。对骨折脱位的固定、整复有独特见解，如肩关节脱位足蹬复位法，两胁筋骨断者不必夹缚等。尤其对创伤处理，提出"刀伤虽易实难，筋断腹破，皮连骨削，刺入骨间，箭镞断在肉内，或破后伤风，如此等证，最宜良手，皮开而长者，必用细针将两边新破皮慢慢扯合，以针拴好，内外搽药，不可用膏药贴盖，恐败血成脓，肉烂难敛"，颇有可法之处。

　　按穴治伤是少林学派的特色，致命大穴则是其理论依据。《救伤秘旨》中载有三十六大穴图说，指出："凡人身上，有一百零八穴。内七十二穴不致命，不具论。其三十六大穴，俱致命之处，受伤者，须用药调治之。"书中列三十六大穴图说，附图注明人体重要部位，详述各部损伤后的症状、治法、预后。《救伤秘旨》中所列出的三十六致命大穴是对明代异远真人《跌损妙方》中血头行走穴道论的发展，也是少林学派在长期实践中积累下的经验。赵氏的致命三十六大穴，有十一个穴位和《江氏伤科方书》中所载位置相同，包含了血头行走穴道中的十二个穴，可以说《救伤秘旨》《江氏伤科方书》《跌损妙方》是一脉相承的。

整复手法与固定方法是治疗骨折脱位损伤的关键，《救伤秘旨续刻》在整骨接骨夹缚手法中详细地论述了整复与夹缚手法，对创伤与开放性骨折处理及骨折、脱位的整复、固定逐一详细论述。赵氏首倡骨折小夹板固定后进行锻炼的动静结合的治疗思想，在踝关节骨折脱位超关节固定的同时充分重视早期功能锻炼，以免关节僵直。这种动静结合、内外兼治的思想，对后世骨折治疗学的发展具有重要的影响。

《救伤秘旨》中治疗骨伤的方药既有少林学派的用药特点，又有辨证用药、灵活施治的特色。在主方的基础上根据不同的证候加减化裁也反映出明清时期由博而约的用药特色，使得方药更加简便适用。《救伤秘旨》的用药途径，既有内服汤、丸、散、酒剂等，又有外治贴、涂、敷、搽、洗、熨等治法和剂型，并根据具体的病证灵活运用。少林寺秘传内外损主方最早载于此书中，该方通调上、中、下三焦，标本兼顾，气血两调。书中所记载的十三味总方、七厘散等方沿用至今，影响广泛。

本书所列十二时气血流注歌，是描述气血十二个时辰流注十二经脉过程的歌诀，阐明气血运行时间与脏腑的关系，提出十二时辰气血流注大周天对应的十二条经脉。其理论依据来自当时流行的子午流注学说，又掺杂了由武术气功家在练功入定时所发现的经络气血流注规律。

本书中青城山仙传接骨方中的四季金疮药中提出四季辨证，就是依据四季不同气候的特点施行不同方药的辨证方法；王瑞柏损伤用药论则是按跌打损伤后所出现的一些并发症进行临床辨证，为伤科病提供了多种辨证思路。

【后世影响】

《救伤秘旨》作为一部骨伤专著，对骨伤的诊断、手法与方药治疗做了全面的论述。书中按穴治伤及方药应用均体现出少林学派的特色，对中医骨伤少林学派的传承和发扬具有较大的贡献。该书针对骨折脱位损伤在整复手法与固定方法的创新，反映了当时中医骨伤技术的先进性。该书内容丰富，学术价值较高，对现代中医骨伤临床实践仍有一定的指导意义。《救伤秘旨》作为少林伤科中的代表著作，其重视经络、疏通气血、注重练功、点穴疗法及用药等思想为当代不同骨伤流派中继承和发展，为现代颈肩腰腿等骨伤提供了参考。应将少林伤科的学术成就充分运用，发掘其价值，更好地为临床服务。

【原文选读】

十二时气血流注歌

寅时气血注于肺。卯时大肠辰时胃。巳脾午心未小肠。膀胱申注酉肾注。戌时包络亥三焦。子胆丑肝各定位。阐明气血运行时间与脏腑的关系，提出十二时辰气血流注大周天对应的十二条经脉。

十三味总方

三棱（五钱） 赤芍 骨碎补（各一钱五分） 当归（伤上中二部用全归，伤下部用归尾） 莪术 延胡索 木香 乌药 青皮 桃仁 苏木（各一钱） 若伤重者，大便不通，加大黄四钱。恐有瘀血入内，涩滞，通瘀为主。用陈酒半斤煎，又加缩砂仁三钱。同煎服。

十四味加减方

菟丝子 肉桂 刘寄奴 蒲黄 杜仲 延胡索 青皮 枳壳 香附 五灵脂 归尾 缩砂仁（各一钱） 五加皮（一钱五分） 广皮（二钱） 酒水各半，煎服。

七厘散

地鳖虫（去头足） 血竭 硼砂（各八钱） 莪术（醋炒） 五加皮（酒炒） 菟丝子 木香 五灵脂（醋炒） 广皮（各五钱） 生大黄 土狗（各六钱） 朱砂 猴骨（各四钱） 巴豆霜 三棱 青皮 肉桂（去粗皮，不见火，各三钱） 赤芍（酒炒） 乌药（炒） 枳壳 当归（酒炒） 蒲黄（生熟各半，各二钱） 麝香（一钱五分） 以上各制，共为末。伤轻者服七厘，重者服一分四厘。最重者服二分一厘。陈酒冲服。仍可加入十三味总方内服之。凡瘀血攻心者即醒。

飞龙夺命丹

硼砂 地鳖虫 自然铜（醋炙七次） 血竭（各八钱） 木香（六钱） 当归 桃仁 莪术 五加皮（酒炒） 猴骨（制，各五钱） 延胡索（醋炒） 三棱（醋炒） 苏木（各四钱） 五灵脂（醋炒） 赤芍（酒炒） 韭子（炒） 蒲黄（生熟各半） 破故纸（盐水炒） 广皮（炒） 川贝 枳壳 朱砂 葛根（炒） 桑寄生（炒，各三钱） 肉桂（去粗皮，不见火） 乌药 羌活 麝香 杜仲（盐水炒） 秦艽（炒） 前胡（炒） 土狗（不见火） 青皮（醋炒，各二钱）以上各制，共为细末。伤重者服三钱，轻者服一钱五分。老酒冲服。仍可加入十三味总方内服之。

地鳖紫金丹

地鳖虫 硼砂 血竭 自然铜（各八钱） 乌药 土狗 延胡索（醋炒） 当归（酒炒） 桃仁 威灵仙（酒炒） 川牛膝（各五钱） 麝香 香附（制） 木香（各四钱） 川续断（盐水炒） 五加皮（炒） 猴骨（制） 苏木 贝母 广皮（炒） 泽兰 五灵脂（醋炒，各三钱） 菟丝子（不见火，二钱） 以上各制，共为细末。伤重者服三钱，轻者服一钱五分。酒送下。伤科常用方药，和《江氏伤科方书》中所载部分药物相同，功效相近。

三十六大穴图说

凡人身上，有一百零八穴。内七十二穴不致命，不具论。其三十六大穴，俱致命之处，受伤者，须用药调治之。药法开后。

头额前属心经，心主血，不可损。损后最怕风。打重血不止者，血出见风发肿者，三五日或六七日死。不见风不肿者，不死。用川羌活、川芎、防风各一钱，加前十三味方内同煎服。再用夺命丹三四服，愈。

两眉中间为眉心穴。打重者，头大如斗，三日死。用前十三味方加川芎、川羌活、防风、荆芥各一钱五分，煎服。如不服药者，不肿不死。浮肿出血，必死。

头额两边为两太阳，打重者七日死，或半月死。损耳目，其血凝成脓者，不死。不可见风，见风则发肿而死。宜用川芎、川羌活各一钱，加入十三味方内煎服。仍冲七厘散二分，再用夺命丹二服，外敷桃花散。

头脑后为枕骨，管十二经。又名督脉。一身之主，不可损伤。打重者脑骨髓伤，多则七日，少则五日，必死。极重者或一日即死。用前十三味方加当归、川芎各一钱，同煎服。冲入七厘散三分，又夺命丹三五服。不吃药，虽愈后，脑疼不止。

脑后两边属太阳经，有藏血穴。近耳后，又属肝胆经，有厥阴穴。打重者，损其血。见风，又损其气。浮肿者，四十日必死。用前十三味方加生地、川芎、当归各一钱，煎服。仍冲七厘散三分，再用夺命丹三服。

心口上为华盖穴，属心经。直拳打重，人事不省，血迷心窍，不治必死。此乃伤胃气，致心胃气血不能行走。宜用枳壳三钱、良姜一钱，加前十三味方内同煎服。又加七厘散二分五厘，行走心胃中瘀血。瘀血走动，泄泻三五次，即瘥。泻不止，用冷粥止之。又用夺命丹二服，全愈。如不断根，三十六个月而死。

心口中名黑虎偷心穴，属心经。上擦下拳，打重者，两眼昏花，人事不省。用前十三味方加肉桂一钱，丁香五分，同煎。再用七厘散三分冲服。又用夺命丹三服，再用紫金丹三五服。如不服药，百二十日必死。又方：金竹叶（二钱）　柴胡（一钱五分）　钩藤（一钱）　当归　陈皮　楂肉　苡仁　麦冬（各五分）　沉香　炙草　荆芥　防风（各三分）　加青柿蒂三个，酒、水各半煎。又加胆草五分调服，效。

心口下一寸五分为巨阙穴，为心募。打重者，人事不省。当用打法，向右边肺底穴下半分，劈拳一榔，即醒。用前十三味方加桔梗八分、川贝一钱，同煎二服。再用夺命丹五六服，又紫金丹二三服。若不愈，一百二十日死。

脐上水分穴。属小肠、胃二经。打重者，不服药二十八日死。宜用前十三味方加桃仁、延胡索各一钱，同煎。冲七厘散三分服，再用夺命丹三服。

脐下一寸五分名气海穴。打重者九日死。用前十三味方加木通一钱、三棱一钱五分，同煎。冲七厘散一分五厘服。又加减十四味方二服。如不服药，四十八日必死。

脐下三寸名关元穴。伤重者五日死。用前十三味方加青皮、车前子各一钱五分，同煎。冲七厘散三分服。再用夺命丹三服全愈。若不服药，二十四日必死。

脐下四寸名中极穴。伤重者，大小便不通，十二日死。用前十三味方加三棱、莪术、生大黄各一钱，同煎。冲七厘散一分五厘服。再用紫金丹二服。如不服药，一百零八日必死。

左乳上一寸六分为膺窗穴。属肝经。拳打重者十二日死。用前十三味方加青皮、乳香各一钱，同煎。冲七厘散三分服。再用夺命丹三服，每服三钱。仍冲十三味方内服。如不服药，四十八日必死。

右乳上一寸六分，膺窗穴。属肺经。金枪伤重者，一百十六日死。用前十三味方加木香一钱五分同煎。冲七厘散二分服，可以行走瘀血。再用夺命丹三服，全愈。

左乳下一寸六分为乳根穴。属肝经。拳打重者吐血死。用前十三味方加郁金、刘寄奴各一钱五分同煎。冲七厘散二分五厘服。再用夺命丹一服。如不服药，三十四日死。

右乳下一寸六分乳根穴，属肺经。拳打重者九日死。或两鼻出血，必死。宜用前十三味方加百部、桑白皮各一钱同煎。冲七厘散一分五厘服。再用紫金丹三服。如不断根，一年必死。

左、右乳下一同受伤，名为一计害三贤。三夹者死。此心、肝、肺三经伤也。重者七日死。用前十三味方加木香、枳壳各一钱同煎，冲七厘散三分服，再用夺命丹三服。如不断根，五十四日死。

左乳下一寸六分旁开一寸为期门穴。属肝经。拳打重者三十八日死。用前十三味方加木香、广皮各一钱五分，同煎。冲七厘散二分五厘服，再用夺命丹三服。

右乳下一寸六分旁开一寸为期门穴。属肺经。拳打重者三十六日死。用前十三味方加五灵脂一钱五分、蒲黄一钱，同煎。冲七厘散二分五厘服，再用夺命丹三服全愈。如不断根，五十四日必死。

心下巨阙穴两旁各开五分名幽门穴。左属肝。右属肺。拳打重者，名曰冲炮。一日即死。用前十三味方加白豆蔻、木香各一钱，同煎。冲七厘散三分服，再用夺命丹三服。又用加减十四味方，煎二剂。冲紫金丹三服。外用吊药敷上。如不服药，其伤必发。一百二十日死。

左肋近脐处为血门，名商曲穴。打重者六个月死。用前十三味方加羌活、五加皮各一钱五分，同煎。冲七厘散二分五厘服，再用夺命丹二三服。如不服药，一年必死。

右肋近脐处为气门，名商曲穴。打重者五个月死。用前十三味方加柴胡、当归各一钱，同煎。冲七厘散二分五厘服。再用夺命丹三服。若损伤后小便不通，加车前子、木通。若仍不通，用葱头白捣碎，酒炒，贴脐上，即愈。如不服药，一百二十日死。

左肋梢骨尽处软肉边为血囊，名章门穴。打重者四十二日死。用前十三味方加归尾、苏木各一钱，同煎。冲七厘散二分五厘服。再用紫金丹三五服愈。如不服药，一年而死。

右肋梢骨尽处软肉边为气囊，名章门穴。打重者一百二十日死。用前十三味方加五灵脂一钱五分、砂仁一钱，同煎服。再用加减十四味方一服。若不服药，二百四十日必死。

左肋梢骨下一分名腹结穴。为血囊。打重者四十二日死。用前十三味方加蒲黄二钱、生韭子一钱五分，同煎服。如不服药，三个月必死。

右肋梢骨下一分名腹结穴。为气囊。打重者六十日死。用前十三味方加丹皮、红花各一钱同煎服。再用夺命丹三服。如不服药，一年死。

凡人身背上穴道，乃生死所系。背心从上数下，第十四节骨下缝间为命门穴。打重者，晕去一日半不醒而死。用前十三味方加桃仁一钱，同煎服。再用夺命丹三服。

第十四节骨下两旁各开一寸五分软肉处，为肾俞穴。打重者，吐血痰。十四个月而死。用前十三味方加补骨脂、杜仲各一钱五分，同煎服。再用夺命丹三服。如不服药，过周岁而亡。

第十四节骨下两旁各开三寸，名志室穴。属肾经。打重者三日死。当发笑而亡。用前十三味方加桃仁、菟丝子各一钱，同煎服。再用夺命丹三五服，又用药酒服之。

肾俞穴下两旁，各有气海俞穴。打重者三十三日死。用前十三味方加补骨脂一钱五分、乌药二钱，同煎服。再用紫金丹二服愈。

尾闾骨下两腿骨尽处中间，名鹳口穴。打重者一年死。用前十三味方加牛膝、苡仁各一钱，同煎服。再用紫金丹三四服愈。

粪门前，阴囊后，为海底穴。伤重者七日死。用前十三味方加大黄、朴硝各一钱，同煎服。再用夺命丹三服，紫金丹三服。

两脚底心为涌泉穴，伤者十个月而死。用前十三味方加木瓜、牛膝各一钱，同煎服愈。

以上穴道，皆伤人性命。初伤时不知，至后来病发而死。只说病多，岂知病固由于伤乎。凡人被打时，切勿轻意，必须服药为主。书中列三十六大穴图说，附图注明人体重要部位，按照部位分为头部内伤、胸胁部内伤、腹部内伤、海底内伤等，详述各部损伤后的症状、治法、预后。

少林寺秘传内外损伤主方

（按证加减）归尾　川芎　生地　续断（各二钱）　苏木　乳香（去油）　没药（去油）　木通　乌药　泽兰（各一钱）　桃仁（去皮尖，十四粒）　甘草（八分）　木香（七分）　生姜（三片）水煎，加童便、老酒各一杯冲服。

引经各药开后：瘀血凝胸，加砂仁一钱五分；血攻心气欲绝，加淡豆豉一钱；气攻心，加丁香一钱；气喘加杏仁、枳壳各一钱；狂言，加人参一钱，辰砂五分，金银器同煎；失音不能言，加木香、菖蒲各一钱；气塞，加厚朴、胆草各一钱，陈皮五分；发热，加柴胡、黄芩、白芍、薄荷、防风各一钱，细辛六分；瘀血多，加发灰二钱；发笑，加蒲黄一钱、川连二钱；腰伤，加破故纸、杜仲各一钱，肉桂、小茴各八分；大便不通，加大黄、当归各二钱，朴硝一钱；小便不通，加荆芥、大黄、瞿麦各一钱，杏仁（去皮尖）十四粒；大便黑血，加川连一钱、侧柏叶二钱；小便出血，加石榴皮一钱五分、茄梗二钱；大小便不通，加大黄、杏仁、肉桂各一钱五分；小便不禁，加肉桂、丁香各一钱；大便不禁，加升麻、黄芪、诃子、桔梗各一钱；肠中冷痛，加延胡索、良姜各一钱；咳嗽，加阿胶二钱、韭根汁一杯；肠右边一点痛，加草果、连翘、白芷各一钱；粪门气出不收，加升麻、柴胡、黄芪、白术各一钱，陈皮、甘草各五分；肠左边一点痛，加茴香、赤苓各一钱，葱白三个；咳嗽带血，加蒲黄、茅花各一钱；口中出粪，加丁香、草果、南星、半夏各一钱，缩砂七粒；舌短语不清，加人参、黄连、石膏各一钱；舌长寸许，加生僵蚕、伏龙肝各一钱，生铁四两，赤小豆百粒；舌上生苔，加薄荷二钱、生姜一钱；耳浮起，加豆豉一钱；呃塞，加柴胡、五加皮、木瓜、车前子各一钱；九窍出血，加木鳖子、紫荆皮各一钱，童便一杯冲服；腰痛不能转侧，加细茶（泡浓）三杯、陈老酒一杯冲服；遍身痛，难转侧，加巴戟、牛膝、桂枝、杜仲各一钱；发肿加防风、荆芥、白芍各一钱；喉干、见药即吐，加好豆沙纳在舌上半，用药送下。喉不干、见药即吐，加香附、砂仁、丁香各一钱。言语恍惚，时时昏沉欲死，加木香、辰砂、硼砂、琥珀各一钱，西党五钱；血气攻心、有宿血不散，用乌鸡娘一只煎汤，加陈老酒、黑豆汁各半，冲药内服；头痛如裂，加肉苁蓉、白芷梢各一钱；头顶心伤，加白芷、厚朴、藁本、黄芩各一钱；眼伤，加草决明一钱五分、蔓荆子四分。鼻伤加辛夷、鳖甲各一钱。耳伤加磁石一钱；喉咙伤，加青鱼胆、清凉散。两颊伤，加独活、细辛各一钱。唇伤，加升麻、秦艽、牛膝各一钱；齿伤加谷精草一钱；齿摇动未落，加独活一钱，细辛七分，另用五倍子、干地龙为末，掺牙根上即愈；左肩伤，加青皮一钱五分；右肩伤，加升麻一钱五分；若身上亦有伤，不可用升麻，致血攻心而死；手伤加桂枝、禹余粮各一钱，姜汁三匙；乳伤加百合、贝母、漏芦各一钱；胸伤加柴胡、枳壳各一钱，韭汁一杯；左胁伤，加白芥子、柴胡各一钱；右胁伤，加地肤子、白芥子、黄芪各一钱，升麻一分；肚伤，加大腹皮一钱；背伤加砂仁、木香各一钱；腰伤，加杜仲、破故纸各一钱。腰胁引痛，加急性子二钱；小肚伤，加小茴、急性子各一钱；左右两胯伤，加蛇床子、槐花各一钱；外肾伤，缩上小腹，加麝香二分、樟脑三分、莴苣子一杯，三味共研细末，以莴苣叶捣为膏，和药贴脐上，即出。肛门伤，加槟榔、槐花、炒大黄各一钱；两足腿伤，加牛膝、木瓜、石斛、五加皮、苏梗各一钱；两足跟伤，加茴香、紫荆皮、苏木各一钱；诸骨损伤，加苍耳子、骨碎补各一钱。诸骨节损，加茯神心木二钱；肿痛加人参、附子各一钱；瘀血积聚不散，肿痛，服药不效，取天应穴，用银针刺出血愈。肿痛发热，饮食不思，加人参、黄芪、白术、柴胡各一钱；若寅卯二时发热作痛，加陈皮五分，黄芪、白术各一钱，黄连八分。肿痛不赤，加破故纸、大茴香、巴戟各一钱，菟丝子一钱五分；如漫肿不甚作痛，加赤芍、熟地、杜仲、苍术各二钱；青肿潮寒作热，加山楂、山药、厚朴、白术各一钱，砂仁七粒；青肿不消、面黄寒热如疟，加人参、黄芪各七分，白术、升麻、柴胡各一分，陈皮八分。伤科主方加引经药。

损伤补药方

大熟地（七钱）炙黄芪 白当归 焦术 生苡仁 净枣仁（各三钱）川牛膝（二钱）赤芍 白茯苓 木瓜（各一钱五分）海防风（一钱）川芎（八分）加桂圆肉三

个，水煎服。武术伤科派常用方剂。

王瑞柏损伤用药论

花蕊石丹

治一切刀箭所伤，及跌打猪狗咬伤，重至将死去者。急掺药于伤处，血自化为水，再掺即活。若内损重伤，血入脏腑，以药一钱五分，用热酒半盅、童便半盅，调和服之立效。若肠出未断者，急用桑白皮为线，蘸花蕊石散，缝合其伤口。先以大麦煮粥，取浓汁温洗。再用活鸡冠血，和清油涂肠令润，轻轻托入腹内，外用生人长发，密缝腹皮伤口（缝法：须缝伤口皮内之肉，若连皮缝之，药不入肉，难以见效）。掺药于口上，血止立活。不用物封裹，恐作脓血。如伤口干，先以唾津润之，后掺药粉。若产妇血晕，死胎不下，胞衣不下，至死者，但前心温暖，急以童便调药一钱，温服立愈。血在膈上者，化黄水吐出。在膈下者，随小便出，盖诸血之圣药也。开放性损伤分层缝合。

第十五节 《跌打损伤回生集》

【作者介绍及成书背景】

胡青崑，字位卿，南邑（今江西南昌）人，清代医家，生平不详。此书成书于清咸丰六年（1856 年），乃胡青崑与其侄整理其叔祖胡启万所存抄本而成。

【现存版本】

跌打损伤回生集 全体伤科 /（清）胡青崑等辑；丁继华，单文钵点校，中医古籍出版社，1991 年。

【主要内容】

《跌打损伤回生集》全书分为三卷。

第一卷详述了跌打损伤的定义及治疗原则，"跌（从高坠下，或倒压闪挫为跌，此乃先受患而后惊），打（与人争斗及杖夹为打，此乃先惊而后患）"，"伤（见血为伤），损（骨疼为损）"，"跌打俱有伤损，须看轻重而治。治跌先宜治患，而后镇惊；治打先镇惊，而后治患，此乃大概，临时又宜活法也"。将跌打损伤细致地分类并详细介绍各种伤损情况下医者应对病患应用何种方药和治疗手法。介绍了骨伤科常用方及剂量、各部引经药。

第二卷主要论述了人体十八大穴、三十六小穴，及伤损后症状、治则和治法。

第三卷以跌打水药歌"归尾与生地，槟榔赤苓居，四位堪为主，加减任迁移。头伤加羌活，防风白芷随，胸伤加枳壳，木香桔梗奇。伤若在中脘，速加石菖蒲。两胁柴胡进，胆草继青皮。腰间加杜仲，故纸并大茴，上焦加乌药，灵仙效不虚。粪门如有犯，木香不可离。肚角如有伤，青皮白芍宜。伤手桂枝进，又有五加皮。若还伤了腿，牛膝木瓜皮。不通其大便，大黄正及时。不通其小便，车前草佐之。如潮红实肿，泽兰效更奇。若是得伤久，桃仁七粒宜。苎麻一钱足，烧灰存性随。一根葱作引，童便用一杯。生酒一瓶煮，吃药不宜迟。依方无差错，焉有不效之"为引，点出了伤科治疗用药原则，后有针法及方药。书后附经验杂方。

【后世影响】

本书第一卷中指出了跌打损伤的定义及治疗原则，将跌打损伤详细地分类，类似于现代医学中的学科细化，不同之处在于本书所分类别之间联系密切，不可完全将某一部分单列为一个学科。"以上用药之法，大概如此。凡医者放例，临时在乎活法，不可执一，日当详玩。"本书将中医学的辨证论治、灵活诊治贯穿全书，医者在治疗时不拘泥于病患的症状，更需结合病患就诊时的整体状况进行诊治。本书所述跌打损伤之病因总结大概皆是因为伤损后气血不行，所用药物大多是行血理气类，体现了中医学不通则痛的理论，气血流通则痛自消，病自去。

【原文选读】

跌打损伤小引

盖闻伤（见血为伤）、损（骨疼为损）缓急，治宜权变（医者不可执一），跌（从高坠下，或倒压闪挫为跌，此乃先受患而后惊）、打（与人争斗及杖夹为打，此乃先惊而后患）轻重，各有主张（跌打俱有伤损，须看轻重而治。治跌先宜治患，而后镇惊。治打先镇惊，而后治患，此乃大概，临时又宜活法也）。且如肌肤伤破，止血祛风为上（伤破肌肤，不论何处，外用止血生肌药，内服祛风药。若内伤吐血及涕血者，又当和气活血为主）。筋骨损断，活血止痛最良（凡损筋骨，外宜整接敷夹，内服活血住痛药。若损脏腑昏闷气绝不省人事者，又当和气行血为主）。潮热者（表邪），发散可用。便闭者，疏利何妨。皮肉焮肿，破气治血为要略（患处焮肿或红紫黑青者，皆由气血郁逆不散。外宜熨法并敷药，内服破气破血药，若患久用药太过，肿不退，又当和解。若破伤肉肿者，又当祛风为主）。肚腹膨胀，和荣理卫乃宜详（胸胁腹背受患，致令肚腹膨胀，而疼痛不止者，外宜敷贴药并熨法，内服破气去瘀药。若大便通，又当和血行气）。老弱患疾，克发切忌太过（年老虚弱者，克伐药忌用，太过恐生别病）。少壮受患，滋补务宜莫忙（少壮人不可早补，恐患不能尽除，记之）。既表不必重汗，恐贼邪乘虚而入（凡医伤先宜发表，然后治患，表后不可再表，慎之）。自利无容再行，怕元神因之而伤（大小便自利、不可又用攻下药，恐泄元气）。须知血未出，脉喜洪大为要（高跌，内有瘀血，肚腹胀满，脉坚强生，脉小弱者死也）。血已出，脉宜微细无欤（斫杀跌打俱有血出者，若不能止，脉大七日死，滑细者生。斫疮出血三日，脉大二十日死。金枪出血太多，脉虚细者生，数实大者死。金枪出血，脉沉小生，浮大者死）。命门和缓，关脉实，患重不死（凡命门脉和缓，关脉实大，患重不死）。命门虚促脱而离，患轻必伤（凡折伤治之诀曰，鱼际脉不绝者死）。是故止血者，桃花三宝（桃花散、三宝散治皮肤伤破，血出不止）。活血者，桂蕊一阳（筋折断者，整接后，以桂蕊散煮酒，调一阳丹同服，以上四方俱列于后）。祛风热，消风散，称为尽美（消风散治破伤血出或破烂肉肿）。止疼痛，住痛散，号为君王（活血住痛散专能活血住痛，不论内外伤皆效）。伤破肉肿，将帅散罨，有奇效（伤破受风肉肿，外用将帅定风散罨，内服消风散）。损断骨疼，神圣散敷之无双（折断骨者，整接后用神圣散敷断骨处，外用杉皮薄片夹，以绢缚之，勿露风）。骨肉瘀血生涎，先需辟秽（骨断日久，不曾治，以致生涎，整接不上，先服辟秽丸，次日再接自效）。疮口腐烂，肉臭，宜用辛香（伤破不治，或治之失宜，腐臭脓血淋淋，宜用辛香散煎洗，后用生肌散罨数次，即愈也）。发散表邪五积散（外感潮热者宜）。疏通里实万灵汤（损伤重大，身青肿，不论处处皆效也）。红花末，能理肚腹膨胀（红花破血散，治胀满气促）。苏木散，可疗遍体肿伤（治遍身伤损有肿之极）。昏闷气绝，通关、七宝任选（跌打闷绝者，外宜吹通关散，内服七宝丹即醒，后又当看伤调治）。不省人事，和气六神堪尝（患重，气血攻心不能言，急用和气散灌入口，即醒，外用熨药于患处熨之，醒后仍服原药，加沉香、三贵末同服，或用六神木香汤更妙）。吐血不止，蚌霜散服之即应，郁气不散，艾灰膏熨之便昌（伤处疼痛不止者，将艾灰玉龙膏熨之，自愈）。白玉散，手足为之要领（手足疼痛，白玉灵验散主之也）。紫金丹，周身可作栋梁，劳力身疼，太保散为的要（十三太保散，治平常轻伤。用力太过，并远行劳碌，遍身酸痛，四肢无力，皆可服。方俱附后）。闪挫腰疼，将军末最相当（将军匀气散，治闪挫腰疼，此药常服神效）。佛手妙散。轻患不宜擅用（神妙佛散，治筋骨断或金枪重伤将死者，才用此药，有神效，宜珍贵之也）。换骨灵丹，收效必赖安康（神仙换骨丹，治跌打将好，以此药收效）。粒金丸，跌打比势皆效（粒金丸，即铁布衫，治跌打并与人比势皆效）。真宝膏，损伤疔毒甚强（此膏能贴伤损并疔毒者）。夫药岂无妙道，杖患自有奇方（杖夹谓官打板夹棍），用之合宜，治如反掌，理之失法，变起苍茫。嗟夫，治此证候，势非寻常。外缠皮肤，内连腑脏。改换形容，如蛇脱皮、龙换骨。淋漓脓血，若蚓在灰、蟮在汤。医贵识证，不可指鹿为马。药宜合病，休要视虎为野狼。徒自谬而不变，恐遇病以彷徨，泄骨髓之真诠。非君子而不教授肺腑之秘诀，牢记诵而莫忘。是为引。

秘传下手口诀

一、煎药水；二、相度损处；三、拔伸；四、用力取大骨（即老鼠子）；五、察证；六、用神圣散；七、瞑口白金散；八、夹缚；九、服乳香寻痛散；十、用水洗辛香散；十一、再用神圣散；十二、再用白金散；十三、再夹缚。骨折治疗流程，这里第一煎药水应该是应用类似麻药的止痛剂，然后局部视诊及触诊，根据骨折移位情况采用手法复位，复位后再观察局部变化，然后用夹板夹缚外用药，配合内服中药及熏洗药物，局部肿胀消退后，根据夹板松动情况，调整夹板松紧度。

秘传要旨

夫跌打损伤者，皆气血在身不能流行，因此成血片、血块，或死血阻隔不能荣行，作痛难当，或昏闷不省人事，或寒热往来，或日轻夜重，或浑身浮肿，或咳血吐血，四肢倦怠，难以调理，变作多端。皆由气血不调，故作劳伤内损，甚是可怜。总言医者所害，夫医不审原因，妄投药剂，枉死者多，予甚惜之。必须要秘传，才敢医此，切莫视人性命如草芥，罪莫大焉！或当日下药，贵得其宜，或受伤半月两日才医者，死血已固，当疏通水道，既表过不可再表，但看轻重伤损，不可执几方乱行。看伤在何处，药行何处，加减吃药为妙。医者务要看伤，先令患人解开衣服，遍身照看形色如何。受伤处原有青肿，吃药转行红色者，此活其血也。伤之将愈，再用秘传末药几服，庶得痊愈。有初起重伤，牙关紧闭，急将患人击开牙关，将急救回阳丹或吹鼻，或开水姜汁一匙调灌，后用水药，各样末药，无不效验。

各部引经开下：

头顶及天庭太阳穴：藁本、升麻、橘红、川芎、麝香、白菊、蔓荆子、龙脑骨。面额：白芷、僵蚕、天麻、苍耳了、细辛、白附。鼻伤：黄芩、辛夷、麦冬、天冬、雄黄、天竺黄。眼目青用荆子；泪出不止用草明；红用秦皮；红翳用蒙花，常用木宅；翳障用石明，常用京荆，赤肿用谷精，常用七厘；瘀血赤肿用胆草；眼屎红肿用栀仁。手：桂枝，灵仙、姜黄、草乌、菖蒲、元胡、杉节、松节、茵芋、寻骨风。耳：天葵子、慈姑、板蓝子、蒲公英、贝母、石菖蒲。左胁：北柴胡、白芍、苏子、青皮、白芥子、乌药、胆草、桃仁（去油）、陈皮。右胁：葶苈子、杏仁、薄荷、白紫菀、款冬花、桑皮、百合、瓜蒌仁。上将台、下胃脘、胸前总用：干漆（炒去烟）、枳实，心伤用朱砂；心胃用芫夷、良姜；久伤用元胡、草豆蔻，常用青木香；初起伤心、胃脘用川连。肚肠：山楂、三棱、乌药、枳壳、元胡、香附、赤芍、莪术、青皮、槟榔、庄黄、木香。小腹：大小茴、乌药、灵脂、猪苓、车前、元胡、穿山甲、通草、木通、乳没。外肾：橘核、沉木、大小茴、川楝、吴萸、故纸、金刚鞭、荔枝核（烧灰用）。腰：杜仲、秦艽、首乌（去皮，竹刀切片，米泔浸一日，晒干用）、六汗、故纸、石斛（心实者用，心虚者不用）、菟丝子、金樱兜。背：红花、天雄、内红硝、瓜蒌仁、菖蒲、三棱、金毛狗脊（烧去毛）。脚上及腿上：木瓜、防己、苍术、独活、苡仁、海树皮、五加皮、寻骨风、穿山甲、寄生（折有烟起者真）；伤久者用淮牛膝。咽喉：玄参、豆根、桔梗、栀子、甘草、木通、牛蒡子、连翘、赤芍、苍耳子，射干吊（即蒿蓄根，洗去泥土）。后闭：枳实、大黄、归尾、槟榔、桃仁、蛴螬，再不通：芒硝、赤芍、牵牛；先闭：牵牛、茜草、木通、通草；吃，大便不通，若通则用分理：赤苓、泽泻、猪苓、黄连。新伤重有汗，前加桂枝，有热黄芩、柴胡；旧伤有汗倍加黄芩，热加鳖甲、柴胡、地骨皮；新伤咳嗽加前胡、紫苏、广皮、法半夏、香附；旧伤久，咳嗽气急，加百合、桑皮、苏子、杏仁、贝母、橘皮、紫菀（酒炒，有血用红，有气用白的）、款冬花。以上各证引经，在人轻重摘用。

卷二　总论

打扑金刃损伤，原因气血不行，痛而生病。非如六淫七情为病，有在气在血之分也。所以损伤一证，专从血论。但须分其有瘀血停积与亡血过多两证。盖打扑坠堕，皮不破而内损者，必有瘀血。有瘀血者，必须内攻。若金刃伤皮出血，或亡血过多，非兼补而行之不可也。治法原有不同，又当察其上下轻重浅深之异，经络气血多少之殊。先逐瘀血通经络，和血止痛，然后养血调气，补益胃气，无不效也。大凡跌打损伤，观伤用药贵乎应手。药有两数，方有添除。五脏六腑，内证也，是为大穴，最难分辨下药。手足四肢，外证也，此乃小穴，不过调敷而已。七孔俱系大穴，看伤用药务必仔细。上焦之证，饮食不甘，中焦之证，饮食不纳；下焦之证，大小便通行不止。此乃一定之证，大抵用药以温热为主，而寒凉切不可妄用，恐伤血气。谨将奇方开后。

跌打水药歌

归尾与生地，槟榔赤苓居，四位堪为主，加减任迁移。头伤加羌活，防风白芷随。胸伤加枳壳，木香桔梗奇。伤若在中脘，速加石菖蒲。两胁柴胡进，胆草继青皮。腰间加杜仲，故纸并大茴。上焦加乌药，灵仙效不虚。粪门如有犯，木香不可离。肚角如有伤，青皮白芍宜。伤手桂枝进，又有五加皮。若还伤了腿，牛膝木瓜皮。不通其大便，大黄正及时。不通其小便，车前草佐之。如潮红实肿，泽兰效更奇。若是得伤久，桃仁七粒宜。苎麻一钱足，烧灰存性随。一根葱作引，童便用一杯。生酒一瓶煮，吃药不宜迟。根据方无差错，焉有不效之。

第十六节　《伤科大成》

【作者介绍及成书背景】

赵濂，字竹泉，江苏丹徒人，清代著名医家。从医数十载，专注学习前人智慧的同时，不忘记录自己的临床经验，编成了《医门补要》三卷，内容涉及外科手术、针灸宜忌、杂证验方、用药方法等诸多方面。书后附有多个医案，如典型的无脉证及恶性肿瘤的相关案例，对后世影响甚大。另著有《伤科大成》，其内容亦值得考究。此书成于1875年，刊于1891年，为伤科著作，未分卷。作者依据自己多年行医经验，又博览群书，汲取诸伤科医书之精，精心校勘，查漏补缺，终编成此书。

【现存版本】

1. 中医古籍珍本集成（续）外科证治全生集　伤科大成/周仲瑛，于文明总主编，湖南科学技术出版社，2014年出版。

2. 伤科大成/赵竹泉著，上海中医书局，1955年铅印本。

【主要内容】

《伤科大成》不分卷，刊于 1891 年，作者有感于历代"医书之多，汗牛充栋，独于伤科，略而不详……"仿《江氏伤科方书》，集四十余年伤科经验之大成，"使阅者如庖丁解牛，心得手应"。主要内容包括以下几点。

1. 先看穴道吉凶论，基本承于江氏之说，即重要器官有无损伤，阐明了命重于伤。

2. 看伤吉凶，颇有己见，如"五看"。其中重视观察指甲之颜色以断伤之程度，指出"以我手指甲，掐其手指甲，放手即还原色者易治，少顷始还原色者伤重，手指甲紫黑者不治"。这种以观察手指甲的颜色了解患者缺血程度的方法简明易行，极大地丰富了中医骨伤科内伤诊断学的内容。

3. 总结接骨手法，包括摸、接、端、提、按摩、推拿等法，并于文中详细总结各部位骨折、脱位具体手法操作、注意事项及固定方式，内容翔实。

4. 赵氏对骨伤患者的心理和饮食护理颇为重视，指出骨伤患者应"八忌"，即"一忌恼怒，二忌喜笑，三忌大言，四忌劳力，五忌妄想，六忌食羹粥，七忌饮酒，八忌酸咸"，体现了作者重视整体观念的治疗思想。

5. 书末列有 44 首治疗骨伤疾患的常用方剂，用药尤其强调引经药的运用，专门有"跌打压仆损伤者须用引经药"一节。"上部用川芎，手臂用桂枝，背脊用白芷、藁本，胸腹用白芍，左肋用青皮，右肋用柴胡，腰臀用杜仲，两足用木瓜，下部用牛膝，膝下用黄柏，周身用羌活，顺气用砂仁、青皮、木香、枳壳，通窍用牙皂，破血用桃仁、苏木、乳香、木通，活血用红花、茜根、三七、川芎，补血用生地、当归、白芍、丹参，接骨用川断、五加皮、骨碎补、杜仲，妇人用香附。"

赵氏治学严谨，尝谓："医贵乎精，学贵乎博，识贵乎卓，心贵乎虚，业贵乎专，言贵乎显，法贵乎活，方贵乎纯，治贵乎巧，效贵乎捷。知此乎，则医之能事毕矣。"书后刑部郎中陈凤章题跋："伤科之症，重则殒命，轻则废残，最关人生利害。世有专门而无专书，纵稍见于医方者，法多未备。每有跌打损伤者，治不合法，便成废疾。书之缺漏，岂不大可叹哉！竹泉夫子，悯世心深，积数十年精力，博采群书，证诸平日治法手法，撰集成编，既详且悉，以补千古医林之未备，所谓术在精而不在多，方在灵而不在杂，诚度世之金针，济人之仁术也。后之览者，其毋忽诸。"

【后世影响】

清代赵竹泉所撰《伤科大成》系杏林之经典，指出伤损者应先审穴道吉凶，即重要器官有无损伤，阐明了命重于伤的正确观点。其次要看伤之吉凶，提出了朴素的微循环观念，即要根据指甲、趾甲、结膜、足底等颜色及压放试验观察病之轻重，与现代医学的肉眼微循环检查不谋而合，可见我国古代医家对疾病的观察之详细，认识之深刻。指出严重复合伤在当时的医疗条件下，往往为不治之症。《伤科大成》在伤损分类诊断及手法方面也有其突出的贡献，如将骨折分为横折、碎折及斜折三种，脱位分为全脱位与半脱位，筋伤分为弛纵、挛缩、翻转、断裂等，对后世伤科学发展具有极高的指导价值。

【原文选读】

看伤吉凶

一看两眼：两眼有瘀血者，则白睛必有瘀血之筋。血筋多者，瘀血必多；血筋少者，瘀血亦少。两眼活动者易治，不动者难治。

二看手指甲：以我手指甲，掐其手指甲，放手即还原色者易治，少顷始还原色者伤重，手指甲紫黑者不治。

三看阳物：不缩者可治，缩者难治。卵子缩者亦不治。妇人乳缩者不治。

四看脚指甲：与手指甲同法。

五看脚底：红活色者易治，黄色者难治。手掌亦同。

犯五凶象者不治，如犯一二凶象者尚可治。

凡人受向上打伤者为顺气，平拳打伤者为塞气，倒插打伤者为逆气，其证最凶。夫人身之血，随气转，气顺则血顺行，气逆则血逆滞，血滞则病成。何堪加以骨碎筋断，其不至殒命，与成残废者，亦大幸事。全赖医者，有旋乾转坤之力也。盖前心与后心相对，伤久成痨。小腹与膀胱相连，伤久成黄病。提出了朴素的微循环观念，虽然有些观点的科学性有待考证，但是根据指甲、趾甲、结膜、足底等颜色及压放试验观察病之轻重的方法是科学而严谨的。

摸骨法

用手细摸所伤之处，或骨断、骨碎、骨歪、骨整、骨软、骨硬，或筋强、筋柔、筋歪、筋正、筋断、筋走、筋粗、筋翻，或为跌扑，或为闪挫，或为打撞，然后依法治之。正骨之前先通过手摸心会，将骨折分为横折、碎折及斜折三种筋伤分为弛纵、挛缩、翻转、断裂等。

接骨法

接使已断之骨合拢，复归旧位，陷者复起，碎者复完，突者复平。或用手法，或用器具，分先后而兼用之。

端骨法

用两手或用一手，擒住应端之骨，或从下往上端，或从外向内端，或直端，或斜端，骨离位者以手端之，送入其臼，不使歪斜，而骨缝方合，庶愈后无长短之患。相当于现在常用的端提挤按复位法，用于纠正前后移位或者侧方移位以及旋转移位。

提骨法

提出陷下骨如旧，有用两手提者，有用绳帛系高处提者，有提后用器具辅之，不使仍陷者。倘重者轻提，则病不愈，轻者重提，反加新患。重视手法复位技巧，反对暴力复位，避免造成继发性、医源性损伤。

按摩法

按者以手往下抑之，摩者徐徐揉摩之。因损伤皮肤筋肉，肿硬麻木，而骨未有折断者。理筋手法，用于软组织损伤或者骨折复位前以放松周围肌肉及软组织。

推拿法

以手推之，使还旧位，有用两手或一手捏定患处，缓缓以复其位。或因筋急难于转摇，或筋纵难运动，或骨节稍有错落不合缝者，当推拿以通经络之气血。正骨及理筋均可应用的手法，对肌肉丰厚、复位困难的骨折，在复位前用推拿手法放松周围肌肉及软组织，使之便于复位。

接骨入骱（骨之小笋也）用手巧法

凡人之头无骱，亦无损折，只有跌打碎伤等证，若脑浆出者不治，骨青者难治，碎骨如粟米大者可治，过大者不治。接骨入骱者，两手捏平其筋骨，复于旧位。或先拽之离而后合，或推之就而复位，或正其斜，或完其缺。且骨有截断、碎断、斜断之分，骱有全脱、半脱之别，筋有弛纵、拘挛、翻转、离合各门，在肉内者用手摸之自知。盖伤有重轻，接拿有合宜、不合宜之法。故愈有迟有速，而得完全或遗残废者，总责乎手法也。然体质壮者易愈，元气弱者难全，若手法再误，万难挽回。夫骨既断必使合拢一处，复归原臼。出血者敷止血散，使血不流，再敷金疮药。用杉木板绑缚撑抵断处，方不移动矣。辨明骨有断为两截者，或折而陷下者，或碎而散乱者，或岔而旁突者，分其情势接拿，使断者复接，陷者复起，碎者复完，突者复平。有皮肉不破而骨断者，动则辘辘有声，或骨受伤未断者，动则无声，或碎骨在肉内者，动则淅淅之声。后必溃烂流脓，待其烂脱离肉，箝去碎骨，掺生肌药，外贴损伤膏，亦用绑缚，始可完全。将骨折按照不同的分类方式分为：开放性骨折，闭合性骨折；截断、碎断、斜断性骨折。关节脱位分为：脱位和半脱位。软组织损伤分为：弛纵、卷挛、翻转、离合。另外记载了通过骨擦音诊断骨折的方法。

大凡治法，先煎代痛散熏洗，然后将断骨拿直，令其相对，平正按摩，果然照旧不歪。敷定痛散，铺盖艾绒，绑以杉木板，加布条扎好，取其紧直，使骨缝无绽离走脱之患。过四五日放绑复看，如其走脱，仍根据前法扎紧。百日内换绑二十余次，内服接骨药。

凡断臂与断膊，断腿与断骱，治分上下，器具照形体变化。有筋全断者，则缩于肉里，无用巧能接之理。若断而未全断者，外敷续筋药，内服壮筋养血药……体现了骨折治疗过程中，镇痛、复位、理筋、固定、外敷药、调整夹板、内服药物的丰富治疗手段与方法。

参考文献

[1] 马王堆汉墓帛书整理小组 . 五十二病方 [M]，北京：文物出版社，1979.

[2] 严健民著 . 五十二病方注译 [M]. 北京：中医古籍出版社 .2005.

[3] 翟双庆，黎敬波 . 内经选读 [M].4 版 . 北京：中国中医药出版社，2016.

[4] 上古 · 轩辕黄帝 . 黄帝内经 [M]. 北京：中国文史出版社，1999.

[5] 范永升 . 金匮要略 [M].4 版 . 北京：中国中医药出版社，2016.

[6]（清）顾观光著 . 神农本草经 [M]. 北京：学苑出版社，2007.

[7] 李云 . 中医人民大辞典 [M]. 北京：中国中医药出版社，2016.

[8] 葛洪 . 肘后备急方 [M]. 第一版 . 北京：人民卫生出版社，1982.

[9] 王焘 . 外台秘要 [M].1 版 . 北京：人民卫生出版社，1982.

[10] 孙思邈 . 备急千金要方 [M].1 版 . 北京：人民卫生出版社，1982.

[11] 唐慎微 . 重修政和经史证类备用本草 [M].1 版 . 北京：人民卫生出版社，1957.

[12] 丹波康赖 . 医心方 [M].1 版 . 北京：人民卫生出版社，1957.

[13] 龚庆宣 . 刘涓子鬼遗方 [M]. 北京：人民卫生出版社，1986.

[14] 张翠月 . 中医外科学 [M]. 北京：中国古籍出版社，2009.

[15] 南京中医学院 . 诸病源候论校释 [M]. 北京：人民卫生出版社，1980.

[16] 孙思邈（唐）. 备急千金要方 [M]. 太原：山西科学技术出版社，2010.

[17] 黄帝内经素问 [M]. 北京：人民卫生出版社，2012.

[18] 王焘（唐），外台秘要方 [M]. 北京：北京图书馆出版社，2004.

[19] 唐 · 蔺道人；胡晓峰整理 . 仙授理伤续断秘方 [M]. 北京：人民卫生出版社，2006.

[20] 张从正（金），王雅丽校注，儒门事亲 [M]. 北京：中国医药科技出版社，2019.

[21] 李杲（金）. 医学发明 [M]. 上海：上海古籍出版社，1996.

[22] 宋慈（宋），韩键平校注，洗冤集录 [M]. 长沙：湖南科学技术出版社，2019.

[23] 宋 · 王怀隐等 . 太平圣惠方 [M]. 北京：人民卫生出版社，1964.

[24] 王振国，杨金萍主校 . 圣济总录 [M]. 北京：中国中医药出版社，2018.

[25] 李仲南（元），永类钤方 [M]. 北京：北京图书馆出版社，2005.

[26]（元）危亦林撰；王育学等校注，世医得效方 [M]. 北京：中国中医药出版社，1996.

[27] 朱橚（明）. 普济方 [M]. 上海：上海古籍出版社，1991.

[28] 韦以宗校注 . 跌损妙方、救伤秘旨、救伤秘旨续刻校释 [M]. 上海：上海科学技术

出版社 .1988.

[29] 蔺道人 . 中医临床必读丛书 仙授理伤续断秘方 正体类要 [M]. 北京：人民卫生出版社 .2010.

[30] 明 · 王肯堂著；吴唯等校注 . 证治准绳 [M]. 北京：中国中医药出版社，1997.

[31] 陈实功（明）. 外科正宗 [M]. 北京：中国医药科技出版社，2018.

[32] 赖镭成，赖嘉凌，实用伤科典籍 [M]，北京：人民卫生出版社 .2009.

[33] 陈修园，医学从众录 [M]. 福州：福建科学技术出版社，1987.

[34] 江苏新医学院，中药大辞典 [M]. 上海：上海科学技术出版社，1986.

[35] 沈金鳌著；李占永，李晓林，校注 . 杂病源流犀烛 [M]. 北京：中国中医药出版社，1994.

[36] 清 · 钱文彦 . 伤科补要 [M]. 北京：中国中医药出版社，2003.

[37] 清 · 胡廷光著，《伤科汇纂》「M」. 北京：人民卫生出版社，2006.

[38] 王清任（清）著；欧阳兵，张成博点校；医林改错 [M]. 天津：天津科学技术出版社 .1999.

[39] 清 · 赵廷海辑，明 · 异远真人著 . 救伤秘旨 跌损妙方 [M]. 上海：上海卫生出版社 .1958.

[40]《五十二病方》简介 [J]. 中国中医药现代远程教育，2012，（20）：98.

[41] 周红海 . 吴晶琳 . 黄云鸿等 .《五十二病方》伤科治法方药探讨 [J].2017.25（12）：29-30.

[42] 万细丛 .《五十二病方》外治法初探 [J]. 湖南中医学院学报，1988（01）：40-42.

[43] 陈易，徐琬梨，刘国岩，等 .《黄帝内经》骨论探析 [J]. 山东中医杂志，2018，37（07）：538-540.

[44] 王欣欣 . 基于经脉学说浅谈《黄帝内经》"少阳主骨"理论思想 [J]. 中国民间疗法，2019，27（09）：1-2.

[45] 张玉峰，王鸿度 . 中医学关于"骨"的研究 [J]. 求医问药，2012，10（12）：338-340.

[46] 田心义 .《伤寒杂病论》方在中医骨伤科的应用 [J]. 湖南中医学院学报，1999（01）：25-26.

[47] 何振辉 . 论《伤寒杂病论》对骨伤科发展的贡献 [J]. 中国中医骨伤科，1996（05）：53-55.

[48] 赵本刚 . 经方在骨伤及关节疾病方面的应用近况 [J]. 国医论坛，1993（06）：40-42.

[49] 尚志钧 .《神农本草经》出于汉代本草官之手 [J]. 杏苑中医文献杂志，1994，（02）：19-20.

[50] 叶显纯 .《神农本草经》初探 [J]. 中医文献杂志，2004，（02）：1-2.

[51] 郝文立，穆超超，赵志恒，等.《神农本草经》治"死肌"用药规律探析[J]. 天津药学，2017，29（1）：49-51，78.

[52] 李鑫举，赵志恒，周颖，等.《神农本草经》疗"五脏"用药功效探析[J]. 中医药学报，2018，46（3）：4-6.

[53] 李鉴森，曾瑞峰，任阳，等.《神农本草经》药效记载探析[J]. 中国中医急症，2021，30（3）：527-529，533.

[54] 叶显纯.《神农本草经》初探（续完）[J]. 中医文献杂志，2004，22（3）：14-16.

[55] 周鹏，谢伟.《神农本草经》的"治未病"思想与药物应用[J]. 长春中医药大学学报，2020，36（5）：858-860.

[56] 钟赣生，李少华.《神农本草经》的药物成就[J]. 中华中医药杂志，2006，21（7）：390-392.

[57] 马文礼.《肘后备急方》及治伤源流考[J]. 天津中医药大学学报，2007，（02）：57-58.

[58] 覃纯初.试论葛洪的创伤外科学术思想及其贡献[J]. 广州中医药大学学报，2003，（02）：173-175.

[59] 周一谋.一部现存最早的外科专著——略论《刘涓子鬼遗方》[J]. 湖南中医学院学报，1979，（01）：46-48.

[60] 周俊兵.魏晋至五代时期我国外科学的重大成就[J]. 南京中医药大学学报，1998（06）：48-50.

[61] 赵尚华，钟长庆.《刘涓子鬼遗方》外治法初探[J]. 山西中医，1987（01）：33-35.

[62] 甄雪燕，梁永宣.最早的病因学专著——《诸病源候论》[J]. 中国卫生人才，2015（12）：84-85.

[63] 乔文彪，孙理军.《诸病源候论》版本流传考[J]. 时珍国医国药，2007（11）：2843-2844.

[64] 申红玲，王泓午.《诸病源候论》对空气生物性污染的认识[J]. 江苏中医药，2014，46（06）：71-73.

[65] 吴燕君，江晓东.《诸病源候论》不孕症相关病因病机浅析[J]. 中国中医药现代远程教育，2014，12（11）：6-7.

[66] 王琦，曲晓璐.《诸病源候论》辨治糖尿病肾脏疾病分析[J]. 湖南中医药大学学报，2018，38（01）：47-49.

[67] 卢传坚.《千金方》版本源流疏理[J]. 广州中医学院学报，1990（03）：188-190.

[68] 高晓山.《千金翼方》作者质疑[J]. 中华医史杂志.2007.37（2）：104-107.

[69] 高文铸.《外台秘要方》作者王焘生平著述考[J]. 天津中医学院学报，1996（02）：27-29.

[70] 王焘与《外台秘要》[J]. 中国中医药现代远程教育, 2013, 11（02）: 111.

[71] 刘浩, 王培民.《外台秘要》关于腰痛诊治临床思想的探析 [J]. 中国民间疗法, 2020, 28（07）: 15-17.

[72] 郝怀斌, 刘少明.《外台秘要》医学价值的再认识 [J]. 中华医史杂志, 1998（04）: 56-58.

[73] 陈颖, 洪营东. 王焘《外台秘要方》探源 [J]. 四川中医, 2012, 30（07）: 24-25.

[74] 刘驰, 袁秀丽. 蔺道人与《仙授理伤续断秘方》[J]. 中医药文化, 1991（01）: 47.

[75] 袁文彬, 王暖.《仙授理伤续断秘方》成书时间献疑 [J]. 中医药文化, 1985（02）: 28-29.

[76] 黄俊卿. 论《仙授理伤续断秘方》的骨伤科成就 [J]. 中医文献杂志, 2005（02）: 21-23.

[77] 熊伟.《仙授理伤续断秘方》中的正骨外治法 [J]. 湖北中医杂志, 2015, 37（04）: 36-37.

[78] 姜侠, 闫方杰.《仙授理伤续断秘方》的内治伤损法及相关问题探讨 [J]. 湖南中医杂志, 2009, 25（05）: 96-97.

[79] 温长路. 对张子和及其《儒门事亲》的考辨 [J]. 光明中医, 2012, 27（01）: 1-5.

[80] 刘佩弘. 李东垣医著考 [J]. 中医药通报, 2003（02）: 105-107.

[81] 叶新苗. 宋金元时期的中医骨伤科文献概论. 浙江中医学院学报 [J].2001, 25（5）: 14-15.

[82] 叶新苗. 宋金元时期的中医骨伤科文献概论 [J]. 浙江中医学院学报, 2001（05）: 7.

[83] 周少波, 丁国民.《永类钤方》在骨伤科方面的重要成就 [J]. 浙江中医学院学报, 1996（04）: 32.

[84] 韦以宗, 林远方, 韦春德. 中医整脊技术古籍文献考 [J]. 中华中医药杂志, 2021, 36（04）: 1832-1835.

[85] 于文忠.《永类钤方》在伤科方面的主要成就 [J]. 中医杂志, 1981（06）: 6-8.

[86] 王和鸣, 刘俊宁. 中医传统正骨在海外的影响 - 历史源流与现状 [J]. 中医正骨, 2009, 21（02）: 2.

[87] 李强.《世医得效方》对古代日本接骨术的影响 [J]. 中国中医骨伤科杂志, 2010, 18（04）: 58-61.

[88] 江振, 田鸿来. 盱江名医危亦林《世医得效方》骨伤科学术思想探究 [J]. 四川中医, 2021, 39（03）: 24-27.

[89] 黄俊卿, 韦贵康, 李桂文.《世医得效方》对骨伤科正骨手法的贡献 [J]. 广西中医药, 1990（05）: 33-35.

[90] 王星光, 彭勇. 朱橚生平及其科学道路 [J]. 郑州大学学报（哲学社会科学版），

1996（02）：9-15.

[91] 罩纯初.异远真人《跌损妙方》学术思想及其对伤科少林学派的贡献 [J].江西中医药，1995（01）：52-54.

[92] 周华，李良松，张波.浅述中医伤科及少林伤科派的形成与发展 [J].湖南中医杂志，2015，31（09）：76-77+83.

[93] 罗毅文，孙之镐.浅析《跌损妙方》中的因时施治 [J].湖南中医学院学报，1995（04）：12-14.

[94] 孙广瀚，许霞，孙朗.探讨明代御医薛己生平 [J].湖北民族大学学报（医学版），2021，38（01）：63-65.

[95] 卢锌祥，黄轶锋.《正体类要》中骨伤科疾病证治规律探讨 [J].中医正骨，2017，29（7）：46-47.

[96] 楼毅杰，黄宇丹，陈凌菲，等.《正体类要》治瘀法探析 [J].中医文献杂志，2018，36（4）：15-17.

[97] 张尚弛.薛己脾肾理论临床应用举隅 [J].实用中医药杂志，2015，31（3）：254.

[98] 牛永涛，谢林，席志鹏，等.《正体类要》气血脏腑辨证论治思想初探 [J].中医正骨，2019，31（07）：75-76+78.

[99] 周祖贻，谭达全，刘锐.明代医家王肯堂医学成就研究 [J].湖南中医药大学学报，2010，30（09）：134-139.

[100] 相鲁闽.王肯堂与《六科证治准绳》[J].河南中医，2012，32（09）：1137.

[101] 陈丽平.《证治准绳·目》版本源流述略 [J].中华医史杂志，2014，44（06）：362-365.

[102] 刘德果，李姿蓉，胡金辉，等.《外科正宗》外科外治法学术思想管窥 [J].亚太传统医药，2021，17（06）：181-183.

[103] 李正欢，张晓云.《外科正宗》的论治特色 [J].现代中医药，2018，38（01）：69-72.

[104] 相鲁闽.陈实功及其《外科正宗》[J].河南中医，2013，33（01）：9.

[105] 何永.《外科正宗》的传本系统和学术特点 [J].山东中医药大学学报，2008（02）：141-142.

[106] 单德成.《医宗金鉴》对伤科学的贡献 [J].江苏中医，1988（01）：33-34.

[107] 徐寄鸥.沈金鳌先生传略 [J].江苏中医，1963（3）：34.

[108] 郑军状，张尧，陈伟伟，等.《杂病源流犀烛》男科学术特色探究 [J].江西中医药大学学报，2018，30（3）：6.

[109] 高世超，殷海波，刘宏潇.骨关节炎从瘀论治思路探讨 [J].中国中医药信息杂志，2015，22（4）：98.

[110] 蔺焕萍.《杂病源流犀烛》遣方用药特色 [J].河南中医，2017，37（10）：1708.

[111] 郭振球.《杂病源流犀烛》的学术成就 [J]. 吉林中医药，1981，（4）：59.

[112] 肖碧跃，郭艳幸，何清湖，等.平乐正骨手法源流浅述 [J]. 湖南中医药大学学报，2016，36（1）：51.

[113] 李菲，蔡伟杰，吴兆怀，等.中药煎服法对治疗疾病临床疗效的影响 [J]. 内蒙古中医药，2016，35（9）：102.

[114] 韩振华，江蓉星，王培荣，等.浅议《伤科补要》对中医伤科学的贡献 [J]. 湖南中医杂志，2013，29（03）：1-2.

[115] 黄枫，李禾.《伤科汇纂》对"动静结合"理论的贡献「J」. 中国骨伤，2005，18（12）：763-765.

[116] 杨友发.从《伤科汇纂》病案谈调神理伤 [J]. 中医正骨，1993（04）：15.

[117] 黄枫，李禾.《伤科汇纂》外伤内治用药特点 [J]. 南京中医药大学学报，2005（05）：290-292.

[118] 郭志江.《伤科汇纂》述要 [J]. 中国骨伤，2002（03）：59.

[119] 周驰《伤科汇纂》举要「J」. 浙江中医杂志，2003.9：371.

[120] 赖镭成，王和鸣，张俐.佛家伤科流派 [J]. 中国中医骨伤科杂志，2006（05）：65-66.

[121] 周海金.道家与中医 [J]. 南京中医药大学学报（社会科学版），2007（01）：34-37.

[122] 丁继华.伤科手法的历史沿革 [J]. 中国骨伤，2004（04）：7.

[123] 叶新苗.明清时期的中医骨伤科文献介绍 [J]. 浙江中医学院学报，2002（02）：14-15.

[124] 刘铁战.肩掮法治疗成人肩关节脱位 [J]. 中国骨伤，1994（01）：18.

[125] 易腾达，李玉丽，梁宇，等.经典名方身痛逐瘀汤的古今文献分析 [J]. 中国实验方剂学杂志，2021，27（02）：28-36.

[126] 施岚尔，张文婧，朱章志.王清任《医林改错》学术特点浅析 [J]. 河南中医，2020，40（02）：187-189.

[127] 王旭.《医林改错》之活血化瘀法治疗腰椎间盘突出症体会 [J]. 光明中医，2010，25（10）：1772-1774.

[128] 朱立国，孙凯，魏戌，等.《医林改错》中活血逐瘀类方剂治疗腰椎间盘突出症的研究探析 [J]. 中华中医药学刊，2020，38（07）：19-22.

[129] 姚子昂，侯炜，张解玉，等.探析《医林改错》中活血化瘀的组方规律 [J]. 中医药导报，2019，25（20）：99-101+105.

[130] 程记伟，蔡定芳，白宇.《医林改错》功过论 [J]. 环球中医药，2016，9（02）：176-179.

[131] 王明亮，田思胜.明清时期中医骨伤科"武术伤科派"的学术思想 [J]. 中医正

骨，2019，31（06）：73-74+76.

[132] 许仕海，陆翔. 江考卿与《江氏伤科方书》[J]. 中医药临床杂志，2011，23（06）：486-487.

[133] 潘平. 近代著名中医骨伤科医家及其著作荐介 [J]. 中医正骨，1995（03）：14.

[134] 王明亮，卢承顶，田思胜.《救伤秘旨》伤科学术特点探讨 [J]. 中华中医药杂志，2017，32（08）：3424-3425.

[135] 陆延，田聪，吴晶琳，等. 浅析明清时期与现代骨伤科辨证方法的异同 [J]. 中国中医骨伤科杂志，2017，25（10）：67-69.

[136] 张波，李良松，周华. 少林伤科学术成就在当代骨伤流派中的体现 [J]. 湖南中医杂志，2015，31（10）：66-68.

[137] 宋白杨.《诸病源候论》病候考源 [D]. 北京：中国中医科学院，2007.

[138] 熊思量. 宋慈与《洗冤集录》之研究 [D]. 福州：福建师范大学，2007.

[139] 季顺欣. 基于古代文献的中医骨伤诊疗理论研究 [D]. 沈阳：辽宁中医药大学，2016.

[140] 黎立. 当代中医骨伤科流派研究 [D]. 济南：山东中医药大学，2009.

[141] 王烨燃.《医林改错》活血化瘀方药特点及治法源流探析 [D]. 哈尔滨：黑龙江中医药大学，2007.

[142] 孔慧红.《五十二病方》与巫术文化 [C]. 陕西师范大学，2006.

[143] 殷麟. 葛洪《肘后备急方》灸法学术思想探析 [C]. 南京中医药大学，2017.

[144] 王茂荣. 葛洪《肘后备急方》针灸学术特点分析 [C]. 山东中医药大学，2016.

[145] 陆玲.《刘涓子鬼遗方》治疗外科疾病方药规律研究 [C]. 南京中医药大学，2018.

[146] 闫冬.《备急千金要方》《千金翼方》中任督二脉腧穴的文献研究 [C]. 山东中医药大学，2018.

[147] 孙莹.《外台秘要方》中《诸病源候论》引文的校勘研究 [C]. 辽宁中医药大学，2020.

[148] 郭玉娜. 张子和对仲景汗吐下三法学术思想的继承与发展 [C]. 北京中医药大学，2014.

[149] 章碧明.《太平圣惠方》及部分引用文献的研究 [C]. 中国中医科学院，2006.

[150] 犬卷太一.《圣济总录》文献研究 -《圣济总录》版本及引用文献研究 [C]. 北京中医药大学，2010.

图书在版编目（CIP）数据

中医骨伤科古代文献概论 / 王明亮主编 . -- 北京：华夏出版社有限公司，2024.1
ISBN 978-7-5222-0378-2

Ⅰ.①中… Ⅱ.①王… Ⅲ.①中医伤科学—文献—中国 Ⅳ.① R274

中国版本图书馆 CIP 数据核字（2022）第 128306 号

中医骨伤科古代文献概论

主　　编　王明亮
责任编辑　梁学超　辛　悦
责任印制　顾瑞清

出版发行　华夏出版社有限公司
经　　销　新华书店
印　　刷　三河市万龙印装有限公司
装　　订　三河市万龙印装有限公司
版　　次　2024 年 1 月北京第 1 版　　2024 年 1 月北京第 1 次印刷
开　　本　787×1092　1/16 开
印　　张　16
字　　数　346 千字
定　　价　79.80 元

华夏出版社有限公司　　　地址：北京市东直门外香河园北里 4 号　邮编：100028
　　　　　　　　　　　　　网址：www.hxph.com.cn　电话：（010）64663331（转）
若发现本版图书有印装质量问题，请与我社营销中心联系调换。